食管瘤诊断与治疗

杨英男　主编

中国纺织出版社有限公司

内 容 提 要

食管瘤是常见的消化道肿瘤，我国作为世界上食管瘤高发地区之一，对食管瘤的研究有着迫切的现实需求。本书结合国内外医学实践，详细阐述了食管瘤的诊断与治疗方法，对食管瘤的临床表现、影像诊断、实验室诊断、内镜诊断与治疗、化疗、放疗及生物治疗进行了深入分析，同时对食管瘤的手术治疗及并发症进行了全面讲解，最后，对食管瘤的预防和早期筛查也做了深入研究。本书内容阐述翔实，逻辑结构清晰，语言表述严谨，对我国食管瘤的预防、诊断和治疗有一定的促进意义。

图书在版编目（CIP）数据

食管瘤诊断与治疗 / 杨英男主编. -- 北京 : 中国纺织出版社有限公司, 2020.8（2025.1重印）

ISBN 978-7-5180-7914-8

Ⅰ. ①食… Ⅱ. ①杨… Ⅲ. ①食管肿瘤—诊疗 Ⅳ. ①R735.1

中国版本图书馆CIP数据核字(2020)第180100号

策划编辑：史 岩　　责任编辑：段子君

责任校对：高 涵　　责任印制：储志伟

中国纺织出版社有限公司出版发行

地址：北京市朝阳区百子湾东里 A407 号楼　邮政编码：100124

销售电话：010—67004422　传真：010—87155801

http：//www.c-textilep.com

中国纺织出版社天猫旗舰店

官方微博 http://weibo.com/2119887771

三河市悦鑫印务有限公司印刷　各地新华书店经销

2020 年 8 月第 1 版　2025 年 1 月第 2 次印刷

开本：710×1000　1/16　印张：14.5

字数：330 千字　定价：96.00 元

前言

食管瘤是常见的消化道肿瘤，全世界每年约有30万人死于食管瘤。其发病率和死亡率各国差异很大。我国是世界上食管瘤高发地区之一，每年平均死亡人数约15万人。多年来，国内外医学研究者对食管肿瘤从病因学、病理学、生物学展开了深入的研究，医务工作者在实践中不断探索寻求新的诊治技术，积累了大量的临床资料。随着肿瘤分子水平研究技术的日新月异，肿瘤研究热点已形成全球性挑战的态势。在治疗方面，根据不同病因、不同病理类型、不同生物学行为、不同病期、不同机体，有计划、合理地运用最佳的诊疗方法，取得了目前最佳的诊疗效果。

疾病的诊断是疾病治疗的基础，任何疾病的治疗都离不开诊断学的帮助。在肿瘤学领域更是如此，这不仅是因为肿瘤越来越高的发病率和治疗效果欠佳问题，更是因为肿瘤治疗方法所带来的严重不良反应，所以肿瘤诊断和鉴别诊断尤为重要。为了正确而及早得到肿瘤诊断，诊断程序不可忽视。在作出诊断的过程中，应严格遵循下述程序：详尽地采集病史；细致的体格检查；常规化验血、尿、粪；对任何可疑征象进行有效的放射学、超声学、内腔镜，以及病理学等特殊检查。全面综合分析上述全部程序的结果，才能获得接近真实的诊断，并据此制订出正确的治疗方案，选定合理的治疗方法。任何轻率的决定，都有可能是灾难性的。

到目前为止，病理诊断仍是肿瘤诊断中最有效、最可靠的方法，因此人们常把病理医生称为医学上的法官。肿瘤病理学诊断是临床医师对疾病明确诊断及施行治疗的主要根据。近年来，肿瘤病理学研究的方法也被广泛运用于肿瘤预后的判断和肿瘤发病机制的研究。因此，病理学诊断在肿瘤学中的地位至关重要。

国内外的医学实践表明，大多数肿瘤是可防可治的，通过开展健康教育，倡导良好的生活方式，提高公众对常见肿瘤的知晓率，将有助于减少肿瘤的发生和实现肿瘤的早诊早治。目前大众对肿瘤早期防治的认识还不足，早期就诊患者的病例不足10%，治疗中花费大而收效小，资源浪费严重；患者面对肿瘤依然恐惧，存在一定的心理恐慌。其实，随着科技的进步，手术治疗、化学治疗、放射治疗和靶向治疗等多种肿瘤治疗手段，已经为日益增多的肿瘤患者铺就了希望之路。一度被人们视为绝症的癌症，正在成为可以被控制的慢性疾病，只要高度重视、早诊早治，肿瘤对人们健康的危害是完全可以预防和减轻的。

作者在本书编写过程中参考了大量文献资料，在此，对这些文献资料的作者表示感谢，同时对有关单位和个人的大力支持表示衷心感谢。虽然我们用心编写此书，但是由于编者水平有限，书中疏漏和差错之处在所难免，诚望读者提出批评和改进意见。

编 者

2020年6月

目 录

第一章　食管癌概述

» 第一节　食管的解剖

食管（esophagus）是消化道中最狭窄的部分，为一前后扁平的肌性器官。胚胎发育时起初很短，随着颈部的伸长和心肺的下降而逐渐增长。成人食管长度为 25 ~ 30cm，女性食管长度为 23 ~ 28cm。上方起于食管括约肌，入口距中切牙约 15cm，前在环状软骨下缘水平，后相当于第 6 颈椎平面，在气管后面向下进入后纵隔，在相当于第 11 胸椎水平穿过膈肌的食管裂孔，下连胃贲门部。

一、食管分段

食管分为 4 段。

（一）颈段

颈段从食管入口至胸骨切迹。

（二）胸上段

胸上段从胸骨切迹至奇静脉弓下缘水平。

（三）胸中段

胸中段从奇静脉弓下缘水平至下肺静脉水平。

（四）胸下段

胸下段从下肺静脉水平至贲门入口。

病变部位由其上缘确定，下界距中切牙 40cm 左右。

二、食管的 3 个狭窄

由于食管的本身特点及和其他器官的相互影响，食管的管径由上而下并不一致，出现 3 个狭窄。食管狭窄具有重要的生理意义，在安静状态下，食管的两端即第 1 和第 3 个狭窄经常处于闭合状态。第 1 个狭窄主要是阻止吸气时空气从咽进入食管；第 3 个狭窄主要是防止胃内容物反流入食管。这些狭窄也是异物滞留、炎症、瘢痕狭窄、憩室及肿瘤的好发部位。

（一）第一狭窄

第 1 个狭窄位于环状软骨，下缘平面即食管入口处，距中切牙约 15cm，平第 6 颈椎下缘。

（二）第二狭窄

第 2 个狭窄位于主动脉弓水平处，主动脉和左支气管横跨食管，距中切牙约 25cm，相当于第 4 或第 5 胸椎。

（三）第三狭窄

第 3 个狭窄位于食管通过膈肌食管裂孔处，距中切牙 37～40cm，平第 10 胸椎高度。

三、食管的毗邻关系

（一）前方

前方有气管、气管杈、左主支气管、左喉返神经、右肺动脉、心包、左心房和膈。

（二）后方

后方有胸主动脉、胸导管、奇静脉、半奇静脉、副半奇静脉和右肋间动脉。

（三）左侧

左侧有左颈总动脉、左锁骨下动脉、主动脉弓、胸主动脉、胸导管上端。

（四）右侧

右侧有奇静脉弓。

四、食管的组织学结构

在发育过程中，食管的上皮细胞增殖，由单层变为复层，使管腔变狭窄，甚至一度闭锁，以后管腔又重新出现。哺乳动物的食管结构由内向外分 4 层。

（一）黏膜层

黏膜层包括上皮、固有层和黏膜肌层，上皮为较厚的未角化的复层扁平上皮，耐摩擦，有保护作用。在食管与胃贲门交界处，复层扁平上皮突然变成单层柱状上皮；固有层为致密结缔组织，内有食管腺导管；黏膜肌层由纵行肌组成。

（二）黏膜下层

黏膜下层由厚的疏松结缔组织构成，内含食管腺，可分泌黏液经导管排入食管腔。黏膜和黏膜下层形成 7～10 条纵行皱襞，横切面呈星形。食物通过食管时，皱襞消失。

（三）肌层

食管上 1/3 段肌层为骨骼肌，下 1/3 段为平滑肌，中 1/3 段为骨骼肌和平滑肌混合组成。其肌纤维的排列为内环形和外纵形两层。食管还有括约肌：位于环状软骨水平的，称为食管上括约肌；位于食管下端，一部分在膈上穿过膈孔，另一部分在膈下的高压带，称为食管下括约肌。这两处括约肌在非进食情况下是关闭的，可阻止胃内容物反流入食管。

（四）外膜层

外膜层由疏松的纤维组织构成，含有较大的血管、淋巴管和神经，与食管周围的器官相连。食管有丰富的黏膜及黏膜下淋巴网，胸导管为体内最大的淋巴管，全长 30～40cm。胸导管位于椎骨和食管之间，其破裂时将会损失大量血液中的血浆蛋白等营养物质。

五、食管的血液供应

（一）动脉

1. 颈段食管

颈段食管的血液供应主要来源于左右两侧甲状腺下动脉，有 2～8 支，其中左、右侧共 4 支者最多见，其次也可来源于左、右锁骨下动脉及其他分支。

2. 胸段食管

食管胸部上段指气管分叉以上的食管，其血供主要来源于左、右支气管动脉及主动脉弓，有 1～8 支，其中 5 支者最多见，食管胸部下段指气管分叉以下的食管，主要由胸主动脉发出的食管动脉供血，数目为 1～6 支。

3. 腹段食管

腹段食管的供血动脉主要来自胃左动脉分支，其次为左膈下动脉分支，有 1 支。

（二）静脉

食管本身的静脉有黏膜下静脉丛及周围静脉丛，黏膜下静脉丛穿过肌肉至食管周围静脉丛。食管上段静脉通过甲状腺下静脉汇入上腔静脉，食管下段静脉直接汇入奇静脉。

» 第二节 食管的生理

一、食管的静息功能

食管上括约肌平时处于张力性收缩状态，它的作用是在静息状态下使食管上端保持关闭，也能在各种生理状态下开放，其平均静息压为 39.75mmHg ± 17.25mmHg（5.3kPa ± 2.3kPa），深睡时可下降到 9.75mmHg（1.3kPa）以下。食管下括约肌在食管末端与胃之间存在一 2 ~ 4cm 的高压区，静息时处于闭合状态。

二、食管的运动功能

食管的主要功能是将食物和饮料从咽部输送到胃，吞咽动作的全部过程由脑内的吞咽中心控制。根据食团在吞咽时所经过的部位，将吞咽过程分为三期：口腔期、咽期、食管期。食团的体积增大，蠕动速度减慢，收缩力增加。食团硬度增加，收缩力增加，蠕动的速度降低。蠕动速度也受食团温度的影响，温食团增加其速度，冷食团降低其速度。食管蠕动的肌肉松弛和收缩协调功能如破坏则造成食管功能性或运动性失常，可引起吞咽困难或胃食管反流，导致不同疾病，如反流性食管炎、食管弥漫性痉挛、贲门失弛症等。

三、食管内压力

食管腔内传感器压力测定的生理参数有以下 3 种。

（1）食管下括约肌（LES）参数正常值：食管下括约肌长度（LESL）为 2 ~ 4cm；食管下括的肌压（LESP）为 10 ~ 30mmHg（1.3 ~ 4.0kPa）；食管下括约肌松弛压（LESRP）< 8.0mmHg（1.07kPa）；食管下括约肌松弛率（LESRR）> 80%。

（2）食管体部参数正常值：食管体部基础压比胃内压低 2 ~ 5mmHg（0.27 ~ 0.67kPa）；蠕动收缩幅度为 30 ~ 180mmHg（4.0 ~ 24.0kPa）；蠕动收缩时限下段为 5.9s ± 2.2s，上段为 3.5s ± 0.9s；蠕动收缩速度（1.7cm/s ± 0.5cm/s）~（3.3cm/s ± 2.0cm/s）。

（3）食管上括约肌（UES）参数正常值：食管上括的肌压（UESP）为 40 ~ 140mmHg（5.3 ~ 18.7kPa）；食管上括的肌松弛率（UESRR）为 100%；UES 与咽肌的协调性良好。

» 第三节 流行病学

一、致病因素

食管癌的确切致病因素尚不明确，目前认为主要和以下因素有关。

（一）亚硝胺及真菌

已提出的致癌因素包括亚硝胺类化合物和真菌毒素。食物中缺乏某些微量元素如钼、铁、锌、氟等可能起间接促癌作用。在我国食管癌高发区的研究中，亚硝胺及其前体物均能在食物中找到，尤其是真菌污染的样本中，包括发霉的玉米及腌制的蔬菜。我国高发区粮食中的亚硝胺，水中的硝酸盐、亚硝酸盐均高于低发区。

陆士新院士主持了亚硝胺类化合物与食管癌关系的病因学研究，课题组从河南省林县（今林州市）人胃液与膳食中分离并鉴定出了甲基苄基亚硝胺（NMBA），从酸菜中分离并鉴定出了 Roussin 红甲酯，前者能诱发动物食管癌，后者是促癌物。这项研究在国内外首次报道了不同食管癌高死亡率地区膳食中亚硝胺剂量与食管癌发病率存在剂量-反应关系，呈正相关。且甲基苄基亚硝胺成功地诱发了人胎儿食管上皮鳞癌。

现已知有近 30 种亚硝胺能诱发动物肿瘤，国内也已成功地应用甲基苄基亚硝胺、肌氨酸乙酯亚硝胺、亚硝胺和二乙基亚硝胺诱发大鼠食管癌。

我国的调查发现，在高发区的粮食和饮水中，硝酸盐、亚硝酸盐和二级胺含量显著增高，且和当地食管癌和食管上皮重度增生的患病率呈正相关。这些物质在胃内易合成致癌物质亚硝胺。真菌毒素的致癌作用早为人们所注意，河南省林州市食管癌的研究结果证明，各种霉变食物能产生化学致癌物质，镰刀菌、白地霉菌、黄曲霉菌和黑曲霉菌等真菌不但能还原硝酸盐为亚硝酸盐，并能增加二级胺的含量，促进亚硝胺的合成。玉米面经接种并培养镰刀菌或黄曲霉菌后，二级胺的含量可增加数倍，其中甲基苄基亚硝胺为诱发大白鼠食管癌的特异致癌物。

国内学者还发现，在邻近真菌侵犯部位的食管上皮细胞，可呈现单纯性增生、轻度至重度的不典型增生，甚至明显的癌变，提示真菌感染与食管上皮细胞分化、分裂异常不同阶段有密切联系。同时发现，在食管原位癌旁增生上皮内可分离出白色念珠菌的纯株。因此有人认为，具有致癌潜力的真菌长期持续侵犯食管上皮，可能引起或可能协同其他致癌因素促进食管黏膜癌变，故食管真菌病可能是食管癌的癌前病变之一。酸菜是林州市居民的一种主要副食品，常被白地霉菌严重污染而含有高浓度的硝酸盐、亚硝酸盐和二级胺，薄层色谱分析可发现含有亚硝胺。资料还证明，食用的酸菜量与食管癌的发病率呈正相关。长期用酸菜提取液和浓缩液喂大白鼠，也证实具有致食管癌作用。

（二）食管损伤、食管疾病及食物的刺激作用

食管损伤及某些食管疾病可以促发食管癌。在腐蚀性食管烧伤和狭窄、贲门失弛症、食管憩室或反流性食管炎患者中，食管癌的发病率较一般人群为高。据推测，其原因是食管内食物长时间滞留而导致的长期慢性炎症、溃疡或慢性刺激，引起食管上皮增生，最后导致癌变。流行病学调查发现，食管癌高发地区的居民有进食烫食、饮烈酒、吃大量胡椒、咀嚼槟榔或烟丝的习惯，这些对食管黏膜的慢性理化刺激，均可引起局部上皮细胞增生。动物实验证明，弥漫性或局限性上皮增生可能是食管癌的癌前期病变。

（三）营养不良和微量元素缺乏

摄入动物蛋白不足和维生素 A、维生素 B_2、维生素 C 缺乏，是食管癌高发区居民饮食的共同特点。但大多营养不良的高发地区，食管癌并不高发，故这不可能是一个主要因素。我国流行病学调查表明，缺铁性贫血、蛋白质缺乏症或土壤内缺乏某些元素，如钼、铜、硼、锌、镁和铁等，都可能与食管癌间接有关。钼是植物硝酸盐还原酶的重要成分，缺钼可使植物体内的硝酸盐积聚。应用光谱分析河南省 7 个县市的粮食样品，发现食管癌高发地区林州市的粮食中，钼的含量低于其他县市。应用催化极谱法分析林州市人的头发、血清及尿液的钼含量皆显著低于食管癌低发区的其他县市。

（四）遗传因素

食管癌的发病常表现为家族性聚集现象。在我国山西、山东、河南等省的调查发现，有阳性家族史者占 1/4 ~ 1/2。在高发区内有阳性家族史的比例高，其中父系最高，母系次之，旁系最低。与家族共同生活时间在 20 年以上者占 1/2，而不在一起生活者则少。这可能与共同生活的条件有关，但也不能排除遗传因素。在英国曾发现两个有显性遗传的掌跖角化病（Palmo Plantar Keratoderma）家族，在 48 个有这种症状的成员中，18 人患了食管癌。在伊朗的一个村发现 14 例食管癌患者，其家族分析中发现，其中 13 例患者是同一对夫妇的后裔。这一家族的第四、五代成员全部患食管癌，且发病年龄显著提前。食管癌高发家族的染色体畸变率比低发家族的高。这些现象说明遗传与食管癌有一定的关系。

二、发展演变

食管癌（esophageal carcinoma）是指由食管鳞状上皮或腺上皮的异常增生所形成的恶性病变，一般经过上皮不典型增生、原位癌、浸润癌等阶段。食管鳞状上皮不典型增生是食管癌的重要癌前病变，由不典型增生到癌变一般需要几年甚至十几年。正因为如此，一些食管癌可以早期发现并可完全治愈。对于吞咽不畅或有异物感的患者应尽早行胃镜检查以便发现早期食管癌或癌前病变。我国是食管癌高发地区，位居肿瘤死亡率的第 4 位。男性多于女性，发病年龄多在 40 岁以上。

三、地域分布

据国外研究，食管癌五大洲发病率高发区集中在东北亚（中国华北、西北地区）、中亚（伊朗里海东岸、土库曼斯坦、哈萨克斯坦、乌兹别克斯坦）、南非、东非、南美（巴西、波多黎各）、北美市（美国旧金山市、底特律）和法国的布列特尼地区。在世界食管癌高发区中，有几个高发区特点十分突出，以南非的特兰斯凯、中亚的哈萨克斯坦、中国太行山的河南省林州市和河北省邯郸市磁县为高发中心，向周边范围逐渐降低，形成不规则的同心圆。食管癌流行病学研究发现，亚洲从土耳其向东，经苏联南部、伊朗北部到中国北部及日本仙台是一个食管癌的高发地带。世界上约 60% 的食管癌发生在中国。

食管癌高发区一般气候干燥，少雨的丘陵山区因为缺水、缺少新鲜蔬菜，居民多食用腌制的食物，其中含有亚硝胺类化学致癌物。

四、性别分布

男性高于女性，世界食管癌发病率男女性别比例（男性发病率为 11.5/10 万，女性为 4.7/10 万）为 2.45 ∶ 1，我国男女性别比例（男为 27.2/10 万，女为 12.0/10 万）为 2.27 ∶ 1。我国试点市、县中，农村地区，发病性别比例最高的是山东省潍坊市临朐县，男女性别比例为 4.22 ∶ 1，男女性别比例最低的是邯郸市磁县为 1.27 ∶ 1；城市中，男女性别比例最高的为哈尔滨市，为 2.75，最低的为武汉市，为 2.21。在高发区，男女性发病率比例降低，甚至女性高发于男性。

五、年龄

食管癌发病高峰年龄是 50 ~ 70 岁。我国食管癌死亡回顾调查结果显示，35 岁以前食管癌死亡率很低，35 岁以后随着年龄的增长死亡率也急剧上升。我国食管癌的平均死亡年龄是 63.49 岁。

六、种族

食管癌的另一个特点是种族的发病率有明显的差异，如美国的黑种人高于白种人，亚洲的中国人、日本人高于欧洲人、美洲人，犹太人比较少见。

七、职业

职业与食管癌的发病和死亡相关性不是很明显。国外不少调查研究认为食管癌发病与酿酒业、金属加工业、工作接触石棉和铅有关。在我国广东省，汕头市南澳县是食管癌的高发区，岛上的居民有渔民、盐民和农民 3 种职业，其中渔民发病率最高。

» 第四节　病理分型

一、形态分型

通过肉眼对肿瘤大体形态的分型，因不涉及肿瘤侵犯的深度、组织学分类及有无淋巴结转移等，故不能作为判断预后的因素。早期食管癌指的是原位癌和早期浸润癌，病变往往比较局限，按其形态分为隐伏型、糜烂型、斑块型和乳头型。中晚期食管癌按其形态分为髓质型、蕈伞型、溃疡型、缩窄型和腔内型。其中髓质型所占比例最高。少数晚期食管癌不能归入上述各型者，称为未定型。

（一）髓质型

髓质型约占60%,肿块为卵圆形隆起,表面常有深浅不一的溃疡,病变食管切面明显增厚,灰白如脑髓质，常累及食管全周，形成管腔内不规则缩窄、梗阻。

（二）蕈伞型

蕈伞型约占15%，瘤体为扁平卵圆形肿块，向食管腔内呈无蒂蘑菇样隆起，表面有溃疡，边缘外翻，与周围食管黏膜边界清楚。多仅累及食管壁的一部分，外侵及梗阻表现常不明显。

（三）溃疡型

溃疡型约占10%，食管黏膜面呈深陷溃疡而边缘多平整，溃疡深达肌层，甚至达食管周围软组织，管腔阻塞不明显。

（四）缩窄型

缩窄型约占10%，肿块不明显，在食管黏膜面呈环形狭窄，累及食管全部周径。癌上下端食管黏膜皱襞呈辐射状，集中于狭窄部位，近口侧食管腔显著扩张，切面癌组织灰白、致密、质硬。

（五）腔内型（息肉型）

腔内型罕见，占2%～5%，食管壁浸润不明显，梗阻症状轻，切除率高。瘤体形似息肉状，以宽窄不等的蒂与食管壁相连。

二、组织学分型

（一）鳞癌

鳞癌最常见，约占 95%，其中 40%～60% 发生在胸中段食管，20%～40% 发生在胸下段食管，10%～20% 发生在胸上段食管。根据分化程度，一般将食管鳞癌分为高分化、中分化、低分化 3 级。高分化鳞状细胞癌中多数为体积大、分化好、有角化的癌细胞，少数为小的基底层细胞；低分化鳞状细胞癌主要由基底层细胞组成，缺乏细胞间桥及细胞层次分化；中分化鳞状细胞癌介于两者之间。

（二）腺癌

腺癌较少见，约占 10%，多发生在食管下段，可伴有腺上皮的异型增生。从组织学发生上多数食管腺癌起源于 Barrett 食管化生的腺上皮，其发生与长期反流性食管炎有关。从组织学上食管腺癌多为高或中等分化的乳头状或管状腺癌，少数为低分化腺癌。肿瘤细胞弥漫性增长，腺体结构极少，有时可见印戒细胞。

（三）小细胞未分化癌

小细胞未分化癌为恶性程度最高的食管肿瘤。

（四）癌肉瘤

癌肉瘤（梭形细胞癌）比较罕见。

三、临床分期

（一）食管癌的 T（原发肿瘤）分级标准

T_x：原发肿瘤不能测定。

T_0：无原发肿瘤证据。

T_{is}：原位癌。

T_1：肿瘤只侵及黏膜固有层、黏膜肌层或黏膜下层。

T_{1a}：肿瘤侵及黏膜固有层或黏膜肌层；

T_{1b}：肿瘤侵及黏膜下层。

T_2：肿瘤侵及肌层。

T_3：肿瘤侵及食管纤维膜。

T_4：肿瘤侵及邻近器官。

T_{4a}：肿瘤侵及胸膜、心包或膈肌（可手术切除）；

T_{4b}：肿瘤侵及其他临近结构如主动脉、椎体、气管等（不能手术切除）。

（二）食管癌的 N（区域淋巴结）分级标准

N_x：区域淋巴结不能测定。

N_0：无区域淋巴结转移。

N_1：区域淋巴结转移。

食管癌的区域淋巴结定义如下。

颈段食管癌：颈部淋巴结，包括锁骨上淋巴结。

胸段食管癌：纵隔及胃周淋巴结，不包括腹腔动脉旁淋巴结。

（三）食管癌的 M（远处转移）分级标准

M_x：远处转移不能测定。

M_0：无远处转移。

M_1：有远处转移。

（四）食管癌的 G（肿瘤分化程度）分级标准

G_x：肿瘤分化程度不能确定，按 G_1 分期。

G_1：高分化癌。

G_2：中分化癌。

G_3：低分化癌。

G_4：未分化癌——按 G_3 分期。

四、转移途径

食管癌主要通过淋巴转移，晚期会发生血行转移。

（一）食管壁内扩散

食管黏膜及黏膜下层有丰富的淋巴管相互交通，癌细胞可沿淋巴管上下扩散。肿瘤的纤维扩散范围大于肉眼所见，因此手术应切除足够长度，以免残留癌组织。

（二）直接扩散

肿瘤直接向四周扩散，穿透肌层及外膜，侵及邻近组织及器官。

（三）淋巴转移

先进入黏膜下淋巴管，通过肌层到达与肿瘤部位相对应的区域淋巴管，食管胸上段癌常转移到颈部和锁骨上淋巴结，食管胸中、下段癌多转移至气管旁淋巴结、贲门淋巴结及胃左动脉旁淋巴结。

（四）血行转移

主要转移脏器是肝、肺、肾，肋骨、脊柱也有转移。

第五节　临床表现

一、症状

（一）早期症状

食管癌早期常无明显症状，或偶尔出现神经刺激症状，常为一过性。一般肿瘤侵犯小于 1/3 食管周径时，患者可进普食，但大口吞咽粗硬食物时会发噎。常见下列症状：进食时有轻微的哽噎感，胸骨后烧灼感、针刺样疼痛；食物通过缓慢，并有黏滞感、异物感；胸骨后闷胀、不能详述的不适。以上症状常间断出现，可呈缓慢的进行性加重，有些可持续数年。

（二）中期症状

在食管癌进展期，因肿瘤进一步增大，超过食管周径的 2/3 时，会引起一系列症状：进行性吞咽困难是最常见、最典型的临床表现，约占 95%，开始时哽噎感间断出现，但很快逐渐加重，发展至进半流食、流食甚至滴水难进；下咽时胸骨后隐痛、烧灼痛较为常见；进食后呕吐；体重减轻。

（三）晚期症状

1. 胸背疼痛

胸背持续而严重的疼痛，是肿瘤外侵的表现。

2. 声音嘶哑

癌肿侵犯喉返神经。

3. 呕血

癌肿穿透大血管，出现致死性呕血。

4. 食管气管瘘

癌肿侵入气管，吞咽食物或水时剧烈呛咳。

二、体征

患者逐渐消瘦、贫血、无力及营养不良。

（1）中晚期触及锁骨上淋巴结肿大，严重者有腹水。

（2）晚期出现恶病质。若出现黄疸、腹水、昏迷等，说明已发生肝、脑等脏器转移。

» 第六节　辅助检查

一、食管拉网细胞学检查

食管拉网脱落细胞学检查是早期发现和诊断食管表浅癌的始发手段。食管癌通过拉网采取脱落细胞检查，其准确率可达 90%，适用于食管癌高发地区普查。

二、食管内窥镜检查

通过食管内窥镜可对食管黏膜进行观察，直视病变部位，通过刷检细胞学和病理切片，可确诊食管癌。中晚期食管癌镜下表现为结节状或菜花样肿物，食管黏膜充血水肿，较苍白，触之易出血，有时还可见溃疡和狭窄，诊断率几乎可达 100%。病变如果位于胸上段或颈段的中、晚期食管癌患者，应在做食管内窥镜的同时做纤维支气管镜的检查，以观察气管、支气管有无受侵，为诊治方案作参考。

三、食管超声内窥镜（EUS）检查

食管超声内窥镜（EUS）检查可分辨食管壁的 5 层结构，对食管癌受侵的深度判断精确，因此可对早期食管癌病灶较准确地判断浸润的深度，鉴别黏膜内癌和黏膜下癌的准确率达 90% 以上，同时对淋巴结的转移（N 分期）判断略逊（70% ~ 80%），也是选择内窥镜下治疗和手术治疗的重要参考指标。EUS 检查可准确地判断进展期食管癌浸润的深度、淋巴结转移和食管周围组织及结构有无受累的情况，对手术方案的选择、判断预后和随访有指导意义。EUS 检查的准确分期提高了新辅助化疗病例的选择，间接提高了总生存率的效果。

四、X 线钡餐造影

X 线钡餐造影是食管癌早期诊断的重要手段，检查方法快捷，患者痛苦小，而且可以追踪观察食管癌的发展进程及疗效。

五、CT 检查

胸腹部 CT 能显示食管癌向管腔外扩散的情况、淋巴结受累及转移情况，辅助判断能否手术切除。

六、B 超检查

该检查可发现肝、脾等脏器有无转移，腹膜后有无淋巴结转移等，颈段及胸上段食管癌行颈部 B 超检查可发现颈部尤其是双锁骨上有无淋巴结转移，对于淋巴结的清扫范围起到指导作用。

七、PET/CT 检查

PET 与 CT 的结合提高了对食管癌患者分期的准确性，目前多采用 PET/CT 检查，对食管癌诊断的灵敏度和特异度均达到 90% 以上，而且具有无创伤、患者耐受好等特点。

第二章　食管癌的临床表现与临床分期

食管是一个管状构造，上接咽喉，下接胃的贲门部，长度为 25 ~ 30cm。它穿越于我们身体的偏背部位置，位于脊柱的前面、气管及心脏的后面。食管单纯地扮演食物通道的角色，没有消化食物或是贮存食物的功能。在临床上，食管癌的早期几乎没有什么症状，因此不容易早期发现。患者最早出现的症状往往是吞咽困难，但是，当有吞咽困难的症状发生时，通常食管的管径已被阻塞一半左右，这表示癌瘤已长了一段时间，只是一直没有症状。在这里我们将详细阐述食管癌的临床表现及临床分期。

» 第一节　食管癌的临床症状和体征

食管癌的症状分为早期症状和中晚期症状。症状与病理变化紧密关联，在早期食管癌，病变只限于黏膜表层癌性糜烂、浅表溃疡或小的斑块，所以在进硬食时产生一些轻微的神经感觉症状。到癌组织长成肿块致使食管腔变窄即产生机械性梗阻症状。

一、早期症状

根据对早期食管癌的病例分析，约 90% 有症状，约 10% 无症状，其中最主要有 4 种症状。

（一）大口吞咽干性食物时有轻微的梗阻感

这种症状占 51% ~ 63%，多不引起注意，可自行消失和复发，不影响进食。常在患者情绪激动时发生，故易被误认为是功能性症状。但这种现象逐渐加重且频率增多时，要高度怀疑食管癌。

（二）吞咽时胸骨后闷胀隐痛不适感

这种症状与食管癌早期的黏膜糜烂和浅溃疡有关。表现为胸骨后和剑突下疼痛，咽下食物时有胸骨后或剑突下痛，其性质可呈烧灼样、针刺样或牵拉样，以咽下粗糙、灼热或有刺激性食物为明显。初时呈间歇性，当癌肿侵及附近组织或有穿孔时，就会有剧烈而持续的疼痛。疼痛部位常不完全与食管内病变部位一致。疼痛多可被解痉剂暂时缓解。

（三）食管内异物感

约 20% 的患者在吞咽时有食管内的异物感。

（四）食物滞留感

咽下食物或饮水时，有食物下行缓慢并滞留的感觉，以及胸骨后紧缩感或食物黏附于食管壁等感觉，食毕消失。症状发生的部位多与食管内病变部位一致。

上述这些症状十分轻微并且断续发作，每次时间短暂，易被忽视。有的持续数年而无明显改变，也有的呈进行性加重，但大部分进展缓慢，详细询问病史对诊断有一定的意义。必须强调，这些症状并非早期食管癌所特有，贲门失弛症、慢性食管炎、胃食管反流症、进食过硬或过热食物引起的食管外伤等，都可能产生这些症状。

二、中晚期症状

（一）吞咽困难

进行性吞咽困难是中晚期食管癌最典型的症状。一般患者初起时只在进食干硬食物时出现吞咽障碍，也可能是间歇性的吞咽困难，以后则进半流质、流质食物时亦有此症状，呈进行性加重，最后可发展至滴水不入。由于食管具有良好的弹性及扩张能力，一般出现明显吞咽困难时，肿瘤常已侵犯食管周径 2/3 以上，此时常伴有食管周围组织浸润和淋巴结转移。部分患者症状发展缓慢，时轻时重。有的患者甚至到了晚期，吞咽困难仍不十分严重。

吞咽困难的程度随着食管癌病理类型的不同而差异很大，如缩窄型、髓质型吞咽困难明显，而蕈伞型、溃疡型、腔内型则较前者轻。其原因是前者肿瘤多累及食管全层，管壁僵硬、管腔狭窄明显，因而吞咽困难症状明显，而后者肿瘤多以沿食管的纵轴扩张为主。在肿瘤侵犯管腔的 1/3 ~ 1/2 周，甚至 2/3 周时，未受累的食管仍可以正常地扩张，液体和固体食物易于通过，因而吞咽困难症状轻。当病变部位发生感染、进食不当或过度疲劳时，症状加重，经短期禁食、补液、抗炎治疗后或坏死组织脱落时症状可明显减轻，但并非肿瘤真正好转。吞咽困难的严重程度与肿瘤大小、手术切除率和生存率并无一定的平行关系。

（二）吐大量沫状黏液

此为食管癌的另一常见症状，这是由于食管癌的浸润和炎症引起食管腺与唾液腺分泌增加所致。每日量达 1000mL 以上，严重时可达 1500 ~ 3000mL。呕吐量与梗阻的程度有关。呕吐物主要为沫状黏液，其中可能有食物残渣，有的混有陈旧血迹，甚至有恶臭味。其原因是食管呈不完全或完全梗阻状态，食管腺体和唾液腺的分泌液仅有少部分吞咽入胃，这些液体积存于肿瘤上方的食管腔内，当液体太多时便会借食管壁的逆蠕动而反流出来，并常会被吸入呼吸道，引起阵发性呛咳，严重时可引起吸入性肺炎。

（三）疼痛

胸骨后或背部肩胛区持续性钝痛常提示食管癌已有外侵，引起食管周围炎、纵隔炎，但也可以是肿瘤引起食管深层溃疡所致。约有 10% 的病例咽下时出现疼痛，晚期可达 20%。疼痛的特点是吞咽时发作或使之加剧，随病情发展而加重，可伴有吞咽困难。疼痛的性质与早期病例不同，疼痛较重，为隐痛、刺痛或灼痛，并与病变部位相吻合。若疼痛加剧，伴发热，常预示着肿瘤穿孔。

（四）声音嘶哑

常是肿瘤直接侵犯或转移淋巴结压迫喉返神经所引起，但有时也可以是吸入性炎症引起的喉炎所致，间接喉镜有助于鉴别。

（五）出血

食管癌患者有时也会因呕血或黑便来院就诊。肿瘤可浸润大血管特别是胸主动脉而造成致死性出血。对于有穿透性溃疡的患者，特别是 CT 检查肿瘤侵犯胸主动脉的患者，应注意大出血的可能。

（六）其他症状

因食管不全或完全梗阻而进食量少；呕吐大量黏液、疼痛及烦恼；患者营养情况恶化，表现出体重下降、脱水、消瘦、贫血、虚弱无力等。

三、终末期症状和并发症

（1）恶病质、脱水、全身器官衰竭，此系食管梗阻滴水难入和全身消耗所致，常伴有贫血、水、电解质紊乱。

（2）肿瘤侵犯并穿透食管，累及气管、纵隔、支气管、肺门、心包、大血管等，引起纵隔炎、脓肿、肺炎、气管—食管瘘、大出血等。

（3）全身广泛转移引起相应的症状。例如，肝、肺、脑等重要脏器转移，引起相应的黄疸、腹水、肝功能急性衰竭致昏迷、全身水肿、呼吸困难等；纵隔、锁骨上淋巴结或全身皮下转移，引起声带麻痹、气管压迫、呼吸困难、疼痛等；出现颈部包块、皮下结节等体征。

四、诊断

食管癌的诊断是一个多步骤的过程，应针对性地建立诊断及评价肿瘤和功能的操作流程。临床上怀疑食管癌，首先需要进行确诊或排除。最常用的检查手段是消化道造影检查及内镜检查，其中手术前内镜检查率为 98%，钡剂食管造影检查率为 51%。下一步需要解决的问题是评估原发肿瘤是否可手术切除，是否存在局部区域淋巴引流及是否存在远处转移。可选用内镜超声检查（EUS）、CT、MRI、PET/CT 检查，其中 93% 的患者行 CT 检查，而 EUS 仅为 58%。下一步再评估功能的可操作性。

（一）食管拉网细胞学检查

此为食管癌高发区大面积普查首选方法，准确率＞90%，早期癌发现率＞80%。缺点是脱落细胞采集器无法通过重度狭窄和梗阻的食管，难以对食管癌细胞进行准确分级，仍需行纤维食管镜检查进一步定性和定位。禁忌证为食管静脉曲张、疑为食管穿孔、严重心肺疾病者。

（二）上消化道造影检查

无法进行内镜检查的患者应行气钡双重造影检查，食管黏膜紊乱、断裂，局部管腔狭窄或充盈缺损，食管管壁僵直，蠕动消失，或见软组织阴影，溃疡或瘘管形成及食管轴向异常均为食管癌重要的 X 线征象。优点是可观察食管黏膜改变和食管动力学改变，对早期食管癌的诊断甚至优于 CT 和 MRI，阳性率 70% 左右，对食管癌伴发溃疡的诊断优于 CT、MRI 和 EUS。缺点是无法观察食管癌黏膜下浸润情况和外侵深度、范围及肿瘤与邻近结构的关系，其对食管癌病灶长度、侵犯范围和淋巴结转移的诊断均不如 CT、MRI 和 EUS，进一步仍需细胞学或组织病理学确诊。

（三）内镜检查

内镜活检是食管癌诊断的主要方法，食管癌定位和定性诊断的必要手段，不仅能确定部位，同时可进行组织学活检。优点是镜下直接观察肿瘤生长部位、形态和范围，可行多部位活检和脱落细胞检查获得病理诊断，对治疗和估计预后有较大的参考价值。缺点是无法正确判断肿瘤的浸润程度、与周围组织的解剖关系及有无转移。禁忌证为严重的急性呼吸道和上消化道感染、严重心肺疾病、胸主动脉瘤、脑卒中。对于食管静脉曲张、深溃疡、巨大憩室、高度脊柱弯曲、严重出血倾向及衰弱者，食管镜检查应特别谨慎。

（四）食管超声内镜（EUS）检查

此为目前唯一能显示食管壁的层次、结构，肿瘤浸润的深度和范围，与周围组织脏器关系的检查手段，是常规诊断和分期方法。EUS 将内镜与超声结合起来，逐层显示正常食管壁的结构，从内到外分为 5 层，依次为黏膜表层（高回声）、黏膜及黏膜肌层（低回声）、黏膜下层（高回声）、肌层（低回声）和外膜（高回声）。肿瘤局限于第 1～第 3 层为 T_1，侵犯第 4 层为 T_2，侵犯第 5 层为 T_3，累及邻近结构为 T_4。优点是提高临床分期准确性，其 T 分期准确率为 85%，区域淋巴结转移率为 79%，帮助判断能否行 EMR、ESD、根治性手术切除。缺点是由于超声频率高，组织穿透能力小，对大肿瘤整体范围完整显像欠佳。微型高频超声探头（MCUS）的应用，使T、N、M分期诊断的准确率提高，使早期癌的准确率提高达97%以上。

（五）支气管镜检查

如果位于气管隆嵴部位及以上的食管癌拟行手术，或食管癌患者伴有肺部症状，应行支气管镜检查以明确气管、支气管有无受侵，经病理证实其准确度为91.96%，能减少一部分手术的盲目性。

（六）CT检查

用于判断肿瘤局部浸润和远处转移，是目前比较准确的分期方法。CT能准确显示食管癌浸润深度、范围和肿瘤与邻近结构的关系，对分期、切除可能的判断、预后的估计均有帮助。T分期的准确率为42.9%～68.8%，N分期的准确率为40%～86%，器官转移的准确性为74.0%～90.0%，对周围组织器官有侵袭的准确率为69.7%，无侵袭的准确率为97.3%。对早期病灶、微小纵隔淋巴结转移及远处转移仍有其局限性。近年来应用螺旋CT实时三维重建（CTRT3D）成像技术，可为临床快速准确地诊断食管癌淋巴结转移提供一种新的定位技术，进一步提高对T、N分期预测的准确率，分别高达91.6%和83.3%。

（七）PET/CT检查

用于术前化放疗后再次分期和治疗疗效评估，PET/CT既可行全身解剖学的精确定位，又能根据不同组织器官代谢指标异常进行功能显像，使分期更准确，预测区域淋巴结转移的准确率为48%～92%，对远处转移的特异性为97.0%。

（八）肿瘤标志物检查

用于食管癌诊断的血清标志物有癌胚抗原（CEA）、鳞状上皮细胞癌相关抗原（SCC）、细胞角蛋白片段19（CYFRA21-1）、CA19-9、CA72-4、CA-125、p53等。同时在疗效评价、预后判断和追踪复发与转移方面具有一定的临床应用价值。

五、鉴别诊断

（一）贲门痉挛

贲门痉挛又称贲门失弛症，是由于食管贲门部的神经肌肉功能障碍所致的食管功能障碍引起食管下端括约肌弛缓不全，食物无法顺利通过而滞留，从而逐渐使食管张力减退、蠕动减低及食管扩张的一种疾病。其主要特征是食管缺乏蠕动，食管下端括约肌（LES）高压和对吞咽动作的松弛反应减弱。临床表现为吞咽困难、胸骨后疼痛、食物反流，以及因食物反流误吸入气管所致咳嗽、肺部感染等症状。还表现为病程长，间歇性发作，患者平均年龄较小等特点。X线检查食管下端呈光滑鸟嘴状或漏斗状狭窄，边缘光滑，吸入亚硝酸异戊酯后贲门渐扩张，可使钡剂顺利通过。内镜活组织检查无癌肿证据可资鉴别。

（二）食管静脉曲张

此为肝硬化患者常见临床表现。患者常有门脉高压症的其他体征，X线检查可见食管下段黏膜皱襞增粗、迂曲，或呈串珠样充盈缺损。严重的静脉曲张在透视下见食管蠕动减弱，钡剂通过缓慢。但管壁仍柔软，伸缩性也存在，无局部狭窄或阻塞，食管镜检查可进一步鉴别。

（三）食管良性肿瘤

食管良性肿瘤很少见，在食管肿瘤中仅占1%。发病年龄较食管癌小，症状进展缓慢，病期长。在食管良性肿瘤中最常见的是平滑肌肉瘤，约占90%，此外尚有起源于黏膜层和黏膜下层的息肉、脂肪瘤、纤维脂肪瘤、乳头状瘤等。食管平滑肌瘤多见于中年男性。平滑肌瘤多位于食管下段和中段，绝大多数为单发性。食管镜检查见表面黏膜光滑的隆起肿物，表面黏膜展平呈“涂抹征”，但无溃疡。局部管腔扩张正常，内镜下可见隆起于正常黏膜下的圆形肿物，在食管蠕动时可见在黏膜下“滑动”现象。有时与生长在一侧、主要向黏膜下扩展的表面黏膜改变轻微的食管癌不易区别，但后者在内镜下见不到“滑动”。

（四）食管结核

食管结核在临床上极为少见，食管结核分为原发性和继发性两种类型，原发性食管结核是指结核杆菌直接侵入食管黏膜，结核病灶以食管结核为主，身体其他部位无明显结核病灶；继发性食管结核往往是食管周围及纵隔淋巴结结核直接或间接侵入食管壁而引起。临床上一般为继发性，如为增殖性病变或形成结核瘤，则可导致不同程度的阻塞感、吞咽困难或疼痛。病程进展慢，青壮年患者较多，平均发病年龄小于食管癌。常有结核病史，OT试验阳性，有结核中毒症状，内镜活检有助于鉴别。食管造影有三种表现：①食管腔内充盈缺损及溃疡，病变段管腔稍窄，管壁稍僵硬，龛影较大而明显，龛影边缘不整，周围充盈缺损不明显。②食管一侧壁充盈缺损，为食管周围的纵隔淋巴结结核形成的肿块压迫食管腔，并侵及食管壁所致。③食管瘘道形成，表现为食管壁小的突出的钡影，像一小龛影，周围无充盈缺损，多为纵隔淋巴结结核而并发淋巴结食管瘘。最后，有赖于食管细胞学或食管镜检查而确定诊断。

（五）食管炎

临床最常见的是胃酸反流引起的反流性食管炎。有类似早期食管癌的刺痛或灼痛，X线检查见黏膜纹理粗乱，食管下段管腔轻度狭窄，有钡剂潴留现象，部分病例可见黏膜龛影。对不易确诊的病例，应进行食管细胞学或食管镜检查。

（六）食管憩室

食管壁的一层或全层局限性膨出，形成与食管腔相通的囊袋，称为食管憩室。可以发生在食管的任何部位，较常见的为牵引性憩室，初期多无症状，以后可表现为不同程度的吞咽困难及反流，于饮水时可闻“含嗽”声响，有胸闷或胸骨后灼痛、烧心或进食后异物感等症状。发生在食管中段的憩室，患者的吞咽障碍及胸骨后疼痛等症状常明显，而吞咽困难较少见。因食物长期积存于憩室内可有明显口臭，有时因体位变动或夜间睡眠发生憩室液误吸、呛咳。X线多轴透视或气钡双重对比检查可显示憩室。食管憩室有发生癌变的可能，故在诊断食管憩室时应避免肿瘤的漏诊。

（七）食管良性狭窄

食管狭窄（stenosis of the esophagus）可由良性及恶性疾病而引起，食管良性狭窄分为先天性与后天性两种，在狭窄部位的上方伴有食管扩张和肥厚。先天性较为少见，多在幼年时发现。后天性食管狭窄多有吞酸、碱化学烧伤史，X线检查可见食管狭窄，黏膜皱襞消失，管壁僵硬，狭窄与正常食管段逐渐过渡。长期的反流性食管炎可引起瘢痕狭窄，一般位于食管下段。临床上要警惕在长期炎症基础上发生癌变的可能。与食管恶性肿瘤的鉴别主要靠内镜及活检。

（八）食管平滑肌肉瘤

食管平滑肌肉瘤是源于间叶组织的恶性肿瘤，约占消化道肉瘤的8%，约占食管恶性肿瘤的0.5%。按组织学特点，食管肉瘤包括平滑肌肉瘤、纤维肉瘤、横纹肌肉瘤、骨肉瘤和免疫缺陷患者的Kaposi肉瘤等。其中纤维肉瘤最多见，占食管肉瘤的半数，食管肉瘤大体分型有两种，一种为息肉型，另一种为浸润型。息肉型在食管腔内可见结节状或息肉样肿物，肿物周界清楚、隆起、外翻。中央有溃疡，溃疡面高低不平，肿物也向腔外突出。X线表现，息肉型在食管腔明显扩张，腔内有巨大肿块时，呈多数大小不等的息肉样充盈缺损，黏膜破坏中有龛影，钡流不畅，管腔受压移位。管腔外常见软组织肿块影，很像纵隔肿瘤，但食管造影时可见该肿块与食管壁相连而明确诊断。浸润型的X线表现与食管癌相似。

（九）食管外压改变

食管外压改变是指食管邻近器官异常所致的压迫和吞咽障碍。某些疾病如肺癌纵隔淋巴结转移、纵隔肿瘤、纵隔淋巴结炎症等可压迫食管造成部分或严重管腔狭窄，产生严重吞咽困难症状，有时可误诊为食管癌。食管钡餐造影常可排除食管本身疾病。

（十）癔球症

癔球症是指主观上有某种说不清楚的东西或团块在咽底部环状软骨水平处，引起胀满、受压或阻塞等不适感。本病属功能性疾病，发病与精神因素有关，多见于青年女性。患者常有咽部球样异物感，进食时可消失，常由精神因素诱发。本症实际上并无器质性食管病变，内镜检查可与食管癌鉴别。

（十一）缺铁性假膜性食管炎

患者多为女性，除咽下困难外，尚可有小细胞低色素性贫血、舌炎、胃酸缺乏和反甲等表现。补铁剂治疗后，症状较快改善。

（十二）食管周围器官病变

此病如纵隔肿瘤、主动脉瘤、甲状腺肿大、心脏增大等。除纵隔肿瘤侵入食管外，X 线钡餐检查可显示食管有光滑的压迹，黏膜纹正常。

» 第二节　食管癌的病情评估及疗效评价

许多食管癌患者在治疗前，其病情没有得到充分的评估，导致诊疗不规范，其中部分患者存在治疗前选择的检查方法不合理，导致术前 TNM 分期不准确，进而导致治疗不规范。临床医生在对食管癌患者治疗前，必须对其病情进行认真、仔细的分期和风险评估。

一、TNM 分期

（一）TNM 分期的意义

TNM 分期为国际统一认可，准确的 TNM 分期对食管癌患者的治疗和预后判断极其重要，不但可以很好地指导治疗方案的选择，而且可用于治疗效果的比较、预后的判断。准确的食管癌 TNM 分期，对个体化治疗针对性更强，有利于将来诊断模型和预后模型的建立。国内外一致建议食管癌的分期采用 TNM 分期。根据临床实际工作需要，TNM 分期主要为术后病理 TNM（pTNM）分期和治疗前临床 TNM（cTNM）分期，其中，cTNM 分期为治疗前的病情评估，主要基于体格检查、充分且适当的影像学评估，准确的 cTNM 分期有利于选择恰当的方案。而 pTNM 分期为术后，根据病理报告结果诊断，有利于个体预后的精确预测。一般而言，pTNM 分期较 cTNM 分期更加准确。

（二）TNM 分期的影像学检查

美国胸外科医师协会（STS）发布了局部食管癌诊断与治疗的临床实践指南，该指南对 TNM 分期采用检查方法，建议对于早期食管癌分期，选用胸部 CT 或 PET 检查；对于局部晚期食管癌的分期，建议选用对胸部及腹部 CT 检查，推荐进行 PET 检查。结合目前影像学的进展，对局部晚期食管癌，推荐有条件的患者进行 PET/CT 检查。在实际工作中，TNM 分期常常很不充分，主要与术前检查方法的选择有关。为了更准确地进行术前分期，建议如下：初始分期行胸腹 CT 增强检查，并进行多平面重建，有利于判定是否有转移；对 T_1 期食管癌或高度异型增生结节，内镜下切除后仔细分期以判断浸润深度；对食管、胃食管连接处肿瘤，建议采用内镜超声（EUS）检查以进一步分期，EUS 对黏膜疾病的分期意义不大；评估食管和胃食管连接处肿瘤也可采用 PET/CT 联合 EUS 或 CT 联合 EUS；下段食管癌和胃食管连接处肿瘤患者，根据病情需要可选择腹腔镜检查，但是选用腹腔镜检查的争议较大。

（三）TNM 分期存在的问题

虽然食管癌 TNM 分期引入肿瘤病理类型（腺/鳞状细胞癌）、分化程度等“非解剖”指标，较其他部位肿瘤的实用性更高，但仍不能很好地满足临床的需要，仍需要以后纳入更多的影响预后的“非解剖”指标，比如 Her-2 等一些生物标志物。食管癌国际 TNM 分期存在的问题：术前临床分期（cStage）、新辅助治疗后临床分期及非手术患者放化疗后临床分期（ycStage）、新辅助治疗后病理分期（ypStage）等，这些问题均期待解决，需要收集到更多的病例数据，建立庞大的数据库。

二、术前风险评估

术前进行风险评估，必须进行详细的术前检查，包括：血常规、尿常规、大便常规检查；血液生化检查；影像学检查；内镜检查；心肺功能检查等。检查的目的是充分掌握食管癌患者的病情、重要器官的功能，不仅有利于术前风险评估，而且有利于术前分期。在仔细询问既往史和现病史的基础上进行重要器官的风险评估，包括心血管系统疾病、呼吸系统疾病、肝肾功能等风险评估。更详细的内容参见食管癌的外科治疗章节。

三、放化疗前后风险评估

相对而言，放化疗前的风险评估要求较术前风险评估宽松。放化疗前后的风险评估具有自己的特点，生活质量的评估为其重点之一。

四、营养状况评估

所有食管癌患者均应进行营养状况的评估。食管癌患者确诊时常为晚期，营养不良的发生率较高，进行治疗前需要进行营养风险筛查，有利于提高对治疗的耐受性，特别是手术，降低治疗相关并发症。给予抗肿瘤治疗的食管癌患者，存在营养储备和组织修复能力欠佳等问题，可能会加重营养不良。在此基础上，给予营养支持治疗，有利于提高患者的生活质量，甚至延长生命。故进行治疗前的营养风险筛查与评估是必要的。营养风险筛查是由临床医护人员用来判断肿瘤患者是否需要进一步进行全面营养评定和制订营养治疗计划的一种快速、简便的方法。营养评估是由营养专业人员对患者的营养代谢、机体功能等进行全面检查和评估，用于制订营养治疗计划，考虑适应证和可能的不良反应。

食管癌患者的营养状况评估需要结合病史、体格检查、实验室检查、人体指标测量、机体功能等多方面进行综合判断。

五、病情评估及推荐的证据类别和推荐等级

（一）证据类别

Ⅰa：从随机对照试验（RCTs）的荟萃分析获得的证据。

Ⅰb：从至少一项随机试验中获得的证据。

Ⅱa：从至少一项设计良好的对照但未随机研究中获得的证据。

Ⅱb：从至少一项设计良好的其他类型的准实验研究中获得的证据。

Ⅲ：从设计良好的描述性研究如对照研究、相关性研究和病例研究中获得的证据。

Ⅳ：从专家委员会报告、意见和权威专家的临床经验中获得的证据。

（二）推荐等级按证据水平对推荐进行分级

A 级：至少有一项涉及推荐项目的高质量 RCTs。

B 级：有涉及推荐的不随机的临床试验。

C 级：第Ⅳ类证据，但缺乏直接的临床试验证据。

六、治疗效果评价

治疗效果评价临床上多采用 RECIST1.1 标准，目前较少参照 WHO 疗效评价标准。

（一）RECIST 疗效评价标准

1. 靶病灶的评价

（1）完全缓解（CR）：所有病灶靶病灶消失。

（2）部分缓解（PR）：靶病灶最长径之和与基线状态比较，至少减少 30%。

（3）疾病进展（PD）：靶病灶最长径之和与治疗开始之后所记录到的最小靶病灶的最长径之和比较，增加 20%，或者出现一个或多个新病灶。

（4）疾病稳定（SD）：介于部分缓解和疾病进展之间。

2. 非靶病灶的评价

（1）完全缓解（CR）：所有非靶病灶消失和肿瘤标志物恢复正常。

（2）未完全缓解 / 稳定（IR/SD）：存在一个或多个非靶病灶和（或）肿瘤标志物持续

高于正常值。

（3）疾病进展（PD）：出现一个或多个新病灶和（或）已有的非靶病灶明确进展。

上述为简单描述，详细的描述参见 RECIST1.1 疗效评价标准。

3. 最佳总疗效的评价

最佳总疗效的评价是指从治疗开始到疾病进展或复发之间所测量到的最小值。通常，患者最佳疗效的认定取决于测量和确认标准的结果。

第三章　食管癌影像学

X 线钡餐造影是食管影像学中最传统、最基本的检查方法。它可以显示食管黏膜的细微结构，初步判断病变的位置和性质。随着现代医学影像设备的不断发展，包括计算机体层成像（computed tomography，CT）、磁共振成像（magnetic resonance imaging，MRI）、正电子发射体层显像 / 计算机体层成像（positron emission tomography/computed tomography，PET/CT）在内的多种影像学检查手段越来越多地应用于食管病变的诊断、分期、疗效监测中，使食管影像学的内容不断扩展和丰富。

» 第一节　检查方法和正常表现

一、X 线钡餐造影

（一）X 线钡餐检查方法

X 线钡餐造影的特点：食管是肌性器官，在无食物通过时呈闭合状态，且一般不含气体，因此，常规透视和 X 线摄片无法与周围软组织结构相识别，必须引入医用硫酸钡、碘液、空气等对比剂才能显影。其中，医用硫酸钡最为常用，称为食管 X 线钡餐造影（barium esophagram，BE）。

X 线钡餐检查前须先进行硫酸钡混悬液的配制。食管是沿人体长轴走行的器官，又具有蠕动收缩的能力将内容物迅速推入胃内，因此食管钡餐造影时应调制比较黏稠的对比剂，一般水与钡的配制比例为 1 ∶ 2。稠钡通过食管的速度缓慢，易于黏附，使食管壁和食管黏膜显示得清楚。当怀疑患者存在食管重度梗阻时，应采用稀钡或改用碘液，以避免加重梗阻。当临床疑有食管瘘或穿孔时，应改用碘液替代。

X 线钡餐检查是在透视下进行的。患者常采取前后位、右前斜位和左前斜位。当硫酸钡混悬液自上而下经过食管时，在透视下可以适时观察到食管的充盈、蠕动、收缩和扩张、食管的柔软程度等情况。这是观察食管病变的位置、判断病变性质的重要信息，也是目前其他影像学检查方法所无法提供的。因此，X 线钡餐造影仍是食管影像学中无法替代的检查方法。

气钡双对比法是对X线钡餐造影的改良。将气体与钡剂两种对比剂引入食管，气体使食管腔扩张，钡液在重力作用下快速流过，钡液沿管壁表面均匀涂布在黏膜表面，钡剂表现为白色高密度影，而气体为黑色低密度影，形成双重对比的影像。此时，配合多角度、多体位的点片，就能够捕捉到满意的双对比图像。近年来，随着数字化胃肠机的使用，在良好的双对比片上可以清晰地显示食管黏膜的细微结构，对食管早期病变的发现有一定价值。

（二）正常表现

1. 食管充盈像

食管吞钡充盈后，轮廓光滑整齐，管壁柔软，伸缩自如。正位观察时位于中线略偏左，胸上段更偏左。右前斜位在食管前缘可见三个生理性压迹，从上至下依次为主动脉弓压迹、左主支气管压迹和左心房压迹。

2. 食管黏膜像

大部分钡剂被推入胃之后，显示食管黏膜像，表现为数条纵行、相互平行的纤细低密度影，而钡剂充盈在黏膜皱襞之间的裂隙内表现为条状高密度影。

3. 食管的蠕动

正常食管有两种蠕动。由吞咽动作所激发的食管传导性收缩，表现为从食管入口向下推进的团状收缩，此为第一蠕动波；食管内容物对食管壁的压力引起第二蠕动波，始于主动脉弓水平，向下推进。有时在老年人、贲门失弛症、胃肠神经官能症患者，于食管下段可见局限性不规则收缩运动，呈波浪状、锯齿状改变，此为第三收缩波。

二、CT

（一）CT检查方法

1. CT检查的特点

CT的主要特点是具有较高的密度分辨率，能将食管与周围结构区分开来。X线钡餐造影仅能显示食管腔内黏膜形态的改变，不能观察食管病变对邻近结构的侵犯及附近淋巴结的表现。而CT基本的横断面图像避免了各器官组织间的相互重叠，不仅能显示食管腔内病变，更能直接观察食管病变有无向管壁外发展，有无对邻近气管、血管造成侵犯，以及有无周围淋巴结的转移等。另外，CT图像为数字化图像，可运用计算机软件进行各种后处理。多平面重建（multiplanar reformation，MPR）图像，可从冠状位或矢状位上观察食管病变的范围。随着多层螺旋CT的出现，CT的扫描速度越来越快，一次可以完成胸、腹部大范围的扫描，从而判断食管病变有无肺及远隔脏器的转移，为肿瘤的术前分期、确定治疗方案提供重要的依据。

但是，由于食管是一个管状的、潜在的空腔脏器，静止时处于非扩张状态，食管壁较薄，食管周围的脂肪间隙较小，无论腔内腔外都无法形成良好的对比。因此，CT 检查还无法很好地显示管壁各层的结构，对病变细节的显示并不理想。CT 在食管疾病诊断中的应用还落后于其他实质性脏器。

2.CT 扫描

CT 扫描包括平扫和增强。患者取仰卧位，扫描范围从胸廓入口至食管胃交界处。必要时扫描可以包括下颈部和上腹部。扫描前令患者服用产气粉或含少量水以使食管充盈扩张，效果可能更为满意。图像层厚 5mm，必要时可重建更薄的层厚。对怀疑食管肿瘤的患者，应常规进行增强扫描。经静脉团注非离子型碘对比剂，用量 1.5 ~ 2mL / kg，注射速度 3 ~ 4mL/s，一般静脉注射造影剂后延迟 30s 开始扫描。

（二）正常表现

1. 食管位置与毗邻

食管起于第 6 颈椎水平与下咽部相续，经胸廓入口入胸腔，走行于后纵隔内，经膈食管裂孔进入腹腔。CT 扫描可获得食管多个连续的横断面，下面就几个代表性层面讲述食管 CT 的正常表现。

（1）颈段食管：气管居中，食管位于气管后方略偏左。下颈及锁骨上区为锁骨上淋巴结所在。

（2）食管胸上段（主动脉弓上层面）：气管居中，食管位于左后方，后方紧邻胸椎左前缘。气管前由右向左血管结构依次为上腔静脉、头臂干、左颈总动脉和左锁骨下动脉。气管两旁为右上气管旁及左上气管旁淋巴结所在。

（3）食管胸上段（主动脉弓层面）：气管居中，食管位于左后方。气管左前方为主动脉弓。上腔静脉后气管前间隙内主要为脂肪充盈，为右下气管旁淋巴结所在。主动脉弓顶和气管隆嵴平面之间的间隙内为左下气管旁淋巴结所在。主动脉弓前方的间隙即血管前间隙，前纵隔淋巴结位于此区域内。

（4）食管胸中段（主肺动脉窗层面）：气管分叉处，食管前方为气管隆嵴。主动脉弓分为右前方升主动脉及左后方降主动脉，食管右侧为奇静脉。从主动脉弓下缘至主肺动脉分叉之间低密度区，称为主肺动脉窗。主动脉肺淋巴结位于此区域内。隆嵴下淋巴结位于隆嵴下间隙内。

（5）食管胸中段（肺动脉层面）：食管前方为左主支气管，左后方为降主动脉，右后方为奇静脉。此层面上下左右肺门区域分别为左支气管旁淋巴结及右支气管旁淋巴结所在。

（6）食管胸下段（左心房层面）：食管前方为左心房，右后方为降主动脉。食管旁淋巴结有时在此上下层面可见。

（7）食管腹段：食管前方为肝左叶，后方为降主动脉。

2. 食管形态

食管呈扁平型软组织影，腔内很少含液体，有时可见含少量气体。如食管腔内显示液气平面或管腔直径增大，常提示远段有梗阻可能。

正常食管壁厚度为 3 ~ 5mm，超过 5mm 一般认为有异常。食管壁的厚度可在 CT 上测量，但有时食管腔表现为偏心性，食管壁厚薄不均匀，测量存在一定的误差。食管周围的脂肪层表现为线状低密度区，以胸段食管显示明显。

三、MRI

（一）MRI 检查方法

1. MRI 检查的特点

MRI 具有最佳的软组织分辨率，可任意方向成像，且无电离辐射，是一种理想的成像方法。但是，MRI 扫描时间长，心脏大血管搏动、胸廓的呼吸运动及血管内的血液流动都对食管成像产生很大的伪影。食管与含气肺组织界面的磁敏感效应也会产生伪影，且在高场强的磁场中尤为严重。这些都造成了 MRI 在相当长的时间里无法应用于食管检查。随着 MRI 设备硬件及软件的不断进步，心电门控技术和呼吸导航技术的应用，大大减少了上述的伪影。而快速成像序列及多种功能 MRI 成像方法可以对食管病变进行定量分析，可以有效地对食管癌放疗后的疗效进行监测，这使得 MRI 食管检查越来越受到临床医师的重视。

2. 常用 MRI 成像方法

（1）常规 MRI 成像：常规 MRI 成像主要包括轴位及矢状位快速自选回波 T_2WI（T_2 weighted imaging），由于胸壁、纵隔内都有较多的脂肪组织在 T_2WI 上呈高信号，所以在扫描时通常会增加脂肪抑制技术以突出食管病变的信号特点。轴位图像可显示向腔外生长的肿瘤与周围气管及血管的关系，还有邻近和纵隔内淋巴结的情况；矢状位图像可显示食管的全貌，对病变的范围进行评价。必要时可行轴位快速自选回波 T_2WI（T_2 weighted imaging）。在常规 MRI 成像时可采用多次屏气扫描、心电门控技术、呼吸导航技术来克服各种运动伪影，但有时图像可能仍不能尽如人意。

（2）弥散加权成像（diffusion weighted imaging，DWI）：DWI 是目前唯一能在活体内测量水分子扩散运动的检查方法，它利用磁共振仪对运动监测敏感的特征，从微观的扩散运动入手来反映组织的空间变化，进而反映组织的病理变化，能够早期反映组织的病理改变。

MR DWI 可以和多种脉冲序列相融合，其中最常用的是平面回波序列（echo planar imaging，EPI）EPI-DWI 具有采集时间快、运动伪影小、信噪比较高等优点。DWI 图像的对比主要取决于组织间的表观扩散系数（apparent diffusion coefficient，ADC），扩散快的结构信号衰减大，ADC 高，DWI 图呈低信号；扩散慢的结构信号衰减小，ADC 小，DWI 图呈高信号。一般而言，肿瘤的恶性程度越高，细胞排列越密集，则其组织内的水分子扩散慢，

DWI 图呈高信号。所以，放射学者可以通过测量 DWI 序列上病变的 ADC 值来对良恶性病变、肿瘤的恶性等级进行判断。有效的抗肿瘤治疗会导致肿瘤细胞破裂溶解、间隙增宽、密度减低，导致水分子的扩散增加，ADC 值升高。有报道，放疗敏感者 ADC 值于放疗后 24 ~ 72h 迅速升高。肿瘤细胞密度的降低终将导致肿瘤体积的减小，这种变化会在系统治疗后 3 个月左右出现。因此，DWI 也可作为肿瘤疗效监测的手段之一。

目前，DWI 技术还受到一些因素的制约，如 DWI 序列对其他运动如灌注、心跳、呼吸敏感；DWI 图像的信号强度不仅反映扩散而且也反映组织的 T_2 值；高 b 值条件下虽然可以抵消 T_2 穿透效应，但也使图像的分辨率大大下降等。因此，DWI 序列的改进、DWI 定量参数测量的可重复性、DWI 定量参数对疗效评价的准确性仍是目前研究的热点之一。

（3）动态对比增强扫描（dynamic contrast enhanced MRI，DCE-MRI）：DCE-MRI 是通过显示病灶血供情况而间接评价病灶微血管生成情况的一种影像手段。它作为一种无创的、能活体测量肿瘤血流状态的成像方法已广泛应用于颅脑肿瘤、乳腺肿瘤、前列腺肿瘤等临床研究中。DCE-MRI 将小分子对比剂经静脉注入后，经过肿瘤血管的同时会通过肿瘤血管壁进入血管外细胞外间隙（extra-vascular extra-cellular space，EES），T_1 WI DCE-MRI 对 EES 内对比剂敏感，可以反映肿瘤的微血管灌注、渗透性及 EES 间隙的大小。通过定量分析的方法可以得出一系列参数，其中最主要的是对比剂容积转换常数（volume transfer contrast of the contrast agent，K^{trans}），它可以反映肿瘤血管内皮细胞的通透性。在食管肿瘤新生血管及疗效监测的评估中有一定的作用。但 DCE-MRI 的指标测量与图像的空间分辨率情况紧密相关，目前该技术在食管癌中的应用还有待研究。

（二）正常表现

1. 横轴位

横轴位上食管及其邻近结构的基本解剖同 CT 扫描所见。一般而言，动脉血流、心腔和肺内气体呈明显低信号，脂肪抑制技术使胸壁、纵隔内大部分脂肪表现为低信号，食管的中等软组织信号影就被衬托出来。胸段食管与邻近气管、大血管之间可见线状低信号影分隔。

2. 矢状位

食管全程在任何切面上均呈非直线走行，因此矢状面成像不可能在一幅图像上就显示食管的全貌。在脊柱中线邻近的层面上，食管呈上下条带状的中等信号影，位于后纵隔，紧贴于椎体前方。当观察食管病变的范围时，需结合轴位图像，在矢状位连续的几个层面上仔细寻找。

» 第二节　食管癌影像诊断

一、X 线钡餐检查异常表现

（一）早期食管癌的表现

食管壁全层分为黏膜、黏膜下层、肌层和外膜。早期食管癌是指癌肿仅累及食管黏膜、黏膜下层。此时，病变所致的黏膜皱襞改变细微，食管的通畅度无明显受阻，因此单依靠 X 线钡餐检查很难诊断。在良好的气钡双对比片上，早期食管癌可能观察到的征象有：①黏膜稍增粗扭曲，连续性欠佳。②局部小溃疡形成，食管轮廓欠光整，较毛糙。③食管的运动稍差。当检查者经过仔细观察，发现上述征象时，建议患者进一步进行消化道内镜检查以明确诊断。

（二）中晚期食管癌的表现

中晚期食管癌是指癌肿已累及肌层或达外膜以外，在 X 线钡餐造影中可有明确的表现。病理上，中晚期食管癌分 5 型，即髓质型、蕈伞型、溃疡型、硬化型和腔内型。其中，较多见的为溃疡型和髓质型。以往的书籍常将中晚期食管癌在 X 线检查中的表现依据病理的分型也分为 5 类，但笔者在实际工作中发现很难完全依据 X 线检查中的各种表现与病理进行对号入座。中晚期食管癌 X 线钡餐检查的主要征象有：①充盈像钡剂达到病变段时，食管轮廓变得不规则，管腔狭窄，狭窄常不对称，腔内出现充盈缺损，此种表现多出现于髓质型食管癌。②黏膜像表现为正常黏膜皱襞中断，黏膜纹理紊乱、破坏，几乎所有的食管癌都会出现此征象。③龛影的出现，表现为较大不规则的长形钡剂充盈区，与食管长轴一致，周围可见不规则水肿透亮带，称为半月征，此表现多见于溃疡型。④管腔严重狭窄，呈线状，钡剂通过受阻，上方食管扩张，此表现多见于硬化型。⑤病变区管壁僵硬，蠕动减弱或消失，此表现均会出现。

食管穿孔或食管瘘为中晚期食管癌及手术后可能出现的并发症。X 线钡餐造影时，可见高密度的对比剂进入邻近气管，使支气管显影。若癌肿破入纵隔，则可表现为对比剂在瘘口周围不规则分布。当临床疑有穿孔时，应注意改用碘液进行观察。

X 线钡餐造影还可以对食管癌患者放化疗后的改变进行监测。一般而言，放化疗后病变管腔的狭窄程度可能减轻，病变段的对比剂通过较畅，黏膜破坏中断的征象也可改善。

二、CT 异常表现

（一）主要征象

（1）食管壁非对称性增厚，局部形成软组织肿块影。肿块边缘可以比较光整，也可欠规整，与正常食管分界不清。平扫时，肿块密度与正常食管密度相近。在矢状位或冠状位重建图像上，肿块多呈椭圆形或梭形。

（2）食管腔可呈不规则狭窄，多为偏心性。狭窄近段管腔不同程度扩张，腔内可见液体或液气平面。

（3）增强扫描后食管癌形成的软组织肿块常有中等度强化，此时肿块与周围结构的关系显示得更加清楚。肿块与邻近大血管及气管的关系直接决定了食管癌的可切除性。Picus 等提出在 CT 片上测量肿瘤与主动脉的接触面积以判断是否侵犯主动脉，即接触面积越大，侵犯的概率越高。Takashima 等又提出了脂肪三角法判断主动脉是否受侵，即脂肪间隙被完全闭塞即判定受累。左心房及心包受侵一般也以两者间的脂肪层是否存在作为标准。而气管与肿块间脂肪层消失不能作为受累的肯定依据，必须以气管、支气管受压推移，出现切迹，甚至病灶侵入气管内为可靠证据。

（4）食管癌患者有无纵隔淋巴结的转移也是 CT 图像上主要观察的目标。CT 图像主要依据淋巴结的大小、形态、密度来判断有无肿瘤的侵犯，其中大小是最主要的指标。本章第一节 CT 正常表现中阐述了纵隔多组淋巴结的位置，如果在相应的位置出现增大的淋巴结则提示食管癌纵隔淋巴结的转移。另外，多个相互融合的淋巴结或增强扫描淋巴结中心出现坏死也提示转移。目前，学者们在进行食管癌淋巴结转移 CT 术前判断与术后病理一致性研究中仍然发现许多问题。首先，纵隔不同区域的淋巴结大小是有差异的，所以以大小作为评价标准时必须有所区别。一般认为锁骨上区及膈脚区域很少见到淋巴结，一旦出现则转移的概率较大，故这些区域的淋巴结增大标准为短径≥ 6mm；上中纵隔（包括气管前腔静脉后、主肺动脉窗、上气管旁、左右肺门、隆嵴下）在正常人即可见到稍大的淋巴结，故这些区域的淋巴结增大标准为短径≥ 10mm。上腹部胃左动脉引流区域也是食管癌淋巴结常见的转移区域，此区域淋巴结增大也引用该标准。其次，有些大小没有超过标准的淋巴结病理上却已经发现了肿瘤的浸润。而一些病灶周围明显增大的淋巴结却被证实为非转移性炎性淋巴结。总之，CT 对发现转移的淋巴结具有一定的敏感性，但特异性不高。

（5）食管癌术后的 CT 常显示一侧胸腔胃，手术侧胸腔内可有少量积液或胸膜增厚，邻近肺组织内可有反应性斑片状致密影。吻合口处可见金属高密度影。同时，也可观察吻合口局部周围有无肿瘤的复发。

（6）食管癌放化疗后的 CT 表现。对一些不可切除的中晚期食管癌患者，放化疗常成为首选的方法。CT 可作为监测疗效的一种随访工具。在放化疗有效的患者，常可观察到软组织肿块明显缩小，原肿大淋巴结缩小甚至消失等征象。同时，还可以观察肺内、腹部等其他脏器有无转移灶的出现。

（二）CT 在食管癌分期中的作用

国际抗癌联盟与美国癌症联合会制定了食管癌 TNM 新分期。CT 能够观察肿瘤外侵范围，判断降主动脉、气管、支气管、心包受累的敏感性和特异性较高，T 分期的准确率较高。CT 还可以判断食管周围淋巴结受侵与否，判断远隔淋巴结有无转移，N 分期的敏感性较高，特异性还有待提高。对肺内、腹部脏器有无转移也具有一定的优势。总之，CT 能较为准确地进行食管癌分期，可以帮助临床判断肿瘤可切除性及制订放疗计划；对有远处转移者，可以避免不必要的探查术。

三、MRI 异常表现

（一）主要征象

（1）食管壁局部增厚形成软组织肿块影。肿块呈等 T_1，稍高 T_2 信号，其内信号不均匀。肿块上段食管扩张。当肿块向腔外生长累及降主动脉时，可表现为两种间线状低信号（脂肪抑制）消失，气管支气管受压移位。肿块邻近淋巴结或纵隔内淋巴结增大。

（2）DWI 序列肿块表现为明显高信号，受累的淋巴结无论大小均可呈较高信号，这提高了影像检查评价食管癌淋巴结转移的准确性。当淋巴结发生转移时，其细胞密度会有时增加，细胞外自由水空间缩小；同时由于癌细胞异型性明显，核质比例增高，使得细胞内间隙减小，导致水分子弥散受限，在 DWI 图像上信号增高，而 ADC 值减低。但值得注意的是，转移性淋巴结和非转移性淋巴结的 ADC 值存在一定的重叠，因为部分淋巴结仅有少量癌细胞浸润，大部分仍为正常组织，这时 ADC 值下降不明显。

（3）动态对比增强扫描见肿块早期出现中等度至明显强化，病灶范围显示得更加清楚，在矢状位上可以明确病变的范围。

（二）MRI 在评价食管癌放疗前定位和放疗后疗效监测中的作用

目前，食管癌放疗多以 CT 模拟定位为基础，结合 X 线钡餐造影、食管镜等检查进行靶区勾画和设计。尽管 CT 有较高的密度分辨率，较 X 线检查可以较为准确地显示病变范围。但是，CT 在肿瘤边界的确定、纵隔淋巴结的转移判断方面仍有不足。有学者应用 DWI 成像测量病变的长度，发现与手术大体病理无显著性差异。DWI 成像与 X 线钡餐造影和常规 MRI T_2WI 图像在显示病变长度方面有较好的对应关系。如果将 CT 图像与 DWI 图像相融合可更好地显示肿块的边界和范围。因此，DWI 图像可作为 CT 靶区勾画的重要参考和补充。另外，DWI 成像对食管癌周围及纵隔内淋巴结有无转移的判断更为准确，也为放疗前精确定位提供了重要的信息。

放疗后，X 线钡餐造影剂被认为是判断近期放疗疗效简单而直观的手段。但 X 线检查无法观察肿瘤内病理改变及纵隔淋巴结的改变。而 CT 增强扫描虽然可以观察到肿块实质部分缩小，但一般需要几个月甚至更长时间。常规 MRI 成像和增强扫描可以观察肿瘤信号的改变及淋巴结的改变，而 DWI 成像则可以更敏感地观察到肿块及淋巴结内 ADC 值的变化。一般而言，对放疗敏感的病例无论肿块还是转移性淋巴结，其 ADC 值都会在早期就明显上升。而依据 DCE-MRI 所获得的一些特定的定量参数，也许能较早地反映放化疗对肿瘤新生血管的抑制作用。

» 第三节　食管癌的 ^{18}F-FDG-PET/CT 显像及应用

食管癌患者的预后较差，多达 50% 的患者发现时已处于进展期，有多处淋巴结或远处转移，总体的 5 年生存率为 10%～25%。如果有手术机会，则根治性切除并淋巴结清扫后患者的 3 年生存率可达 40%～56%，但如果手术指征选择不当，反而会增加患者负担和痛苦。因此，治疗方案的选择非常关键，而这取决于治疗前的准确分期。目前，临床分期主要采用食管内镜超声（endoscopic ultrasonography，EUS）、CT 和 MRI，这些检查手段在应用过程中发现有较大的局限性，如内镜超声引导下淋巴结活检的阳性率较低，而阴性不能排除肿瘤浸润可能；CT 对于肿大淋巴结不能准确识别炎性增生和转移性淋巴结，而对于正常大小的淋巴结会出现较多的假阴性。随着 ^{18}F-FDG-PET 和 PET/CT 在临床的广泛应用，许多学者研究了其在食管癌诊断、分期、疗效评价、复发、预后等方面的应用，展现了良好的前景。

一、食管癌 FDG－PET/CT 检查方法

PET/CT 全称为正电子发射断层显像（positron emission tomography）/X 线计算机断层成像，PET 的基本原理是用不稳定核素如 ^{11}C、^{13}N、^{15}O、^{18}F 等对某些可以在肿瘤细胞内浓聚的分子如脱氧葡萄糖、蛋氨酸、乙酸、胆碱等进行标记，这些带正电子的核素被带到体内后与体内的负电子相遇结合会产生两个 γ 光子，可以被 PET 中的光敏晶体探测到，用计算机将图像重建后就可以得到正电子在人体内分布的三维图像。PET/CT 是将 PET 和 CT 两种影像技术有机结合在一起的新型影像设备，融合了 PET 和 CT 的优点，一次检查即可完成全身扫描，同时获得反映代谢功能的 PET 图像和常规 CT 图像，并可获得冠状面、矢状面和横断面三个方向的全身断层融合图，两者结合真正起到了“1+1 ＞ 2”的效应。目前最常应用的显像剂为 *8F 标记的脱氧葡萄糖（^{18}F-FDG），如果没有特殊说明，一般所说的 PET/CT 就是 FDG-PET/CT。检查当天患者常规禁食 6h 以上，显像剂用量 3.7～5.5MBq/kg 体重，注射显像剂后 60min 左右行 PET/CT 检查。先采集 CT 图像，扫描范围自颅底至股骨中段，在同一范围用 3D 模式采集 PET 图像，全身一般 6～7 个床位，每个床位采集 1.5～2.0min，

采集完成后利用 CT 数据对 PET 图像进行衰减校正。

二、食管癌 PET/CT 显像

食管癌原发病灶在 PET 或 PET/CT 图像中一般表现为条状、结节状、团块状葡萄糖摄取异常增高，其半定量指标标准摄取值（standardized uptake value，SUV）变化范围较大，可从正常（假阴性）至 20d 左右；原发病灶诊断的准确性与病灶大小、部位、生长方式、病理类型等均有关系。由于目前应用于临床的 PET/CT 中 PET 晶体的空间分辨率下限为 4 ~ 5 胃，对于原位癌和 T_1 期食管癌，一般阳性率较低，有文献报道 T_1 期肿瘤检测敏感性仅为 43%。当病灶长到 lcm 以上时，其诊断敏感性可达 95% 以上。就病理类型来说，鳞状细胞癌和腺癌都有较高的葡萄糖摄取率，但一般鳞状细胞癌的 SUV 值高于腺癌。腺癌尤其是食管胃连接处和靠近胃的腺癌 PET 或 PET/CT 检测敏感性变化较大，17% ~ 20% 的病灶没有或有很少的葡萄糖摄取，这与肿瘤细胞黏液成分有关。一些分化良好的肿瘤、弥漫性生长的肿瘤和含有较多黏液细胞的肿瘤摄取率较低。假阳性主要发生在一些食管炎患者，包括感染性、消化性、反流性及一些狭窄后扩张的情况，特别是在食管下端或食管、胃连接处。FDG-PET 或 PET/CT 都无法区分食管各层，在 T 分期方面帮助不大，因此虽然 PET/CT 可以比 CT、MRI 及 EUS 更早地发现病灶，但对食管壁浸润情况却无法做出准确评价。尽管 T_1 期肿瘤的 SUV 低于 T_2 或 T_3 期肿瘤，但后者和 T_4 期肿瘤无明显差别，这可能是 T_1 期肿瘤体积较小的缘故。目前食管内镜超声仍然是评价食管癌 T 分期的最佳手段，系统分析显示其综合敏感性可达 81% ~ 90%，尤其对于 T_4 分期来说，特异性可达 99%。

三、食管癌区域淋巴结分期

食管癌患者的淋巴结分期有重要的预后意义，淋巴结阴性患者 5 年生存率在 40% 左右，而淋巴结阳性患者仅为 3%。CT 通过评价淋巴结大小判断有无转移，其分期的敏感性在 30% ~ 60%，特异性在 60% ~ 80%。内镜超声（EUS）更加敏感，细针穿刺细胞学检查同时使其特异性得到提高，但这依赖于操作者的水平。CT 联合内镜超声检查比单一技术准确性有所提高。

FDG-PET 或 PET/CT 能够识别正常大小的淋巴结是否存在肿瘤转移，特别是 PET/CT 克服了单一 PET 的诸多缺陷，如对浓聚灶是否位于淋巴结定位更加准确，辅助 CT 图像对于虽然有一定葡萄糖摄取，但密度较高或伴钙化的淋巴结，基本可以排除转移，这在一定程度上提高了诊断的准确性；在早期关于 PET、CT 和 EUS 对照的研究中，有研究者利用 Meta 分析发现 EUS、CT 和 FDG-PET 的诊断效能无差别，尽管 EUS 的敏感性高于 CT 和 PET，但特异性低于 CT 和 PET。随着 PET/CT 在临床的广泛应用及 PET/CT 医师水平的不断提高，其诊断的准确性及临床接受程度均有了明显改善，临床价值也得到体现。

四、远处转移的评价

晚期食管癌可出现远处淋巴结、肺、肝、骨骼等多发转移，发生远处转移的患者30个月的生存率仅有20%，而无远处转移的患者为60%。而且如果术前不能准确评价转移情况，会导致患者不必要的手术，加重患者负担。在PET/CT之前一般用普通CT评价有无远处转移，敏感性欠佳，容易漏诊。PET/CT作为全身性检查，一次扫描就可以了解全身各个器官、组织（包括肌肉组织）情况，对评价远处转移有先天优势；Wong等发表了食管癌的PET和PET/CT应用推荐指南，这份指南依据Facey等系统评价结果，并进一步加入了关于食管癌PET应用的研究结果（2个系统评价研究和29个原创性研究），通过专家共识形式，推荐将FDG–PET和PET/CT应用于评价食管癌患者的远处转移情况。van Vliet等的系统分析显示PET诊断远处转移的综合敏感性为71%，特异性为93%。早期单一PET对位于肺部、肝脏、腹膜等部位的较小病灶（小于1cm）容易漏诊，PET/CT在CT的辅助下对小病灶的诊断准确性有了进一步的提高，其诊断效能优于单纯的PET或CT，有研究显示PET/CT对18.5%的患者提供了额外信息，改变了对17%患者的处理方式，其中11%的患者上调分期，7.5%的患者下调了分期，建议作为常规检查。笔者在临床工作中发现肝脏部位仍有少量假阴性存在，可能是因为病灶和肝实质密度差异性小，并且肝实质FDG摄取较高的缘故，必要时可结合增强CT一起分析。

五、食管癌分期的策略

早期的经济–效益分析显示PET结合EUS细针穿刺是最有价值的分期策略，随着PET/CT的出现，有学者用逻辑回归的方法研究提示PET/CT应该作为首选，部分可以治愈的患者再采用EUS检查，这与许多策略是不一致的。可能是因为研究中除了T4b以外，肿瘤浸润深度和局部淋巴结情况不是手术的禁忌证。在2012年Barber关于食管癌的一项前瞻性研究中，PET/CT改变了139例患者中56例患者的分期，其中47例患者的治疗方案发生变化，提示PET/CT相对于传统的分期手段有较大优势。笔者认为，FDG ~ PET/CT作为无创性检查和全身性检查，大量研究显示其对恶性肿瘤性病变（原发或转移性）诊断准确性明显高于常规CT（包括增强扫描），即使常规CT能够发现或诊断部分病变，但诊断的把握明显不如PET/CT，其结果对临床决策者的判断有较大影响，应作为食管癌术前分期的首选常规手段。

六、PET/CT在食管癌的疗效评价、预后及复发监测中的应用

食管癌术后容易复发，一般多发生在术后1 ~ 2年内，需要定期复查。以往主要依赖于常规CT检查，但由于局部纤维化、水肿或瘢痕形成，其及时性和准确性都不能满足临床需要，

PET/CT 在这一方面显示了良好的应用前景。Teyton 等对无症状患者应用 EUS、CT 和 PET 每 6 个月定期复查，结果显示 PET 准确性高于 CT 和 EUS，骨骼病变尤其明显。但也有学者研究得出了无明显差别的结论。笔者认为在经济条件允许的情况下可以先行 PET/CT 复查，吻合口部位的可疑病变再借助于内镜或 EUS 进一步确诊。

无论是食管癌术前辅助化疗，还是对不能手术的患者进行的化疗或同时联合放疗，疗效的早期评价都是非常重要的。以往主要依靠 CT 形态学改变评价治疗效果，存在反应滞后和测量不准确的缺点。FDG–PET 或 PET/CT 通过治疗前后葡萄糖代谢变化评价治疗效果，可以更早期地了解肿瘤对药物的反应。目前虽然这方面的研究较多，但还没有统一的疗效评价标准，各研究中标准摄取值（SUV）下降的阈值从 25% 到 60% 不等，研究的结论也不尽一致。Kwee 等的一项荟萃分析显示 PET 评价治疗反应的综合敏感性为 67%，特异性为 68%，不建议用 PET 评价结果来指导新辅助化疗。Yanagawa 等对 41 例局部晚期食管癌患者的研究结果则提示不依据 SUV 变化进行的 PERCIST（PET response criteria in solid tumors）评价结果是有显著意义的预后因素。笔者以为，应用 PET/CT 中葡萄糖的代谢改变评价食管癌治疗效果是非常有前景的，而且有巨大的临床应用价值，但还需要进行更深入的研究。

目前 FDG–PET/CT 中用于食管癌预后评价的指标主要有病灶初始 SUV（包括平均值、最大值等）、肿瘤代谢体积、治疗前后 SUV 变化值及据此进行的疗效分级等。最近 Al–Taan 等对 271 例食管癌患者进行了预后研究，单因素的分析得出术前 SUV_{max}、T 分期、UICC 分期是有显著意义的预后因子，但多因素分析显示 SUV_{max} 是有显著意义的预后因素。另外，Al–Taan 总结了 21 项研究，共评价了 1960 例食管癌患者术前标准摄取值（SUV_{max}）的预后意义，但结果不一。在 Barber 等的研究中，以 PET/CT 参与的 AJCC 分期作为预后因素（与传统分期手段的分期结果对比），提示 PET/CT 分期结果是有价值的预后因素。这些研究的评价指标和终点指标不尽一致，而且在多因素分析中纳入的指标数目也不完全相同，可能对研究结果有一定影响。

相对于 CT 来说，PET/CT 在临床应用时间还不长，许多方面都还处于研究阶段，很多问题全世界都没有一致的结论，但其展现出的前景非常广阔，其潜在价值有待进一步发掘，相信随着专家学者对其研究的深入，未来必将给临床提供巨大的技术支撑。

» 第四节　多模态影像技术在食管癌诊治中的应用

多模态影像（multimodality imaging）技术在食管癌诊治中的应用价值已得到肯定，但仍存在不足。几年来，多模态影像技术在肿瘤诊治中迅速发展，主要表现为 PET 与 MRI 技术的结合、PET/CT 中应用其他显像剂等方面。

一、PET/MRI 简介及初步应用

虽然 PET/CT 在临床应用已经非常广泛，其价值也得到公认，但患者在检查过程中受 X 射线和 γ 射线的双重照射，辐射剂量较大；另外 CT 图像的软组织分辨率欠佳，在脑部、纵隔、肝脏、骨髓等部位病变的诊断方面仍显不足。为了克服这一缺点，以往许多学者研究应用同一患者非同机的 PET 图像和 MRI 图像进行融合，比较费时费力，图像配准的难度较大，准确性也欠佳。随着近几年技术的进步，PET/MRI 研制获得了初步成功并进入试用阶段。PET/MRI 的优点主要是 MRI 相对于 CT 的优点，体现在以下几个方面：① CT 会导致高剂量的 X 线辐射，而 PET/MRI 避免了辐射，很大程度降低了对人体的放射性损伤。② MRI 改善了软组织图像质量，较好地显示了组织器官的解剖结构。③ CT 尚无法实现功能成像，而 MRI 有能力通过磁共振波谱、功能磁共振成像等技术提供功能性信息。此外，SPECT/CT 与 PET/CT 中的 CT 并不能与 PET 同时采集图像，而 PET/MRI 一体机使 PET 与 MRI 图像同步采集成为可能。目前 PET/MRI 仍处于临床应用探索阶段，主要应用于肿瘤、神经精神疾病及心血管疾病等领域。

在肿瘤应用方面，Christian Buchbender 等比较了 PET/MRI 和 PET/CT 在脑、头颈部、胸腹及骨盆肿瘤 TNM 分期的准确性，结果显示 PET/MRI 在肿瘤 T 分期中有较高的准确性，但在 N 分期和 M 分期中与 PET/CT 无明显差异。Christian 等应用 PET/MRI 对原位骨肿瘤、软组织瘤及黑色素瘤进行 TNM 分期，发现 PET/MRI 在原位骨肿瘤和软组织肿瘤的 T 分期优于 PET/CT。Lee 等比较了 15 例食管癌患者术前 PET/MRI、PET/CT 和超声（EUS）分期的准确性，结果显示三种手段（EUS 比 PET/MRI 比 PET/CT）对原发肿瘤准确分期的例数分别为 13 例、10 例和 5 例，T1 期的准确率分别为 86.7%、80.0% 和 46.7%，T3 期的准确率分别为 93.3%、86.7% 和 86.7%。淋巴结分期的准确率分别为 75.0%、83.3% 和 66.7%。ROC 曲线下面积分别为 0.700、0.800 和 0.629。PET/MRI 在一定程度上优于 PET/CT。分析原因，主要是 MRI 较高的软组织分辨率发挥了作用。在基础研究方面，由于 MRI 可以进行一定的分子成像如弥散加权成像（diffusion-weighted imaging，DWI），还可以对一些分子或纳米颗粒进行磁性标记，为和 PET 进行对比研究提供了可能，具有广阔的研究前景。

笔者以“食管癌 +PET/MRI”作为关键词，检索 Pubmed 数据库，仅检索到一篇针对食管癌的 PET/MRI 专业研究文献，可能主要因为 PET/MRI 目前正处于起步阶段，国内外装机量比较少，而且开始主要应用于脑部、心血管、基础研究等 MRI 优势方面。笔者以为，随着 PET/MRI 设备的逐渐增多和研究的逐渐深入，其在食管癌的基础研究和临床应用中应该能够发挥独特作用。

二、PET/CT 中应用其他显像剂的相关研究

PET/CT 中可以应用的正电子类显像剂较多，不同的分子被标记在不同的同位素后可

以形成不同的显像药物，可以反映细胞生长的不同阶段如增殖、血管生成、代谢、凋亡等过程。例如，^{18}F 标记的核苷代谢类显像剂 ^{18}F-脱氧胸腺嘧啶核苷（^{18}F-FLT）可以反映细胞的增殖过程；Chen 等研究了 34 例食管鳞状细胞癌患者，在治疗前、化疗或放化疗开始后 4 周，以及治疗完全结束后 2 周复查 ^{18}F-FLTPET/CT 和 ^{18}F-FDGPET/CT，以治疗前后病灶标准摄取值的最大值（SUV_{mas}）的变化值与大体肿瘤体积（gross tumor volume，GTV）变化值的比值（ASUV/AGTV）作为评价指标，研究该指标与生存指标之间的关系。结果显示 ^{18}F-FLTPET/CT 第二次与第一次的变化指标 ASUV/AGTV 和无进展生存期（progression-freesurvival，PFS）及局部控制率（locoregional control，LRC）关系更加密切，能够更早地提 2K 预后。Fushiki 等临床前期药物疗效评价的研究证实，^{18}F-FLT 比 ^{18}F-FDG 能够更好地监测肺癌小鼠模型的治疗效果，而且化疗过程中 ^{18}F-FLT 显像信号变化与 Ki-67 基因有一定的相关性。化疗过程中乏氧可以诱导血管生成，放疗过程中乏氧会降低肿瘤组织的射线敏感性，因此乏氧检测非常重要。^{18}F 标记的硝基咪唑类显像剂（^{18}F-FMISO）或 MCu 标记的非硝基咪唑类 MCu-甲基缩氨基硫脲（64Cu-ATSM）药物可以反映肿瘤组织的乏氧程度。在食管癌放化疗过程中应该有用武之地。肿瘤血管生成显像剂种类较多，也是目前的研究热点，由于血管生成的过程比较复杂，中间涉及的分子种类众多，目前研究较多的是整合素类、血管生长因子及受体类（VEGF/VEGFR），以及小分子基质金属蛋白酶抑制剂（matrix metal proteinase inhibitors，MMPIS）。这类显像剂可用于临床肿瘤血管生成和血管靶向药物治疗疗效的判断，对于食管癌靶向治疗的发展定将发挥推动作用。

» 第五节　核素 SPECT 显像在食管癌骨转移诊治中的应用

转移性骨肿瘤中原发肿瘤以乳腺癌、肺癌、肾癌和前列腺癌最为常见，通常认为食管癌更趋向于局部和区域性侵袭，食管癌骨转移的发生率较低。放射性核素骨显像是核医学显像中被使用频率最高的检查之一，对转移性骨肿瘤的探测非常灵敏，是诊断骨转移的一个重要工具，可以较 X 线等检查提前 3 ~ 6 个月，甚至更早发现骨转移性病变。因此，核素骨显像可用于食管癌等恶性肿瘤骨转移的早期诊断和鉴别诊断，以及指导肿瘤分期、疗效评价、再分期和预后判断等方面。

一、骨显像原理

核素骨显像是将亲骨性的放射性核素或其标志物引入受检者体内，在体外用 SPECT 等显像设备探测放射性核素所释放出的 γ 射线，从而获得骨骼图像。例如，临床上最常用的 ^{99m}Tc 标记的磷（膦）酸盐经静脉注射后进入人体并随着血流经过骨骼，由于骨的主要无机成分为羟基磷灰石晶体，核素标记的磷（膦）酸盐会与羟基磷灰石晶体发生化学吸附和离子交换，并与骨组织中的有机成分结合进入骨组织，从而使骨骼显像。当局部骨组织的无机盐代谢旺盛、血流量增加、成骨细胞活跃时，会摄取更多的显像剂，在图像上表现为放射性摄取浓聚影；反之，则局部骨组织摄取显像剂减少，呈现放射性分布的异常稀疏或缺损区。核素显像通过显示显像剂及骨骼的分布情况，反映出骨骼的血流、代谢等状态，对病变进行判断。

二、显像剂和显像方法

目前临床上常用于 SPECT 的骨显像剂主要有两大类：一类是 ^{99m}Tc 标记的磷酸盐类，包括焦磷酸盐（PYP）和多磷酸盐（PPT）；另一类是 ^{99m}Tc 标记的膦酸盐，包括亚甲基二膦酸盐（MDP）和亚甲基羟基二膦酸盐（HMDP）。其中 ^{99m}Tc 标记的 MDP 临床使用最为广泛，在静脉注射 2h 后约 50% 的 ^{99m}Tc-MDP 聚集于骨表面，其在血液和软组织内清除快，其他器官不显影，骨髓、性腺等处的辐射吸收剂量小。常用的显像方法包括静态显像、动态显像、断层显像和 SPECT/CT 断层融合显像。

静态显像包括全身骨显像和局部骨显像。全身骨显像为静脉注射 ^{99m}Tc-MDP 740-1110MBq（20 ~ 30 mCi）后 2 ~ 3h 进行显像，探头配置低能通用型准直器或低能高分辨型准直器，矩阵 256 × 1024，Zoom 1.0。受检者仰卧于检查床上，按设定扫描速度采集自颅顶至足底的全身骨骼前位和后位图像。局部骨显像为根据预置计数采集局部骨图像，矩阵为 128 × 128 或 256 × 256，Zoom 1.0 ~ 1.5。

动态显像亦称为三相骨显像，为静脉“弹丸”式注射 ^{99m}Tc-MDP 740-1110MBq（20 ~ 30mCi）后立即开始图像采集，采集速度为 2 ~ 3s/ 帧，共采集 60s，获得反映动脉血流灌注的“血流相”；然后以 1 帧 /min 的速度采集 1 ~ 5 帧，获得“血池相”；在 2 ~ 3h 后再采集静态图像为“延迟相”。

断层显像为探头进行断层图像采集，探头呈环形或椭圆轨迹旋转 360°，采集速度为 15 ~ 20s/ 帧，共采集 60 ~ 64 帧投影图像，其余采集参数同前。

SPECT/CT 断层融合显像：平扫定位像后确定 SPECT 与 CT 的扫描范围保持一致，之后进行螺旋 CT 断层扫描，层厚 3mm，间距 1.5mm，矩阵 512 × 512，能量 140keV，250mA；完成螺旋 CT 扫描后 SPECT 探头自动复位，行 SPECT 断层显像，最后利用随机配备的图像融合软件实现 SPECT 与 CT 图像的自动融合。

三、图像分析

核素全身骨显像正常时表现为全身骨放射性摄取均匀、左右对称。当局部骨血流量增加、代谢旺盛、成骨活跃及新骨形成时，均可较正常骨骼摄取更多的 ^{99m}Tc-MDP，图像表现为局部异常放射性摄取浓聚区；反之，当局部骨血流量减低 / 缺损、代谢减低时，图像表现为局部异常放射性摄取稀疏 / 缺损区。

正常核素骨显像表现为放射性分布均匀对称，血运丰富、代谢活跃的松质骨如颅骨、肋骨、椎骨、胸骨和骨盆等摄取显像剂较多，长骨的骨骺端受代谢及血流的影响也会摄取较多的显像剂；而含骨密质较多的长骨的骨干等则摄取显像剂相对较少。

显像图像上有些部位会出现生理性摄取，需与病变相鉴别，如胸骨角、两侧胸锁关节处会见生理性放射性浓聚，肩胛骨和后肋重叠处在平面图像上也会见点状放射性摄取稍浓聚影。由于 ^{99m}Tc-MDP 等骨显像剂通过肾脏排泄，因而在骨显像的图像上可见肾脏、膀胱影像，有时输尿管也可显影。

评价核素显像图像主要包括评价图像上异常放射性浓聚（热区）或减低（冷区）的部位、数目（单发或多发）、形态（点状、圆形、条形、片状、团块状和“炸面圈”样等）、范围、程度及是否左右对称等。阅片时应充分结合病史、体格检查、实验室检查和其他影像学检查结果等，如患者曾接受核素骨显像，应与既往检查结果进行比较，评价异常放射性浓聚或减低的部位、数目、形态和程度等的变化情况。

带非诊断级 CT 的 SPECT/CT 系统中低分辨率的 CT 主要用于提供衰减校正和解剖定位信息，有助于改善图像质量并提高诊断的特异性和准确性。由于病变性质或与病变部位有关，故通过融合图像判断异常放射性分布的部位有助于病变良恶性的鉴别，特别是对于脊柱病变的诊断。尽管非诊断级的 CT 可以提供一定的诊断信息，但该类 CT 的图像细节和对比度远差于诊断级 CT，对复杂病变和溶骨性病变等的诊断较为困难或易漏诊，需进一步结合薄层 CT、增强 CT 或 MRI 等。

对于带诊断级 CT 的 SPECT/CT 系统，应对所得 CT 图像进行单独解读，鉴别病变良恶性，对骨转移进行分型（溶骨型、成骨型和混合型），指导临床治疗；判断良性病变的病因。此外，有关研究显示，与单纯 SPECT 或平面图像相比，带诊断级 CT 的 SPECT/CT 能够显著提高阅片者的自信心和诊断的准确性。

SPECT 图像显示局部放射性浓聚和（或）缺损，该部位 CT 图像为骨质破坏或团块状密度增高的成骨性改变，可伴有软组织肿块，诊断为恶性病变；SPECT 图像显示局部放射性异常但 CT 图像示良性病变，视为良性病变；SPECT 图像显示放射性浓聚而 CT 图像正常者，多考虑为肿瘤骨转移；CT 图像异常而 SPECT 图像正常者，多考虑为良性病变。

四、核素骨显像诊断食管癌骨转移

容易发生骨转移的恶性肿瘤包括肺癌、乳腺癌、前列腺癌、鼻咽癌、肾癌、甲状腺癌等，上述又称为嗜骨性肿瘤。肿瘤骨转移会导致发生许多临床并发症，称为骨骼相关事件，包括病理性骨折、高钙血症、骨痛、脊髓压迫等，这些事件会导致患者生存期缩短、降低患者生存质量。食管癌的骨转移发生较少，相关文献报道亦不多。骨扫描是食管癌的诊断工具之一，其检查目的主要是明确有无骨转移、准确进行肿瘤分期、评价治疗疗效、指导临床治疗方案的制定及判断患者的预后等。

Hsu 等的回顾性研究评价了食管癌术后早期发生远处转移的情况，对于术前未接受骨扫描的人群，有 13.9%（28/201）的患者在术后随访的早期出现远处转移，主要为肝转移 11 例和骨转移 11 例。尽管骨转移的发生率介于 7.5% ~ 10.5%，但有研究认为骨扫描并不推荐作为食管癌患者术前的常规分期手段。也有回顾性的研究显示，尽管 105 名分期为 T_3N_1 的食管癌患者中有 10 例（9.5%）在手术后 1 年内发生骨转移，但常规骨扫描鉴别骨转移仍仅适用于已有广泛转移或已无法手术的局部转移的食管癌患者。

Jennings 等探讨了骨扫描用于局部进展期食管癌拟行手术治疗前的分级价值，该研究为前瞻性研究，总共 790 例患者中有 189 例（23.9%）适合行手术治疗，其中 115 例（60.8%，腺癌 82 例，鳞状细胞癌 33 例）为 T_3N_1 期患者接受骨扫描。115 例患者中，93 例患者（80.9%）骨扫描结果为正常或仅为轻度退行性改变，另 22 例患者核素图像显示异常放射性摄取。这 22 例患者中 9 例经 X 线平片证实为退行性病变，2 例 MRI 检查结果未见转移性病变改变；另 11 例患者（男 9 例，女 2 例）经 MRI 和活检证实为骨转移，其中腺癌 8 例，鳞状细胞癌 3 例。骨扫描图像表现为单发转移灶 7 例（骨盆转移 2 例，股骨转移 2 例，肱骨转移 2 例和颅骨转移 1 例），4 例患者为多发脊柱转移；对于 T_3N_1 期食管癌患者，骨扫描对骨转移总的检出率为 9.6%（11/115），11 例骨转移患者的平均生存期为 232d（92 ~ 398d）。对所有患者随访后发现，4 例患者在术后 1 年内通过骨扫描新发现骨转移。总之，通过随访后资料证实，骨扫描对于 T_3N_1 拟行手术的食管癌患者，诊断骨转移的敏感性为 69%，特异性为 89%，阳性预测值和阴性预测值分别为 50% 和 95%。因此，该研究认为，对于拟行手术治疗的进展期食管癌患者，术前推荐使用骨扫描排除骨转移并指导临床分期。

Hsu PK 等探讨了骨扫描及其他影像学方法评价食管癌术后复发患者生存期的预测价值，共 268 例食管癌患者纳入本研究，所有患者均为鳞状细胞癌。268 例患者中术后复发共 115 例（42.9%），其中 18 例（24.3%）经骨扫描证实有骨转移。单因素分析显示，肿瘤的 T 分期、原发肿瘤的大小、复发的类型和有无肝转移这些因素与复发后的生存期显著相关，但有无骨转移在预测食管癌复发后的生存期方面并无统计学意义。多变量分析显示，肝转移、复发的时间及复发后的治疗是预测复发后生存期的独立预后因素，而骨转移并非预测生存期的独立预后因素。因此，该研究提示，骨扫描在食管癌术后复发后生存期方面的预后意义并不明确。

Li SH 等也评价骨扫描在食管癌患者中的应用价值，该回顾性研究所纳入的研究对象全为鳞状细胞癌患者，共 360 例，其中男 351 例，女 9 例。288 例在治疗前接受骨扫描用于分级，72 例治疗前未行骨扫描；360 例患者中 161 例接受手术治疗，其中 119 例接受骨扫描，42 例未行骨扫描。总体来看，骨扫描在术前诊断骨转移的敏感性为 80%（20/25），特异性为 90.1%（237/263），阳性预测值为 43.5%（20/46），阴性预测值为 97.9%（237/242）。骨扫描对于Ⅳ期的患者诊断敏感性最高（87.5%，7/8），对于 I 期的诊断特异性最高（91.3%，21/23）。对 161 例接受手术的食管癌患者单变量分析显示，如果术前未行骨扫描则骨无复发生存率会明显降低（P=0.009）。对 133 例分期为Ⅱ和Ⅲ期并接受手术治疗的食管癌患者，术前未行骨扫描则骨无复发生存期和总生存期会明显降低（P分别为0.003和0.037，单变量）。经多变量分析显示，术前是否接受骨扫描是骨无复发生存期和总生存期的独立预后因素。因此，该研究建议在术前应对食管癌患者行核素骨扫描。

国内也有人对骨扫描在食管癌中的显像特点进行探讨，佟丽娟等回顾性分析了92例食管癌患者的骨扫描，其中14例为骨转移。骨扫描共发现103处病灶，其中转移部位较多的分别是胸廓（42处）、四肢骨（34处）、骨盆骨（14处）、腰椎（8处）和头颈部（5处），显示出骨扫描在食管癌中的一些显像特点。

五、核素SPECT/CT融合显像在食管癌前哨淋巴结显像

前哨淋巴结（sentinel nodes，SN）显像有助于避免不必要的淋巴结清扫和术前的新辅助化疗，特别是对食管癌患者而言，由于食管癌手术的风险较大，术前行放射性显像技术进行淋巴系统成像，行前哨淋巴定位，有助于指导术中淋巴结清扫范围，故前哨淋巴结显像具有较大的临床意义。Tsai JA等利用SPECT/CT融合设备对食管癌前哨淋巴结的情况进行了显像，该研究在术前1天通过内镜在黏膜下注射^{99m}Tc标记的放射性胶体（60MBq），使用设备为带16排CT的SPECT/CT系统，显像结果与术中7探针检测结果进行比较。结果显示，8例患者有7例经SPECT/CT检测出SN，所有8例患者均经γ探针法检测出SN，两种方法在检测SN的数量和部位方面较为符合。该研究提示采用核素SPECT/CT显像方法对检测食管癌患者SN方面具有较好的应用价值，同时显示出核素SPECT及SPECT/CT等显像方法在食管癌领域还有较广阔的临床应用空间和较好的应用前景。

第四章 食管癌实验室诊断

实验室检查贯穿于食管癌的全程管理，在诊断、治疗及随访过程中，均有重要的价值。在食管癌化疗、放疗或者同步放化疗前，更需要注重实验室检查。因为患者必须符合一定的条件，如白细胞总数＞ 3.5×10^9/L、血小板计数＞ 80×10^9/L，并且严重贫血已被纠正者，方可进行治疗，否则可能给患者带来不必要的麻烦。目前，国内许多临床检验实验室还存在检查结果的明显差异，建议临床检验实验室取得相关部分的认证，以便更好地指导临床工作。

» 第一节 食管癌实验室检测标志物

食管癌肿瘤标志物，是指在食管癌的发生和增殖过程中，由于癌基因表达而合成分泌的或是由于机体对肿瘤反应而异常产生或升高的，反映肿瘤存在和生长的一类物质，包括蛋白质、激素、蛋白酶、癌基因和抑癌基因产物等，其存在于患者的血液、体液、细胞或者组织中，可用生物化学、免疫学及分子生物医学等方法测定，对肿瘤的诊断、鉴别诊断、疗效观察、复发监测及预后评价具有很高的价值。

一、三大常规实验在食管癌诊治中的应用

（一）血常规

Liu Y 等采用紫杉醇联合卡铂方案作为新辅助化疗治疗 38 例局部进展期食管鳞状细胞癌（ESCC）患者，2 个周期化疗后，对化疗的疗效进行评估，发现化疗前初始血常规中白细胞计数、淋巴细胞比例、单个核细胞计数、中性粒细胞计数和嗜酸粒细胞计数增高等对化疗有着更好的应答。这些指标对 ESCC 患者新辅助化疗的疗效预测可能起到一定的作用。

Zhang F 等对 103 例食管鳞状细胞癌患者的血红蛋白进行调查，以男性＜ 120g/L，女性＜ 110g/L 定义为贫血标准，接受放疗后，贫血患者的 3 年生存率和 5 年生存率分别为 20% 和 17%，而非贫血患者的 3 年生存率和 5 年生存率分别为 43% 和 37%。多参数分析，贫血是 3 年、5 年无病生存（DFS）及 3 年、5 年生存期（OS）显著的独立预后因子，血红蛋白是食管鳞状细胞癌经过化疗后存活的独立预后指标。结果表明，放疗前的贫血与预后差相关，且贫血患者表现为复发风险增加，贫血可以作为 ESCC 的预后因子。

Feng JF 等将中性粒细胞与淋巴细胞比值（NLR）和血小板与淋巴细胞比值（PLR）联合用于食管鳞状细胞癌（ESCC）术后存活的预测，将 NLR 和 PLR 合称为 CNP，CNP 0 为 NLR ＞ 3.45 和 PLR ＞ 166.5，2 分；CNP 1 为 NLR ＞ 3.45 或 PLR ＞ 166.5，1 分；CNP 2 为 NLR 和 PLR 均达到比值，0 分。CNP 0、CNP 1、CNP 2 组的生存率分别为 63.4%、50.0%、20.2%。CNP 是 ESCC 患者术后生存的一个有用的预测因子。作为 ESCC 患者的预测因子，CNP 明显优于单独使用 NLR 或 PLR。

Feng JF 等评价 NLR 和 PLR 在食管鳞状细胞癌的预后价值。483 例行食管切除术的 ESCC 患者，术前检测 NLR 和 PLR。结果发现术前高 NLR（⩾ 3.5）及 PLR（⩾ 150）与预后差显著相关。NLR ⩾ 3.5 患者较 NLR ＜ 3.5 患者的预后差（35.4% ： 57.7%，$P < 0.001$）；PLR ⩾ 150 患者也较 PLR ＜ 150 患者的预后差（32.7% ： 63.5%，$P < 0.001$）；NLR 的 AUC 低于 PLR 的 AUC。结果表明，术前 NLR 和 PLR 是 ESCC 患者 OS 的显著性的预测因子；作为 ESCC 患者的预测因子，PLR 优于 NLR。

（二）尿常规

尿液是一种重要意义的排泄物，尿液成分的变化可以反映泌尿系统及其他组织器官的病变。尿常规检查内容包括尿的颜色、透明度、酸碱度、红细胞、白细胞、上皮细胞、管型、蛋白质、比重及尿糖定性。对消化道疾病尤其是食管癌无直接临床应用价值。

对尿液中特定蛋白的检测用于食管癌的诊断、治疗疗效评估及预后方面预测的研究偶有报道，但多不系统。

（三）粪常规

粪便是食物在体内被消化、吸收营养成分后剩余的产物。粪便检验包括物理学、化学和显微镜检查。粪便检验对食管出血鉴别和食管癌筛查具有重要价值。正常成人粪便因含有粪胆素而呈黄褐色，当上消化道出现肿瘤，导致出血时，血液经过整个消化道消化后，形成了黑色或者柏油样便，但要与食入的动物血及服用的一些药物进行鉴别诊断，可以使用粪便隐血试验（FOBT）进行鉴别。当上消化道出血量小于 5mL 时，粪便中无可见的血液，且红细胞破坏，显微镜检查也未见红细胞，需要使用化学法或者免疫法等才能证实的出血称为隐血。

目前，粪便隐血试验主要用于上消化道出血、消化道肿瘤的筛查和鉴别诊断。FOBT 试验阳性，除了考虑食管癌，还应考虑为药物致胃黏膜损伤、肠结核、Crohn 病、胃溃疡、溃疡性结肠炎、钩虫病及凝血功能障碍等。消化道溃疡导致的 FOBT 呈现间断性阳性，治疗后常可恢复正常。上消化道恶性肿瘤，包括胃癌和食管癌，早期阳性率为 20%，但晚期可达 95%，且持续阳性。

此外，当食管发生癌变时，食物中脂肪吸收不足，常可导致粪便中出现脂肪颗粒。显微镜下可见折光性很强的脂肪颗粒。

二、临床生物化学指标异常在食管癌诊治中的应用

临床生物化学是在人体正常的生物化学代谢基础上，研究疾病状态下生物化学病理性变化的基础理论和相关代谢物的质与量的改变，从而为疾疾的临床实验诊断、治疗监测、药物疗效和预后判断、疾病预防等方面提供信息和决策。食管癌患者体内及治疗过程中可能会有一些生物化学指标的改变。

铁蛋白是血液中常见的蛋白，可以反映体内铁贮存的水平，该蛋白几乎存在于所有的有机体内，有研究报道，食管癌患者铁蛋白显著低于健康人。食管癌患者血液中 ALT、过氧化氢酶均出现降低，而尿酸会出现升高。其具体临床应用价值有待临床进行验证。

此外，有研究报道，ALP 和 LDH 可以用于顺铂作为基础的化疗治疗的预后预测指标，LDH 增高预示预后不良，而食管癌淋巴结浸润患者的 ALP 水平明显高于非淋巴结浸润患者，这提示 ALP 可能与食管癌发展过程中淋巴结浸润有关。食管癌患考 CRP 增高预示患者预后不良，CRP 可以作为其预后的一种指标。

三、常用的食管癌肿瘤标志物

食管癌在早期症状往往不典型，多数在发现时已进展至中晚期，失去治疗的最佳时机。早期食管癌是指癌细胞的浸润局限于食管黏膜下层，未累及食管肌层，包括原位癌、黏膜内癌、黏膜下癌等。

（一）常用的指标

1. 细胞角蛋白 19 片段（CYFRA21-1）

细胞角蛋白（cytokeratin，CK）主要存在于假复层上皮及来源于假复层上皮的细胞内。其属于中微丝蛋白家族，是一种分化特异的蛋白质，主要参与细胞骨架的形成。细胞角蛋白根据其氨基酸序列的不同分为 20 种，分别称为角蛋白（CK）1 ~ 20。食管癌患者血液中主要是 8、18、19 号角蛋白增多。CYFRA 21-1，又称细胞角蛋白 19 片段，目前已根据细胞角蛋白 19 片段的抗原性制备出两种特异性单克隆抗体（Ks 19.1、BM 19.21）应用于临床。Brockmann 等曾两次报道食管鳞状细胞癌与 CYFRA21-1 水平的关系，研究发现，CYFRA21-1 水平在 N 或 M 期时无相关性。界值为 1.4ng/mL 时，敏感性分别为 46% 和 45.5%，特异性分别为 89.3% 和 97.3%。

2. 癌胚抗原（carcinoembryonic antigen，CEA）

CEA 是从胎儿及结肠癌组织中分离出的一种分子质量为 22kDa 的多糖复合物，多用于消化道腺癌的辅助诊断。食管癌患者 CEA 的阳性率较低，可能和食管癌的病理分型有关，食管癌以鳞状细胞癌最为多见，约占食管癌的 90%，腺癌较少，而 CEA 主要用于腺癌诊断。

CEA 对食管腺癌具有一定的诊断价值。

3. 恶性肿瘤特异性生长因子（tumor specific growth factor，TSGF）

TSGF 是一类与多种恶性肿瘤生长有关的糖类物质和代谢物质的总称，是一类可能与恶性肿瘤血管增生有关的标志物。

TSGF 是一种广谱而敏感性高的肿瘤标志物，有报道称该指标为早期发现肿瘤及转移的有效指标。食管癌患者中有较好的阳性率。段秀泉等以 TSGF ＜ 64U/mL 为阴性、≥ 64U/mL 和＜ 71U/mL 之间为可疑阳性、≥ 71U/mL 为阳性作为诊断标准，发现食管癌患者血清 TSGF 水平升高，阳性率达 82.6%，较常见的 CEA、糖类抗原系列肿瘤标志物敏感。

4. 糖类抗原 19–9（CA19–9）

CA19–9 是一种分子质量为 5000kDa 的低聚糖类肿瘤相关抗原，是应用结肠癌培养细胞株免疫小鼠发现的一种抗原。CA19–9 的阳性判定标准常被定为 ＞ 39U/mL。它是诊断胰腺癌、胆囊系统癌、肝癌等肿瘤的一项特异性强、敏感性高的指标。但 CA19–9 在食管癌患者血清中的含量较低，阳性率仅为 20% 左右，因此对食管癌的诊断意义不大。

（二）有潜在应用价值的指标

1. 细胞周期素 D1（cyclin D1）

cyclin D1 是一种细胞周期相关癌基因，为正性调控因子，位于染色体 11q13，它所表达的蛋白质是在细胞周期 G1 期，细胞增殖信号的关键蛋白。Ewen 等发现，cyclin D1 异常表达与食管鳞状细胞癌明显相关，而在食管腺癌时该基因几乎不表达。由于 cyclin D1 作用的下游靶点与抑癌基因 Rb 及 p16 有竞争作用，随着食管上皮细胞向癌细胞转变时，p16 基因的表达明显减少，而 cyclin D1 表达明显增多，使过多的细胞进入细胞周期，造成食管上皮的失控性生长现象，过度增殖以致癌变。

Mathew 等通过免疫组化分析研究发现在食管鳞状细胞癌患者肿瘤组织中 cyclin D1 过度表达者占 59%，且与 pl6 的免疫反应缺失紧密相关。因此，cyclin D1 的表达异常检测，可以作为食管癌的诊断指标。

2. p16

p16 蛋白既是细胞周期的有效调控者，又是抑制肿瘤细胞生长的关键基因。该基因定位于人类染色体 9q21 上，其能与周期素依赖性蛋白激酶 4（CDK4）结合后特异性地抑制 CDK4 的活性。

CDK4 受抑制而失活，随后阻断细胞由 G1 期进入 S 期，抑制细胞增殖，阻止细胞生长；若 cyclin D1 与 CDK4 结合则刺激细胞生长分裂，正常情况下二者处于动态平衡状态。当 P16 基因异常表达而下调时，cyclin D1 与 CDK4 结合，细胞生长失去控制，细胞表型产生变化，正常细胞逐渐向癌变方向发展。Smeds 等通过对 21 例食管鳞状细胞癌患者的 p16、p14

及 p53 基因进行检测，发现在食管鳞状细胞癌中 3 种基因是细胞周期失活过程的主要和独立的靶位点。Kato 等研究认为，p16 基因突变和（或）等位基因缺失在食管癌中较为常见。王忠明等用免疫组化法对 50 例食管癌患者术后组织标本进行 p53 及 p16 蛋白测定，发现 p16 的缺失率高达 52%（26/50）。因此，p16 蛋白测定对食管癌的诊断有一定价值。

3. p53

p53 是定位于人染色体 17p13.1 上的抑癌基因，是细胞生长周期中的负性调节因子，与细胞周期的调控、DNA 修复、细胞分化、细胞凋亡等重要的生物学功能有关。p53 基因与食管癌黏膜细胞癌变的过程密切相关，点突变是其最主要的形式之一。p53 基因突变使其核心区域空间构象发生改变，影响 DNA 片段的结合，也可影响 p53 的磷酸化，使 p53 失去正常的转录活性功能，表现负显性作用而具有潜在致癌性。Simeda 等研究提示，p53 过度表达与食管癌早期癌变有关。p53 蛋白聚集的频率随着不典型增生程度的增加而有所增加。p53 基因突变和蛋白产物的聚集先于肿瘤的浸润，是食管癌发生过程中一个较早期事件。王忠明等的研究结果显示，在食管癌肿瘤组织中，74%（37/50）患者 p53 蛋白表达阳性。陈新等对 40 例食管癌鳞状细胞癌组织及 20 例食管正常黏膜组织研究发现，p53 突变率在鳞状细胞癌组织和正常黏膜组织分别为 46.7% 和 0（$P < 0.01$），在高、中分化组与低分化组分别为 20.2%、21.4% 和 90.9%，提示了 p53 突变是食管癌的早期事件。p53 突变检测可以用于食管癌的早期诊断。

4. 环氧合酶-2

环氧合酶（COX）是一种膜结合蛋白，目前发现有两种亚型，即 COX-1 和 COX-2。COX-2 位于人类染色体 1q25.2-q25.3 上，含 10 个外显子和 9 个内含子。正常情况下绝大部分组织细胞中的 COX-2 基因不表达，只有在细胞内外广泛的刺激作用下才诱导性表达。COX-2 与消化系统肿瘤关系密切。Zhi 等应用免疫组化技术研究了食管癌、黏膜不典型增生及正常黏膜上皮组织的 COX-2 表达，发现其在正常黏膜组织中表达极弱或不表达，而在食管癌早期的黏膜不典型增生组织中表达阳性率达 77%（20/26）。Morris 等对 Barrett 食管及相关腺癌中 GOX-2 mRNA 及蛋白表达进行检测发现 COX-2 表达升高。这些研究认为，在食管癌癌前病变组织向癌转化过程中 COX-2 蛋白过度表达是早期事件，可能参与了食管癌的癌变过程，可以用于食管癌的早期诊断。

5. 端粒酶

端粒酶是一种特殊的 RNA 聚合酶，由 RNA 和蛋白质两部分组成。端粒结合蛋白可以通过调节端粒酶的活性来调节端粒长度，进而控制细胞的衰老、永生化和癌变。研究表明，正常体细胞中端粒酶几乎没有活性，仅在干细胞、生殖细胞、永生化细胞和大多数人类肿瘤细胞中端粒酶活性表达增高。Lord 等的研究结果表明，端粒酶的激活是 Barrett 食管和食管腺癌的早期事件。张双红等研究结果也显示，与正常黏膜端粒酶的阳性表达率（3.8%）比较，端粒酶在食管癌组织中的表达明显增高达 89.1%，并在不典型增生等癌前病变组织中表达就已开始增高为 51.9%，提示了端粒酶可能在食管癌发生的早期就被激活，是食管黏膜病变的早期事件。

6. 脆性组氨酸三联体（fragile histidine triad，FHIT）

FHIT 基因属于组氨酸三联体基因家族的一个成员，位于染色体 3ql4.2 上。FHIT 基因在多数肿瘤组织中均存在异常，尤其是在和环境中致癌因素关系密切的恶性肿瘤中，其异常率较高，主要以缺失、插入、重排为主，点突变较罕见。Mori 等用免疫组化法对 46 例食管鳞状细胞癌患者进行检测，结果表明，FHIT 表达的缺失可能是人类食管癌发生的早期事件，而且易于出现在那些暴露在环境致癌物患者的鳞状上皮中。

（三）食管癌实验室治疗疗效和复发监测指标

1. 细胞角蛋白 19 片段（CYFRA21-1）

Brockmann 等报道术后 CYFRA21-1 水平同生存率及肿瘤存活明显相关。Kawaguchi 等在食管鳞状细胞癌患者血清中发现 CYFRA21-1 的阳性率随疾病的进展而升高；治疗后肿瘤复发者，血清 CYFRA21-1 水平在术前已明显升高，其可用于监测食管癌的复发。因此，血清 CYFRA21-1 检测对于食管癌的诊断、预后及术后疗效监测均有一定的辅助价值。

2. 鳞状上皮细胞癌抗原（SCCA）

Kato 等从宫颈癌组织中分离纯化得到 SCCA，它是一种糖蛋白，由 14 个蛋白片段组成，每一片段分子质量基本相等，为 42～48 kDa，各蛋白片段有一个共同的抗原决定簇 SCCA。目前一般认为，SCCA 水平与肿瘤负荷、肿瘤细胞的活跃程度相关，连续动态测定有助于监测治疗效果，尤其是监测手术疗效的敏感指标。SCCA 在血液中的半衰期仅数分钟，一旦肿瘤根治性切除后，术前异常升高的 SCCA 可在 72h 内迅速降至正常；而在姑息性切除后，SCCA 水平可暂时下降，但多数仍高于正常。Ychou 等发现 SCCA 敏感性最好的水平为 1.5ng/mL，与 CYFRA21-1 联合检测对任意阶段的敏感性为 64%，对进展期癌敏感性为 89%。因此，连续检测治疗前后患者血清 SCCA 水平的变化对疗效和预后的判断有重要的临床应用价值，并可作为治疗后随访的重要参考指标。

SCCA 在 Barrett 食管、食管腺癌、食管鳞状细胞癌和对照正常人群食管的表达比较，在食管癌中表达最高、Barrett 食管其次，前两者均显著高于正常对照人群，有利于食管癌的鉴别诊断。经胃镜活检监测食管反流患者的 SCCA 表达水平，有助于筛选出“高危”病例并对其加强监测。

3. 癌胚抗原（CEA）

吕俊杰等研究结果显示，食管癌患者术前血清 CEA 水平显著高于健康人，而且Ⅲ期患者的水平显著高于Ⅰ、Ⅱ期患者，术后 6 个月复发组的水平显著高于未复发组。因此，CEA 用于食管癌的临床分期和手术预后可能有一定的价值。

4. 恶性肿瘤特异性生长因子（tumor specific growth factor，TSGF）

段秀泉等比较了治疗前、术后、化疗后及放化疗后患者血清 TSGF 水平，认为 TSGF 对疗效观察和预后判断具有重要的临床应用价值。

5. p53 抗体

p53 基因是目前最受关注的抑癌基因之一，其突变是人类多种肿瘤最常发生的基因改变。p53 突变可以引起对野生型 p53 基因生成的负调控作用，导致 p53 蛋白过度表达而引发机体的自身免疫应答，从而产生 p53 抗体。Cawley 等通过对 Barrett 食管患者进行研究，发现血清 p53 抗体阳性者食管癌发生风险增加。其他学者的研究表明，p53 抗体与 p53 基因在评价肿瘤预后时具有一致性。血清 p53 抗体阳性的患者肿瘤分化差，与肿瘤侵入血管及淋巴转移等预后因素相关，其总生存率及无病生存率也低。此外，血清 p53 抗体水平与食管癌患者化疗敏感性有一定关系，p53 抗体的出现可降低体外化疗药物的敏感性。

6. 胸腺嘧啶磷酸化酶

胸腺嘧啶磷酸化酶通常被作为血小板诱导的内皮细胞生长因子，是一个潜在的恶性肿瘤血管生长的诱发剂，其表达与活力的增加和多种恶性实体肿瘤相关。

有报道研究了 153 例初发食管鳞状细胞癌患者与 72 例健康者对照的血清胸腺嘧啶磷酸化酶水平，发现食管鳞状细胞癌组胸腺嘧啶磷酸化酶水平明显高于对照组，其水平与肿瘤大小、肿瘤浸润程度有关。当其水平 > 29 高于正常对照 2 倍时，胸腺嘧啶磷酸化酶的表达与肿瘤的治疗疗效差及生存率较低相关。

7. I 型胶原蛋白羧基末端端粒肽

血清胶原蛋白羧基末端端粒肽是 I 型胶原蛋白代谢物，不但可以作为一种骨代谢的标志，也是一些恶性肿瘤治疗疗效的指标。有学者对 50 例手术及放化疗的食管鳞状细胞癌患者用放射免疫分析法检测 ICTP 研究后发现，ICTP 在食管鳞状细胞癌患者的灵敏度较高，为 58%，阳性水平与肿瘤进展期临床特征，如肿瘤浸润、局部淋巴结转移、远处转移等呈正相关；并且阳性患者的预后、疾病特异性、疾病自由存活时间较阴性者有统计学意义。

8. 组织多肽特异抗原（tissue polypeptide specific antigen，TPS）

组织多肽抗原是一种不含糖、脂及辅基的非结合膜蛋白，是一类癌相关抗原。TPS 是在对组织多肽抗原分离提纯中发现的，是一种单链联结的多肽，属于上皮性细胞中骨架蛋白的一部分。TPS 为细胞角蛋白 18 片段上的 M_3 抗原决定簇，血清中 TPS 含量的高低是衡量肿瘤细胞分裂和增殖活性的一个较为特异的指标。陈俊强等研究结果显示，初治食管癌患者（32 例）和术后复发转移食管癌（29 例）的血清中 TPS 检测阳性率分别为 31.2% 和 51.7%，均明显高于正常对照组（30 例）的 10%。术后复发转移食管癌的 TPS 水平显著高于正常对照组，治疗有效者 TPS 水平显著下降。因此，动态监测血清 TPS 水平有助于早期诊断食管癌的复发与转移，以及预测其疗效。

第二节　食管癌常规实验室检查

一、手术治疗的检查项目

（一）术前实验室检查

一般不多于7d。检查项目：血常规、尿常规、粪便常规+潜血、凝血功能、血型、肝功能、肾功能、电解质、感染性疾病筛查（乙肝、丙肝、艾滋病、梅毒等）、血气分析等。

（二）术后检查

一般不多于20d。检查项目：胸部X线检查、血常规、血生化、电解质、血气分析等。

（三）出院后检查

定期复查血常规。

二、化疗、放疗的检查项目

（一）化疗、放疗前检查项目

血常规、尿常规、粪便常规+潜血、肝功能、肾功能、电解质、凝血功能、感染性疾病筛查（乙肝、丙肝、艾滋病、梅毒等）等。

（二）化疗、放疗期间检查项目

血常规、肝功能、肾功能、电解质等。

（三）化疗、放疗后检查项目

血常规、肝功能、肾功能、电解质等。

三、肿瘤治疗前的实验室检查要求

临床上，在给予食管癌患者化疗、放疗前，常对实验室检查结果的要求把握不清。建议采用基于药物临床试验的实验室检查要求，实际操作过程中可稍放宽。

1. 治疗前的检查结果

（1）患者有足够的血液功能，中性粒细胞绝对计数（ANC）≥ 1.5×10^9/L，血红蛋白≥

90g/L，血小板≥ 100×10^9/L。其中，对食管癌患者，若考虑不联合化疗的靶向治疗，血小板＞ 80×10^9/L。

（2）患者的尿常规未见明显异常，其中采用试纸检查尿常规，则要求尿蛋白≤ 1+；如果尿常规试纸检查≥ 2+，则 24h 尿蛋白质定量＜ 1000mg，可以考虑治疗。

（3）患者有足够的肝功能，总胆红素≤ 1.5ULN（ULN：正常上限）；天门冬氨酸转氨酶（AST）和丙氨酸转氨酶（ALT）≤ 2.5ULN；若伴有肝转移，则要求 AST、ALT ≤ 5.0ULN。患者有足够的肾功能，血清肌酐≤ 1.5ULN，或肌酐清除率≥ 60mL/min；当血清肌酐＞ 1.5ULN，需要留 24h 尿用于计算肌酐清除率。

（4）患者必须有足够的国际标准所定义的凝血功能，要求 INR ≤ 1.5、活化的部分凝血活酶时间（APTT）≤ ULN 的 5S 以上，对于接受抗凝治疗的患者，可适当延长。

2. 治疗过程中的检查

食管癌的治疗药物常存在不良反应，若在治疗过程中发生严重不良反应，必须给予积极处理。

第五章　食管癌内镜诊断与治疗

» 第一节　内镜诊断

一、常规消化内镜

常规消化内镜诊断的任务在于发现病灶。检查时充分冲洗，除去黏膜表面多余的黏液，仔细观察，注意轻度发红、凹陷的部分，注意黏膜光泽的变化。早期食管癌指仅累及黏膜及黏膜下层，又称为浅表癌。根据内镜下形态，日本食管疾病学会将早期食管癌分为：0–I浅表隆起型，占15%；0–Ⅱ浅表平坦型，分为0–Ⅱa、0–Ⅱb、0–Ⅱc，其中0–Ⅱa轻度隆起型，占9%；0–Ⅱb平坦型，占16%；0–ⅡC轻度凹陷型，占55%；0–Ⅲ浅表凹陷型，占5%。

进展期食管癌指癌已浸润至肌层，内镜下又分为：隆起型（Ⅰ型，20%）、局限溃疡型（Ⅱ型，10%）、溃疡浸润型（Ⅲ型，40%）、弥漫浸润型（Ⅳ型，20%）及混合型（不能明确分型，Ⅴ型，10%）。国内传统的食管癌按其形态分为髓质型、蕈伞型、溃疡型、缩窄型和黏膜下型。Dittler等比较内镜分型与TNM分期，二者有良好的相关性，内镜诊断的准确率达86.4%，说明此分型能正确反映病期的等级，预测手术切除的可能性，较符合临床实际情况。

二、染色内镜

在内镜下用喷洒导管将特定色素喷洒在病变局部，增加病变处与周围黏膜的对比度，从而提高对病变的检测精度，这种技术称为染色内镜。内镜用色素分为两类：可吸收色素染料与不可吸收色素染料。

两类色素的比较如下。

（一）可吸收染料

亚甲蓝、Lugol's腆、甲苯胺蓝、结晶紫。优点：易获得，廉价，无毒。缺点：附着力强，不易冲去。

（二）不可吸收染料

靛胭脂（indigo carmine）。优点：着色鲜艳，易冲去，可反复染色。缺点：不易保存。

针对食管黏膜的染色常用碘染色与甲苯胺蓝染色。

碘染色（1% ~ 1.5%）食管黏膜后，黏膜不染区可能为早期癌变，也可能是高级别上皮内瘤变。

碘染色的原理：正常黏膜上皮中的糖原颗粒 + 碘——茶褐色，瘤变或异型增生的黏膜上皮内糖原下降——不染或淡染。

使用碘染色时的注意事项：碘染色后，食管癌的表层上皮会脱落，再生时会被非癌上皮覆盖，使其后的治疗或观察无法进行。

甲苯胺蓝染色：甲苯胺蓝将癌变或异型增生的上皮染成蓝色。

三、放大内镜

将黏膜表面放大数十倍，更清晰地观察表面结构，区分正常上皮与早期癌变上皮。

四、NBI

观察黏膜表面及血管的结构。将内镜照明光源由红、蓝、绿三色宽幅光变为 540nm 绿光、415nm 蓝光的窄带光，将上皮表面显示为褐色，而黏膜下血管为青色。

415nm 蓝光：在黏膜表面产生强反射形成的鲜明对比，强调黏膜微细结构。

消化道黏膜中血管内的血红蛋白对 540nm 绿光有很强的吸收，凸显黏膜下血管，强调血管。

早期及微小病变多数存在血管改变，如毛细血管密度、毛细血管形态、腺管开口形态、细胞形态等。

NBI 成像可以更好地强调黏膜表层毛细血管或细微结构形态，更利于发现早期癌变。

五、自体荧光内镜

癌变组织的自体荧光较正常黏膜会有所变化，为诊断提供参考。自体荧光内镜应用于临床已十余年，但其对良恶性病变的鉴别仍存在争议。

Haringsma 等应用 LIFT GI 成像系统和普通内镜对 111 例 Barrett 食管作了前瞻性对照研究，在 24 例重度异型增生和 17 例早期食管腺癌病灶中，荧光内镜准确检出了 20 例重度异型增生和全部 17 例早期食管腺癌（诊断敏感度为 90%，特异度为 89%），而普通内镜仅发现了 11 例重度异型增生和 16 例早期食管腺癌，统计显示两种内镜系统还难以显示低度异型增生病灶，该影像系统仍需改进，以利于更早发现食管癌前病变。Niepsuj 等对 34 例 Barrett 食管的对照研究同样发现，荧光内镜对活检标本中重度异型增生病灶的检出率（8.3%）显著高于普通内镜（0.7%），而两者对低度异型增生病灶的检出率无明显差异（分别为 26.6% 和 19.1%），认为荧光内镜对检测食管异型增生和早期癌肿有重要价值。

国内戈之铮等对110例确诊或疑诊消化道恶性肿瘤并接受手术治疗者的手术切除标本行自体荧光内镜检查，得出自体荧光内镜对早期癌的检出率为86.7%，对进展期癌的检出率为95.5%，诊断消化道恶性肿瘤的总体敏感性、特异度、阳性预测值、阴性预测值和诊断准确率分别为94.2%、94.0%、93.3%、94.8%和94.1%，诊断特异度略高于国外学者，可能与荧光图像早期癌症诊断仪所采用的荧光强度与荧光光谱双特征判别技术有关。

自体荧光内镜对消化道恶性肿瘤的诊断具有高敏感性。有文献报道，自体荧光内镜成像技术对消化道早期肿瘤和异型增生的检测具有良好的临床应用价值，其对消化道总的检测敏感度和特异度分别可达91%～93%和83%～87%，其对胃食管病变的诊断敏感度和特异度分别为84%～93%和80%～87%，对检出形态特征不明显的病变较普通内镜有更大优势，易于发现肉眼难以识别的可疑病灶并确定其发生部位和范围，可精确指导活检，对提高早期癌的检出率具有重要意义。

六、激光共聚焦内镜

这是近些年发展起来的新型内镜技术，它在传统的电子内镜基础上整合了共聚焦激光显微镜技术，大大提高了对黏膜观察的放大倍率（5000～10000倍）和精细程度，使得对黏膜的观察达到接近组织学水平，有人称之为“光学活检”。

为适应临床需要而设计的微型化的共聚焦显微镜，应用单根光纤同时充当照明点光源和观察针孔，并安装在传统内镜的远端组成共聚焦激光显微内镜。它除了可以进行标准的电子内镜检查外，还能进行共聚焦显微镜检查。观察时，光源聚焦点与被观察点在同一平面，且光源针孔与观察针孔同步运动，故名共聚焦。共聚焦显微镜捕获的反射光经数字化处理并重建后得到反映被检测黏膜某一层面的灰阶图像，此点不同于传统的电子内镜成像。

共聚焦激光显微内镜分为两种，一种为使用专用的耦合激光共聚焦镜头的电子内镜，另一种为使用探头式激光共聚焦镜头。后者可经内镜活检孔道插入，适应性更好。

使用激光共聚焦内镜时，必须首先注射荧光素，然后通过激光照射黏膜表面，才能捕捉黏膜表面发出的荧光（可见光）成像。目前可供使用的荧光剂包括荧光素钠（fluorescein，廉价无致突变性）、盐酸吖啶橙（acriflavine orange）、四环素和甲酚紫等。荧光素钠和四环素通过静脉注射可全身使用，而盐酸吖啶橙与甲酚紫可喷洒于黏膜上局部使用，目前应用最广泛的是荧光素钠与盐酸吖啶橙。

共聚焦内镜不仅可以观察到食管鳞状上皮的形态和排列，而且可以清晰地观察到食管鳞状上皮内的微血管，即上皮乳头内毛细血管袢（IPCL）的分布、形态等，此点类似于NBI加放大内镜技术，但共聚焦内镜的放大倍率更高，并且可以精确地测量出微血管的直径，故观察更为精细。而NBI技术无法对上皮细胞作出形态学观察。共聚焦内镜可观察到浅表鳞状细胞癌的IPCL延长、血管增粗，直径可达30～42mm，形态和结构也发生变化，甚至正常上皮特征性的IPCL完全消失，代之以充满红细胞的肿瘤血管。

由此可见，共聚焦内镜非常有利于浅表鳞状细胞癌的诊断，不过临床尚需大样本前瞻性研究进一步证实。

七、光学成像的综合应用

光学成像的综合应用主要是染色 + 放大内镜，以及 NBI+ 放大内镜。实际上，无论是染色内镜抑或 NBI 观察，如果不结合放大内镜，都很难取得满意的观察效果，无法真正准确地判断黏膜表面的精细结构。

八、超声内镜

超声内镜（EUS）可用于观察食管癌病灶累及层次，以及纵隔有无淋巴结转移，在术前建立肿瘤分期。对肿瘤进行分期的意义在于：帮助制定、选择有利于患者的个体化、最佳治疗方案；判断预后；协助对内镜治疗、手术治疗、放疗、化疗、联合治疗等的评价；有利于患者资料的共享、分析。

EUS 对食管癌 T 分期的准确率较高，但 EUS 不能完全替代 CT 检查。原因如下：①初学者应用 EUS 对肿瘤分期的准确率有一个逐渐提高的过程。② EUS 显示不同 T 分期的准确率不同，准确率最低的是 T_2 肿瘤，由于炎症和纤维化等原因易将其诊断为 T_3 肿瘤。③体重减轻和肿瘤大小与 EUS 分期判断错误有相关性。通常体重下降者 EUS 分期错误率低，较大肿瘤的准确率低。Heeren PA 等发现，病变长度大于 5cm 的食管癌分期准确率低于小于 5cm 者。

相对于 CT 检查，EUS 显示病变累及血管更敏感可靠，但判断进展期食管是否失去手术机会，不同操作者的观察结果有一定差异。

EUS 对肿瘤淋巴结转移的诊断远优于 CT 检查。CT 固然可以发现肿大淋巴结并测量其大小，但 EUS 还可以提供形状、边缘、内部回声等信息，而且可以发现仅 2 ~ 3cm 大小的淋巴结。区分一个肿大的淋巴结是良性还是恶性是影像学的难点。Catalan 等研究得出 EUS 判断淋巴结良恶性的 4 项指标：大小、形状、边缘和内部回声。恶性淋巴结的特点为：直径 > 10mm，类圆形，边缘锐利，低回声。这个体系判断淋巴结良恶性的敏感性和特异性分别高达 89.1% 和 91.7%，但是，能否根据形态学来区分良恶性淋巴结至今仍无定论。

肿瘤的 T 分期与 N 分期是明显相关的，肿瘤侵犯越深，淋巴结转移的发生率就越高。所以 T 分期可能对 N 分期有一定的提示作用。

对淋巴结行 EUS 引导下吸取细胞学检查（EUS-FNA）是术前判断淋巴结良恶性的最佳方法，不仅可以区分良恶性，而且对无明显原发灶的淋巴结转移性肿瘤，可以帮助发现其原发肿瘤的来源。当然，EUS 有穿透深度的限制，对远处转移（M）无法得出结论性判断，这方面要与 CT 联合应用。

食管癌分期标准中，腹腔干旁淋巴结转移被定义为 M_1，提示较高分期，直接影响预后。但有学者对此有争议，认为腹腔干淋巴结转移与区域性淋巴结转移（N_1）的预后无明显差别。

进行 EUS 确定肿瘤侵犯范围对确定治疗方案有重要意义。许多已经确诊为食管癌的患者，行 EUS 可以帮助判断能否行内镜治疗、手术治疗，或选择放疗、化疗、支持治疗（如放置支架）。

对于无转移的浅表病变如原位癌和黏膜内癌，经内镜下黏膜切除术（EMR）治疗的 5 年生存率与手术切除无显著差别，但前者的生活质量明显高于手术治疗。若肿瘤侵犯大血管、心脏或有远处转移（T_4 或 M_1），则手术治疗意义不大，可以考虑置入支架及化疗、放疗等。

当食管癌伴有食管的严重变形狭窄时，EUS 操作较为困难。如果为插入超声内镜而行扩张，非常容易造成穿孔，尤其是斜视的线阵超声内镜，插入风险更大。应用小探头可以解决这个问题，但观察远离病灶的淋巴结也不十分满意。采用线阵超声对食管良恶性狭窄的判断有一定优势，线阵超声内镜可以在狭窄的一侧扫查肿瘤的大部分，或者当狭窄光滑、性质难以确定时，对病变穿刺取材，帮助鉴别。但线阵超声检查狭窄远端的周边淋巴结也很不理想。

» 第二节　内镜治疗

一、内镜下黏膜切除术

内镜下黏膜切除术（endoscopic mucosal resection，EMR），是从大块活检的概念发展而来，被广泛应用于消化道浅表、局限病变的治疗，其治疗效果与外科手术相近，又具有创伤小、保持器官原有结构和功能的优点，且恢复快。

（一）适应证

消化道癌前病变：包括腺瘤和异型增生，或者低级别、高级别的上皮内瘤变。

消化道早癌：病理类型为分化型癌，内镜和超声内镜判断癌浸润深度限于黏膜层；病灶大小，隆起型和平坦型应小于 2cm，凹陷型小于 1cm，病变局部不合并溃疡，在食管，病灶范围小于周径的 1/3。

随着技术的提高，EMR 的适应证可适当放宽，癌组织侵犯到黏膜下浅层（SM_1），并且超声内镜或 CT 未发现淋巴结肿大，也可行 EMR。病灶大于 3cm，可在内镜下分片行 EMR，称为 pEMR。

（二）禁忌证

内镜提示有明显的黏膜下浸润，如组织僵硬，充气不能变形，有溃疡，凹陷周边不规则，注射后病变不能抬举黏膜等，需结合超声胃镜、NBI 等观察，准确判定是否属于黏膜下癌变，考虑外科手术治疗。另外，肝硬化、血液病等有出血倾向者亦为禁忌。

（三）操作方法

首先是明确病灶边界，必要时可用 Lugol's 液 / 甲苯胺蓝染色或 NBI 观察加以明确。然后在病灶边缘黏膜注射生理盐水 +1 ∶ 10000 肾上腺素，或者甘油果糖，可以加靛胭脂作为标记。注意调整病灶至镜头视野 6 点钟方向，可以多点注射，直至病灶有效隆起，总量 2 ~ 30mL。隆起要充分，又不可过度。不充分或过度都难以用圈套器套住病变，一般越是平坦的病变、直径小的，越要注意控制注射量。病灶经注射隆起后，用圈套器抓住病变，通电，用混合电流套切，回收标本，然后观察创面，是否有剩余病变需要处理，是否需要止血。病变大者，可考虑用金属夹子封闭创面，以利更快愈合。

如果病灶过于平坦，可以采用透明帽辅助切除法，或称为透明帽技术。操作时，将与内镜匹配的透明帽套于内镜端部，将高频电圈套器安装在帽槽内。将内镜插至病变处，调节操作部，使用注射针进行黏膜下注射使黏膜隆起。将透明帽在正常黏膜处吸引黏膜，对圈套器进行塑型，然后再对准病灶吸引，将病灶吸入透明帽内，随后将圈套器套住吸入帽内的病灶，完整切下病灶。然后检查病灶创面有无残留、出血、穿孔等并发症。可以用 APC 处理创面的裸露血管及残留组织，必要时可用金属夹子封闭创面。

EMR 术后禁食 24h，如无并发症，24h 后开始尝试进流质食物，术后 3d 至 1 周只能进软食，并避免刺激性食物。如患者疼痛明显，可适当延长禁食时间。术后可给予黏膜保护剂如硫糖铝、铝镁合剂等，不必常规使用抗生素。

二、内镜下黏膜剥离术

对于 EMR 无法一次完整切除的病变适于用内镜黏膜下剥离术（endoscopic submucosal dissection，ESD）治疗。1996 年，日本研制出末端绝缘体电刀（insulation tipped knife，IT knife）、钩刀（hook knife）等专用器械，可将大块黏膜病变完整地切除下来，用于治疗早期消化道肿瘤，标志着 ESD 技术的诞生。此后，ESD 技术方兴未艾，发展到可以将累及全壁层的病变切除，意味着 ESD 已发展到相当高的水平。

（一）适应证

1. 巨大平坦型息肉

直径，尤其指侧向直径大于 2cm 的平坦息肉建议 ESD 治疗，可以一次性完整、大块地切除病灶，降低病灶的复发率。

2. 早期消化道肿瘤

早期消化道肿瘤包括重度异型增生、原位癌、腺瘤伴有重度异型增生、各种分化类型的黏膜内癌、有溃疡病灶的黏膜内癌直径 < 3cm。轻度异型增生者可以随访，也可以考虑 ESD 治疗。

3. 黏膜下肿瘤

超声内镜确定来源于黏膜肌层或位于黏膜下层的肿瘤，通过 ESD 治疗可以完整剥离病灶。来源于固有肌层的肿瘤，ESD 切除病灶的同时往往伴有消化道穿孔，不主张勉强剥离，但可通过内镜下修补术成功缝合创面，使患者避免接受更大的手术。

4.EMR 术后复发及其他

ESD 可以自病灶下方的黏膜下层剥离病灶，从而做到完整、大块地切除肿瘤、手术瘢痕、残留及溃疡等病灶。

（二）ESD 基本步骤

1. 染色

同 EMR。

2. 标记

用针刀或氩气刀在病灶周围进行电凝标记，标记点至少离开病灶边缘 0.5cm。

3. 黏膜下注射

在标记点外侧进行多点黏膜下注射肾上腺素盐水，可以加或不加靛胭脂作标记，每点注射 2mL 左右，至病灶明显隆起。

4. 环形切开

用各种合适的 ESD 专用切开刀，如 IT 刀、钩刀、Flex 刀、DualKnife 等，沿病灶边缘外侧 0.5cm 处环形切开病灶外侧黏膜，注意完整充分地切开病灶，保证没有病变遗漏。

5. 黏膜下注射

借助透明帽，通过反复黏膜下注射，使用各种合适的切开刀，从黏膜下层逐步剥离病灶，将其完整地切除。注意随时止血。

6. 创面处理

处理创面裸露的血管，检查病灶边缘有无残留。必要时可用金属夹子封闭创面。

7. 术后处理

ESD 术后处理同样很重要。术后要将切除标本按原来形态展开，测量大小，标记方位，固定后送检。病理学检查可以进一步确定病变的性质、病灶边缘和基底有无累及。术后第 1 天禁食，创面大者可能要禁食 48h，常规静脉营养支持，并给予质子泵抑制剂抑制胃酸，黏膜保护剂保护创面，半卧位减少胃酸反流对创面的刺激。密切观察生命体征及颈部有无皮下气肿，有无呕血或黑便。2 ~ 3d 后，病情平稳者可考虑开放流质饮食。出现迟发性出血者可在内镜下紧急止血。

根据对切除标本的病理检查结果，以下情况需追加治疗。

（1）深部切缘癌细胞阳性，必须行胃切除加淋巴结清扫。

（2）水平切缘癌细胞阳性，癌细胞浸润深度仅限于黏膜层者，可以选择：①追加施行扩大范围的 ESD。② APC 烧灼治疗，并向患者明确交代病情，密切随访。③追加手术。

（3）水平切缘癌细胞阴性，但浸润深度已达黏膜下层，如果仅为黏膜下层浅层（SM_L），可在向患者明确交代病情后密切随访；如果脉管侵袭阳性，则必须追加手术治疗。

ESD 术后 3 个月、6 个月内镜随访，了解医源性人工溃疡是否愈合，金属夹是否脱落，并在术后瘢痕处活检以了解病灶有无复发。

出血和穿孔是 ESD 的主要并发症，尤其术中出血，需要及时有效地处理，否则会导致严重后果：因为盲目止血容易造成术中穿孔，出血量较多时必须终止操作，止血失败则必须行外科手术。对于起源于固有肌层的病变行全壁层切除时，有可能会出现穿孔处出血的情况，处理有较大的难度。

三、内镜下食管狭窄扩张术

食管癌造成患者吞咽困难，常由于管腔狭窄或梗阻所致，根据治疗方法的不同，将狭窄分为三种类型：Ⅰ型，局限性环形狭窄，狭窄长度＜ 2cm；Ⅱ型，腔内突出性梗阻，息肉样梗阻；Ⅲ型，管腔广泛浸润性狭窄，狭窄长度＞ 2cm。

探条扩张术广泛使用的是 Savary–Gilliard 扩张器。此扩张器由前端部与体部组成，前端部呈锥形，向前端逐渐变细，其尖端以及与体部交界处分别有金属标记，X 线透视下可观察到。此扩张器有 70cm 与 100cm 两种规格，常用 70cm 型号。有 16 种不同直径，常用者为：15F，5mm（对应直径，下同）；21F，7mm；27F，9mm；33F，11mm；38F，12.8mm；42F，14mm；45F，15mm。

扩张导丝分为两种：一种为 Savary–Gilliard 导丝，由不锈钢丝制成，长度为 200cm，前端长 5cm，为弹性头部，遇阻力可发生弹性弯曲，尖端圆钝，无 X 线透视食管扩张时，在内镜能通过狭窄段时使用此导丝；另一种为 ERCP 用导丝，由前段光滑部和后段标准部两部分，前段有特殊外涂层（通常为 Teflon 涂层），且遇水特别光滑，适用于通过特别狭窄处，前端有直头和弯头两种，弯头可更好地通过迂曲的狭窄段。

内镜下探条扩张术包括导丝置入和探条扩张两个步骤。导丝置入可在内镜直视下进行，也可在 X 线透视下完成，对于重度狭窄，超细内镜难以通过的，扩张宜在 X 线透视下进行。扩张导丝顺利通过食管狭窄段进入胃腔是决定能否进一步行食管扩张的关键。食管腔完全阻塞，ERCP 导丝也无法通过时，则不能实行扩张。

扩张时，首先选择直径 15F（5mm），带刻度扩张器，前端润滑，左手固定导丝末端，右手持扩张器，循导丝的自然弧度逐渐插入，通过感知的阻力判断是否进入狭窄段和已通过狭窄段。扩张器插入深度应为狭窄段长度加上狭窄上口距门齿的距离，最大插入深度为再增加 5 ~ 10cm，以减少患者的不适感觉。狭窄段一次扩张后，保留导丝位置，推出扩张器。

宜左手推进导丝，右手推扩张器，两者同步进行，以保持导丝位置相对不动。推出扩张器后可凭导丝上的刻度判断是否未移动。若有助手，可请助手协助控制导丝，两人协调配合。一次扩张后，可更换更粗的扩张器再次扩张，直至27F扩张器通过后，同时推出扩张器与导丝，完成第一次扩张，然后插入内镜观察能否通过狭窄段，以及狭窄段的出血与穿孔情况。

后续扩张的程序，有人提倡 10d 内 3 次扩张的疗法：首次扩张，15F–21F–27F；术后第 4 天，第二次扩张，21F–27F–33F，或者 27F–33F–38F；术后第 10 天行第三次扩张，33F–38F–42F。扩张时，需注意遵循扩张器直径从小到大的原则逐步升级，严禁越级扩张。此外，每次扩张治疗不宜超过 3 根扩张器。对于 3 ~ 4 度狭窄的患者，扩张到 38F 的扩张器容易通过，则患者大多可以经口进接近正常的饮食，基本达到治疗目的。

内镜下气囊扩张也可以用于治疗食管癌引起的狭窄，不过还有其他适应证：食管炎性狭窄；食管术后吻合口狭窄；先天性食管狭窄；功能性食管狭窄、贲门失弛症；瘢痕性食管狭窄。禁忌证为食管化学烧伤后 2 周内，以及食管病变疑有穿孔者。

气囊扩张分两种方法。

（一）经内镜技术

常规插入胃镜至狭窄段上方，从内镜活检孔道插入扩张气囊，内镜直视下气囊进入狭窄段，最好使气囊中部位于狭窄段的中部，然后气囊充气，通过外接的压力泵控制压力从而控制气囊的直径，根据患者耐受情况持续 30 ~ 60s，然后放气，休息数分钟后再次扩张，直至注气时阻力明显减小为止。

（二）经导丝技术

插入内镜至狭窄段上方，在内镜监视下将导丝通过狭窄段，然后退出内镜，以 X 线指示，沿导丝将气囊插入狭窄段中部，然后同上法扩张。

气囊扩张并发穿孔者比探条扩张多，尤其是经导丝扩张时，应根据狭窄程度选择合适的气囊，扩张气囊外径通常小于 35mm。

四、内镜下食管支架置入术

置入食管支架是治疗食管狭窄的常用方法，自膨式金属支架是最常用的食管支架，常用于食管中段、下段恶性狭窄，以及部分上段食管狭窄。金属支架分为裸支架和覆膜支架，裸支架置入后，由于肿瘤组织通过丝网向内生长，20% ~ 30% 的患者再发吞咽困难。覆膜支架的出现，能有效地避免肿瘤组织向内生长，还能有效封堵瘘口、穿孔。因此，现在多数学者认为覆膜支架具备更长期缓解食管恶性狭窄的疗效，并且可用于治疗食管—气管瘘或食管—纵隔瘘。

然而覆膜支架也有其缺陷，即容易移位。对于贲门或食管胃连接处的恶性狭窄来说，覆膜支架比裸支架更容易发生移位。部分覆膜支架，即支架两端各约 1cm 范围内不覆膜，在一定程度上减少了全覆膜支架移位发生的概率。对于将要用于食管胃连接附近的支架而言，防移位的功能要比其他位置加强，并且还需要考虑抗反流功能。于是出现远端为喇叭口，并有抗反流瓣的部分覆膜支架，能较好地满足临床的需求。

食管上段恶性狭窄是治疗的一大难点。上段食管癌占 7% ~ 10%。过去认为上段食管癌很难通过置入支架解除吞咽困难，因为此处置入支架后容易发生穿孔、吸入性肺炎、支架向近端移位，以及难以忍受的疼痛、异物感、咳嗽等并发症。但是，最近一项大宗病例的临床研究改变了认识，其中更有 44 例在高于食管上括约肌的位置发生恶性狭窄患者，通过内镜或 X 线透视置入支架，大多数患者吞咽困难症状缓解，其并发症发生率与支架治疗中下段食管恶性狭窄相比，并无显著差异。尽管如此，支架置入治疗高位狭窄及高位食管瘘，仍然需要准确控制支架上缘的位置，并个体化设计及定制支架，同时需要与患者及家属充分沟通，必要时可能需要取出支架、放弃此种治疗。

食管内支架置入，不仅可以治疗食管癌引起的狭窄，也可以治疗食管腔外肿瘤如肺癌、纵隔转移淋巴结等压迫食管导致的狭窄。治疗此种腔外压迫采用何种金属支架，尚无定论。

五、光动力疗法

光动力疗法（PDT）治疗食管癌的基础研究多以人食管癌细胞系 QBC939 为研究对象，研究发现：① PDT 对人食管癌细胞 Eca109 和 Ec9706 具有明确的杀伤作用，其对细胞的抑制率具有显著的剂量效应关系。光敏剂浓度和光照强度间存在交互关系，从临床角度考虑，采用较低的光敏剂浓度经较大的光照强度照射是理想的 PDT 治疗方案。②改变功率时间的组合不会影响光动力对食管癌细胞杀伤作用，采用在光纤承受范围内的大功率短时间的照射方式可达到安全快捷的目的。

PDT 对食管细胞的抑制效应主要是通过激光特异性激发癌细胞产生单线态氧，诱导食管癌细胞线粒体凋亡达到的，在凋亡过程中，出现了细胞色素 C 释放，caspase-9 和 caspase-3 的活化。VEGF、COX-2 从基因到蛋白水平低表达，以及 NF-KB 的灭活，可能是促进食管癌细胞早期凋亡的途径。在体实验也表明 PDT 对人食管癌荷瘤裸鼠的肿瘤组织有杀伤作用，肿瘤生长减慢，并可能促进机体免疫功能。腹腔注射和瘤内注射光敏剂两种不同给药途径均有效。PDT 杀伤食管癌移植瘤的深度可达 0.8cm，动物实验表明 PDT 安全。在以上基础研究的支持下，临床近来已有利用 PDT 治疗不可切除食管癌的尝试。初步的经验表明，PDT 能有效缓解食管闭塞，治疗顽固性肿瘤坏死导致出血，延长生存期，改善生活质量。

总之，PDT 不仅可以抑制肿瘤生长，延长生存时间，改善生活质量，同时其并发症发生率较低，患者耐受性较好，对机体损害较小。随着毒性更低、疗效更好的新型光敏剂的开发和新型激活方式的应用，加之与手术治疗、放化疗等治疗方法的联合，PDT 无疑会在不可切除食管癌的综合治疗中发挥更重要的作用。

六、腔内放疗

腔内短距离放射治疗，辅以体外照射，主要在欧美经济发达国家应用。通过内镜或X线透视监测，将10mm大小的辐射器通过导丝送入食管，对癌性狭窄部位进行照射，操作简便快捷，可在门诊进行。

腔内放疗常用放射源为铱-192（^{192}Ir），照射剂量从7.5～20Gy，都收到缓解吞咽困难的疗效，而且据文献报道，对食管腺癌和鳞状细胞癌的治疗没有差别。

腔内放疗的并发症很少，主要是瘘的形成、轻度胸骨后疼痛、放射性食管炎。放疗后再发吞咽困难占所有患者的10%～40%，主要原因是肿瘤持续存在或是放疗引起的狭窄。

第三节　食管—气管瘘及气道狭窄的处理

食管—气管瘘的治疗历来是食管癌非手术治疗中的棘手问题，须根据不同情况实施不同的治疗策略，实行个性化处理。

一、营养支持手段

该治疗手段包括鼻肠管置入，内镜下胃造瘘，外科手术造瘘，可单独应用，也可配合其他治疗措施使用。

二、单纯食管支架置入

该治疗方法是临床治疗食管—气管瘘首选及目前看来疗效最好的措施，尤其是个体化定制覆膜支架的使用，使之对高位食管—气管瘘都值得考虑。然而，它不适合首先处理气管受累狭窄的情形，也不适合作为处理的唯一措施。放置支架后，肿瘤可能有加速向外生长的趋势，可能加剧气管狭窄。

三、单纯气管支架置入

该治疗方法宜在气管狭窄扩张后实施，否则不能有效改善通气、减轻狭窄、扩张管腔，反而加剧气道的狭窄。

四、食管支架与气管支架双置入

该疗法难度较大，不作常规推荐。通常气管支架置入后可改善瘘的症状，可作为姑息治疗或进行后续放化疗。而食管狭窄导致不能进食及营养不良，可通过肠内外营养加以解决。同时放入气管及食管支架，常常由于食管支架向外膨胀压力更大而压迫气管，导致气管支架不能充分扩张，使得气道狭窄不能充分解决而使患者处于危险境地。因此，在气管支架置入后如需进一步置入食管支架，需特别考虑食管支架对气道的影响，通常要根据狭窄程度选择合适孔径，不能一味追求食管的充分畅通。

第六章　食管癌的化疗

» 第一节　化疗在食管癌治疗中的地位及应用

食管癌是常见的恶性肿瘤之一，在欧美等西方国家，自 20 世纪 70 年代开始，食管腺癌的发病率显著上升，目前已超过鳞状细胞癌成为食管癌的主要组织学类型，占 60%～70%。在亚洲，95% 以上的食管癌为食管鳞状细胞癌，我国每年新发食管鳞状细胞癌 26 万人，死亡 21 万人，发患者数及死亡人数均在全球的 50% 以上。食管癌的预后较差，超过 50% 的患者在诊断时已属晚期，总体上，5 年生存率仅为 5%～7%。接受根治性切除术的食管癌患者，5 年生存率约 30%。即使食管癌患者有机会接受手术治疗，仍有 90% 的可能出现复发转移。为改善食管癌患者的预后，减少术后的复发转移，食管癌患者的综合治疗变得极其重要。

一、食管癌患者的治疗原则

根据 TNM 分期不同，食管癌患者的治疗原则不同。日本食管疾病研究会制定的系统的诊断和治疗指南，得到较为一致的认可，该指南的制定参照了 AJCC 2009 年 TNM 分期。在该指南中，对于黏膜内癌推荐内镜下治疗；对于侵入固有肌层或外膜，和（或）淋巴结转移的肿瘤，推荐辅助或新辅助治疗；而对于侵犯邻近器官，或远处转移的肿瘤，则推荐化疗、放疗或放化疗。

最新版食管癌及胃食管结合部癌的 NCCN 指南建议，手术仍是早期（Ⅰ～Ⅱ期）非颈部食管癌患者的首选。颈部食管癌的治疗首选根治性放化疗方案（放疗剂量：50.4Gy）。而对局部晚期的食管癌患者建议行术前新辅助放化疗（放疗剂量：45～50.4Gy）。ESMO 方案与 NCCN 方案大部分相似。另外，中国食管癌相关诊疗指南，基本与上述相似。在所有的指南中，化疗占有十分重要的地位，现介绍如下。

Ⅰ期：首选手术治疗，如心肺功能较差或不愿行手术者，可行根治性放疗治疗，根治性放疗的疗效与手术相似。完全性切除的Ⅰ期食管癌，术后不需行辅助放疗或化疗。内镜下黏膜切除仅限于黏膜癌，而黏膜下癌则行食管癌根治切除术。

Ⅱ期：首选手术治疗，如心肺功能较差或不愿行手术者，也可行根治性放疗治疗。完全性切除的 $T_2N_0M_0$ 食管癌，术后不需要行辅助放疗、化疗或放化疗。完全性切除的 $T_3N_0M_0$ 和 $T_{1\sim2}N_1M_0$ 食管癌，建议术后行辅助放疗，辅助放疗可能提高 5 年生存率。对于Ⅱ期食管鳞状细胞癌，欧美学者不建议行术后化疗，国内学者则根据是否存在高危因素而行术后化疗。对于 $T_3N_0M_0$ 和 $T_{1\sim2}N_1M_0$ 腺癌，也可行术后辅助化疗。

Ⅲ期：对于 $T_3N_{1\sim3}M_0$ 和部分 $T_4N_{0\sim3}M_0$（侵及心包、膈肌和胸膜）患者，可选择手术治疗，术后行辅助化疗。建议行新辅助放化疗、新辅助化疗，不推荐单纯术前放疗；而术前检查发现肿瘤外侵明显，术前放疗可以增加切除率。

Ⅳ期：以姑息治疗为主要手段，建议行以化疗为主的综合治疗，治疗目的是延长生命，提高生活质量。姑息治疗主要包括内镜治疗（包括食管扩张、食管支架等治疗）和止痛治疗等。

从日本学者提出的食管癌诊断与治疗推广模式，以及各种食管癌诊治指南可以看出，化疗在食管癌的治疗中，尤其是晚期食管癌的治疗中，占有十分重要的地位。

二、化疗在食管癌治疗中的重要性

随着新化疗药物的不断发现，化疗在食管癌综合治疗中的作用不断提升。5-FU 联合顺铂方案成为食管癌传统化疗的经典方案，随着紫杉类、伊立替康、新型铂类化合物、氟尿嘧啶类化合物、吉西他滨、长春瑞滨、雷替曲塞等药物应用于食管癌，食管癌的化疗变得十分丰富。化疗不但单独应用有效，而且化疗与其他治疗手段的结合，也逐渐显示出多种方法联合治疗的优势。在食管癌综合治疗模式中，化疗在术前、术后、围术期的治疗，以及晚期食管癌的治疗中均有重要的地位。因此，化疗已成为食管癌的主要治疗手段之一。

根据食管癌治疗的不同阶段，化疗起到的不同作用，可将化疗分为新辅助化疗（术前化疗）、辅助化疗（术后化疗）、根治性化疗、姑息性化疗。基于放疗在食管癌治疗中的作用，化疗常与放疗联合，故又有新辅助放化疗（术前放化疗）、辅助放化疗、根治性放化疗、姑息性放化疗。另外，合适的食管癌患者可采用介入治疗给予化疗药物，食管癌的介入治疗不在本章介绍（参见食管癌的介入治疗）。其中化疗与放疗的联合，在不能手术食管癌患者的姑息治疗或食管癌的术前治疗中均有重要的作用。

化疗在食管癌患者的治疗中起到很重要作用的同时，可能对患者不利，是一把双刃剑。比如术前化疗，可以起到降期、降低远处转移率的风险的作用；但也存在不利之处，后者表现为与化疗毒性相关的并发症与死亡率的增加、耐药肿瘤克隆选择的疾病进展、手术治疗时机的延迟。

三、化疗的禁忌证

原则上，具有以下情况之一者，不建议食管癌患者行静脉化疗。

（1）ECOG ＞ 2 分（很重要）。

（2）白细胞＜ 3.0×10^9/L 或中性粒细胞＜ 1.5×10^9/L、血小板＜ 80×10^9/L、血红蛋白＜ 90g/L，三项具有其中的一项。

（3）AST 或 ALT ＞ 5 倍正常值上限和（或）胆红素显著升高＞ 2.5 倍正常值上限。

（4）肌酐（Cr）＞正常值上限，肌酐清除率（C_{Cr}）≥ 50mL/min。

（5）明显营养不良者，血清白蛋白＜ 28g/L，体质指数（BMI）＜ 20kg/m^2 且体重下降＞ 2%。

（6）具有感染发热、出血倾向者。

四、常用的化疗药物

根据患者的病情需要，食管癌的化疗以多药联合化疗为主，少部分患者可采用单药化疗。单药治疗食管癌有效的常用药物有氟尿嘧啶类（5-FU、卡培他滨、替吉奥）、铂类（顺铂、卡铂、奥沙利铂、奈达铂等）、紫杉类（紫杉醇、多西他赛）、伊立替康、吉西他滨等，其他可选择的药物有雷替曲塞、长春瑞滨（NVB）、博来霉素（BLM）、平阳霉素（PYM）、甲氨蝶呤（MTX）等。单药有效率一般在 15% ~ 25%。联合化疗方案的组成以单药治疗有效的药物为基础，有效率一般在 25% ~ 45%，但是食管癌目前尚无公认的标准化疗方案。5-FU+ 顺铂方案可用于治疗局部区域疾病，也可用于晚期食管癌患者的治疗。从目前的临床研究来看，化疗对食管鳞状细胞癌的有效率似乎稍高于食管腺癌，但是食管鳞状细胞癌与食管腺癌在长期生存上无差别。

临床常用的食管癌化疗药物介绍如下。

1. 5-氟尿嘧啶（5-FU）

治疗食管癌的单药有效率约 38%，与顺铂联合组成 FP 方案，FP 方案与放疗联合，可用于术前、术后放化疗。

2. 顺铂（DDP）

治疗食管癌的单药有效率约 21%，与 5-FU 联合组成 FP 方案，在该方案中，5-FU 采用持续静脉输注，两者存在相互生化调节增效作用。

3. 奈达铂（NDP）

治疗食管癌的单药有效率约 25%，体外发现 NDP 抗肿瘤作用优于 DDP，且肾毒性、消化道毒性较低，与 5-FU 具有协同抗肿瘤作用。在日本、中国应用较多。

4. 奥沙利铂（OXA）

目前尚缺乏单药治疗食管癌有效率的数据，与 DDP 无交叉耐药。因其耐受性好，常与其他药物联合化疗应用于食管腺癌和胃食管结合部癌。

5. 紫杉醇（PTX）

治疗食管癌的单药有效率达 32%。PTX 与 DDP 联合，为目前首选方案之一。

6. 多西他赛（TXT）

治疗食管癌的单药有效率达23%。目前，用于术后辅助治疗的报道不多。TXT 与 DDP、5-

FU 三者联合组成方案（DCF 方案）为晚期食管癌治疗的有效方案之一。

7. 吉西他滨（GEM）

食管癌术后化疗中有小样本报道。

8. 长春瑞滨（NVB）

NVB 在食管鳞状细胞癌有效，且毒性较长春地辛低。

9. 丝裂霉素

目前应用较以前减少。

» 第二节　食管癌的术后辅助化疗

一、概述

食管癌患者仅行手术治疗，5 年生存率为 8% ~ 30%，手术治疗的远期疗效不佳，与许多患者术后 2 ~ 3 年内复发有明显的关系，其中食管鳞状细胞癌术后 2 年内复发或转移率可达 70%。研究表明，部分患者手术前已发生微小远处转移，需要给予术后辅助化疗。除术前已发生微小远处转移外，可能存在如下因素：手术切除不彻底；淋巴结清扫不完全；术后患者免疫功能下降，残留的肿瘤细胞可能会快速进入增殖周期。

目前，局限性食管癌的首选治疗，是以手术切除治疗为主的综合治疗，其中，化疗起到重要的作用。术后辅助化疗的目的：消灭微小转移灶；杀灭残留的肿瘤细胞；延缓或降低肿瘤的复发和转移；甚至可以根治局部复发和远处转移的发生。因此，术后辅助化疗有利于提高术后患者的生存率、延长患者无病生存期及总生存期等。

二、术后辅助化疗的原则

食管癌术后的辅助化疗，需要结合组织病理类型、手术切缘、淋巴结转移情况及术前是否进行新辅助治疗决定。参照中国食管癌规范化诊治指南（第 2 版）及 2014 年食管癌 NCCN 指南，建议术后辅助化疗适用于如下情况。

（1）侵及食管黏膜下层的 T_1N_0 期的患者，若存在如下条件之一者：食管切除长度不足标准长度；伴有组织学低分化或未分化；年龄 < 40 岁。

（2）侵及食管肌层的 T_1N_0 期患者，伴有脉管及神经浸润。

（3）侵及食管周围或邻近器官或淋巴结转移的患者，分期为 $T_{3\sim4}N_0$ 或 $T_{1\sim4}N_1$。

（4）临床怀疑可能有远处转移者的任何 T、任何 N 的患者 M_1，或确诊为 M_1，行手术切除者。

（5）可以根治性手术，而术后切缘为阳性者。

上述第（1）及（2），欧美国家很少给予术后辅助化疗，而对于Ⅱ期以上有高危因素的患者，多数欧美国家学者也建议给予术后辅助治疗，但食管鳞状细胞癌患者术后辅助化疗的支持证据不充分；而国内学者在实际工作中，对于存在高危复发因素的食管鳞状细胞癌患者，多数支持给予术后辅助化疗。另外，食管癌原发灶术后明显残留者（R2 切除），以及远处转移病灶未能完全切除者，给予的术后辅助化疗，严格来讲，不应称为术后辅助化疗。

另外，术前曾接受化疗或放化疗的食管癌患者，术后根据癌残留程度判断术前化疗或放化疗是否有效，再决定是用原方案或更新治疗方案进行术后辅助化疗。术后辅助化疗一般在术后 3 周左右开始，用 4 ~ 6 个周期。

三、辅助化疗方案

由于单一药物化疗缓解期较短、疗效较差，目前临床上很少将单药方案用于食管癌的术后辅助化疗，多药联合方案应用已成为辅助化疗的常用方案。治疗食管癌的多药联合化疗方案均是由单药治疗食管癌有效的药物组成的。常用的联合方案有 DDP/5-FU、DDP/5-FU/CF、DDP/PTX（或 TXT）、长春瑞滨 /DDP 等。目前，卡培他滨（或 S-1）/ 顺铂（或奥沙利铂）方案治疗食管鳞状细胞癌的经验还不成熟，对于食管腺癌可以考虑，这是基于胃食管结合部癌的临床研究结果。

（一）5- 氟尿嘧啶（5-FU）联合铂类

虽然目前尚无公认的标准辅助化疗方案，若患者术前未接受过化疗，推荐以 5-FU 为基础的化疗。多项研究支持，5-FU 联合顺铂 / 卡铂用于术后辅助化疗对食管鳞状细胞癌有益处，其中氟尿嘧啶与顺铂的联合方案，疗效可靠，简便易行，被推荐为食管癌术后辅助化疗的经典方案。

Ando 等进行的一项随机对照研究，242 例食管鳞状细胞癌接受手术切除术并行淋巴结切除的患者，分为单纯手术组 122 例，辅助化疗组 120 例，辅助化疗方案：顺铂 80mg/m^2，第 1 天；氟尿嘧啶 800mg/m^2，持续静脉滴注 24h（CIV 24h），第 1 ~ 5 天，21 天为 1 个周期，共行 2 个周期。结果表明，辅助化疗能提高 5 年无病生存率（DFS），两组差异具有统计学意义（55% 比 45%，$P = 0.037$）；虽然也可提高 5 年生存率，两组之间未达到统计学差异（61% 比 52%，$P = 0.13$），但仍能提示辅助化疗有延长患者生存时间的趋势。分层分析发现，辅助化疗可以降低淋巴结转移患者的风险。本研究表明术后辅助化疗可以减少肿瘤的复发。同样，Lee 等开展了一项小样本的前瞻性研究，对淋巴结阳性（N_1）的胸段食管鳞状细胞癌患者进行辅助化疗，化疗方案为：顺铂联合氟尿嘧啶，顺铂 60mg/m^2，第 1 天；氟尿嘧啶 1000mg/m^2，CIV 24h，第 1 ~ 4 天，21 天为 1 个周期，共行 3 个周期；辅助化疗组 40 例，同期单纯手术组 52 例。结果显示辅助化疗组 3 年 DFS 率高于单纯手术组（47.6% 比 35.6%，P

= 0.049)，估计 5 年的总生存率没有明显差异（50.7% 比 43.7%，P=0.228），研究者认为术后辅助化疗可以延长淋巴结阳性的胸段食管鳞状细胞癌的无病生存率。由于该研究不是随机对照临床试验，故证据级别不高。另外，日本的一项研究结果也显示，5-FU 联合顺铂的辅助化疗方案可以提高淋巴结转移患者的无病生存率（5 年 DFS 为 52% 比 38%，P = 0.049），但总生存率仍无明显改善，支持辅助化疗对原发性可切除食管鳞状细胞癌患者是有益的，尤其是淋巴结阳性患者更容易获益。

亚叶酸钙对 5-FU 具有生化调变作用，在 5-FU+DDP 的基础上，再联合亚叶酸钙，可能会增效。Zhang 等回顾性分析 66 例食管癌术后行辅助化疗患者和 160 例单纯手术患者，方案为氟尿嘧啶 + 顺铂 + 亚叶酸钙，结果显示：辅助化疗不能改善整组患者的生存，但对Ⅳ期患者可改善生存。辅助化疗对颈或腹腔淋巴结转移（Ⅳ期亚组）患者最有效，辅助化疗较对照组可以改善患者的 1 年、3 年 DFS 及 OS。

除手术联合辅助化疗对比单纯手术的研究之外，Ando 等开展了一项手术切除的Ⅱ ~ Ⅲ期食管鳞状细胞癌患者的随机研究，对术后辅助化疗与术前化疗的优劣进行比较，化疗方案为 DDP+5-FU，行 2 个周期化疗。入组 330 例患者，辅助化疗组 166 例，术前化疗组 164 例。进行中期分期时，无进展生存（PFS）无达到，但术前化疗组的总生存优于辅助化疗组（P =0.01）。更新的分析显示 5 年总生存率也存在差异，术前化疗组为 55%，辅助化疗组为 43%（P =0.04）；但术前化疗组的手术并发症、肾功能不全稍高于辅助化疗组。结果表明，术前化疗优于术后辅助化疗。研究者认为对于Ⅱ ~ Ⅲ期食管鳞状细胞癌，术前化疗联合手术应该被作为标准治疗方案。

（二）紫杉醇联合铂类

目前认为紫杉醇是治疗食管癌最有效的药物之一，紫杉醇单药用于食管癌的辅助治疗也鲜有报道，较多的是与其他药物的联合。Armanios 等开展了多中心Ⅱ期临床试验，紫杉醇联合顺铂用于完全手术切除的食管远端腺癌、胃食管结合部癌及贲门癌患者的术后辅助化疗，入选 55 例患者，其中 49 例患者为淋巴结转移。化疗方案：紫杉醇 175mg/m^2，第 1 天；顺铂 0.75mg/m^2，第 1 天，21d 为 1 个周期，共 4 个周期。结果表明 2 年生存率为 60%，与历史对照比较，紫杉醇联合顺铂用于辅助化疗可以提高患者的生存率。

近期，Lyu 等综述 52 例伴有淋巴结转移的食管鳞状细胞癌，肿瘤位于胸段食管癌的中 1/3 或下 1/3，患者给以紫杉类为基础的辅助化疗，3 年生存率为 58.9%，而单独手术组的 3 年生存率为 47.7%，单因素及多因素分析显示术后辅助化疗为生存阳性预测因子，该研究表明以紫杉类为基础的术后辅助化疗，与单纯手术组比较，可改善淋巴结转移食管鳞状细胞癌患者的生存率。

Hashiguchi 等在紫杉类联合铂类的基础上，再联合 5-FU，组成多西他赛（TXT）+ 顺铂（CDDP）+5-FU（DCF）方案，用于淋巴结转移食管鳞状细胞癌患者的辅助治疗，回顾性分析，139 例分期为Ⅱ ~ Ⅲ（非 T4）期患者，分为两组，手术组（S 组，88 例）、辅助化疗组（DCF组，51例）；DCF方案：TXT 60mg/m^2，第1天；CDDP 60mg/m^2，第1天；5-FU 500mg/m^2，第1～4天，每3周重复，化疗2个周期。结果显示，S组5年DFS和OS分别为55.8%和57.3%，而DCF组分别为52.8%和63.0%，两组之间没有显著性差异。分层分析，N_1患者，两组之间的DFS和OS没有差异，而N_2患者，DCF在DFS和OS均优于S组，结果表明DCF方案可以改善N_2食管鳞状细胞癌患者的DFS和OS，认为DCF方案有效，可以作为辅助治疗方案，用于淋巴结转移阳性的食管癌患者。

（三）顺铂联合长春地辛

Ando等采用顺铂（DDP）联合长春地辛（VDS）用于食管鳞状细胞癌的术后辅助化疗，205例患者入组，其中105例患者接受2个周期的辅助化疗，方案：顺铂70mg/m^2+VDS 3mg/m^2，第1天；单纯手术组100例。结果显示，辅助化疗组5年生存率48.1%，高于对照组的44.9%，但差异无统计学意义（P=0.26）。研究表明，顺铂联合VDS方案用于辅助化疗，无生存获益，甚至淋巴结转移患者，也无生存获益，该研究不支持顺铂联合VDS方案用于食管癌的辅助化疗。然而，Heroor等的研究结果表明顺铂联合VDS对淋巴结转移≥8个的食管癌患者有生存益处。

虽然，较多的临床研究结果支持食管癌术后给予辅助化疗，但食管鳞状细胞癌术后是否常规辅助化疗仍存在争议，这是由于研究结果不一，有的研究术后辅助化疗仅能提高无瘤生存率，有的研究认为术后化疗能提高食管癌患者3年生存率，有的研究认为术后辅助化疗不能提高3年、5年生存率，故有的学者支持食管癌术后进行辅助化疗，有的不支持进行辅助化疗。早期的一项Meta分析表明，与单纯手术组相比，术后辅助化疗的患者无显著生存获益。但最近，Zhang等对食管鳞状细胞癌的辅助化疗进行的一项Meta分析，共2047例患者，辅助化疗组887例，单纯手术组1160例，结果显示3年总生存无显著性差异（P=0.25）；在3年生存率上，Ⅲ～Ⅳ期患者较Ⅰ～Ⅱ期患者，可以从辅助化疗中获益；辅助化疗可以显著延长1年DFS，而不延长3年DFS；另外，淋巴结转移阳性患者辅助化疗可使5年DFS获益。结果表明食管鳞状细胞癌患者，应基于病理分期或淋巴结转移，决定是否给予辅助化疗。

从以上研究可知，淋巴结转移或Ⅲ～Ⅳ食管癌患者，给予术后辅助化疗的证据最为充分。上述研究采用的辅助化疗方案以5-FU联合顺铂、紫杉类联合顺铂为主，一般不超过3个周期。然而，我们在临床的实际应用中，大多进行4～6个周期的化疗。由于并不是每一例食管癌患者术后均可从辅助化疗中获益，因此，筛选出获益人群，探索更好的综合治疗模式均为以后的发展方向。

第三节　术前化疗

一、概述

术前化疗又称为新辅助化疗，因可以降低肿瘤分期、降低远处转移的风险、提高根治性切除率和提高远期生存率的作用逐渐被认可。在食管癌的治疗中，除非特殊说明，新辅助化疗是指食管癌在手术治疗之前给予全身系统性化疗。

新辅助化疗的优势：①肿瘤有完整的血运，有助于保持靶病灶局部药物浓度及氧浓度。②可降低病期，提高 R0 切除率。③相比术后治疗，患者一般状况较好，耐受性也好，有利于顺利而完整地进行术前化疗。④减少术中肿瘤种植转移。⑤早期消灭亚临床转移病灶。⑥可作为肿瘤体内药物敏感性的评价。⑦术前化疗，同期给予放疗，化疗与放疗可相互增敏。

目前，在我国虽然食管癌的发病率、死亡率均很高，但食管癌新辅助化疗并没有标准的方案。而在日本，基于一系列研究表明食管癌患者给予术前新辅助化疗，较单纯手术患者具有更高的无病生存率。推荐 FP 方案为治疗食管鳞状细胞癌的标准新辅助化疗方案，用于Ⅱ / Ⅲ期食管鳞状细胞癌患者。另外，在欧美对于食管腺癌，推荐术前新辅助放化疗或术前新辅助化疗；食管鳞状细胞癌，则推荐术前新辅助化疗。

结合临床实际，在我国推荐食管癌Ⅱ期和Ⅲ期（不包括 T_4）进行新辅助化疗。参照相关文献，目前食管癌的新辅助化疗可选择的方案有紫杉醇联合铂类、紫杉醇（或多西他赛）联合 5-FU（或卡培他滨）、5-FU（或卡培他滨）联合顺铂、伊立替康联合顺铂、多西他赛联合奥沙利铂及卡培他滨等。其中以 5-FU 联合顺铂方案研究最多，为大家所认可。

二、治疗方案

（一）5-FU 联合顺铂

日本研究中，化疗方案为 5-FU 联合顺铂（FP 方案），食管癌患者给予术后辅助化疗，较单纯手术患者，具有更好的无病生存率。采用同样化疗方案，日本学者开展了临床试验。

日本的研究是一项随机对照试验研究，在该研究中，Ando 等给予局部晚期食管鳞状细胞癌患者围术期化疗联合手术治疗，330 例Ⅱ / Ⅲ期（排除 T_4）鳞状细胞癌患者，随机分为术后化疗组（NC 组，166 例）、术前化疗组（PC 组，164 例），均给予 2 个周期 5-FU+ 顺铂联合化疗方案，具体化疗方案：顺铂 80mg/m^2，第 1 天；5-FU 800mg/m^2，第 1 ~ 5 天，CIV 24h，每 3 周为 1 个周期。结果显示，进行中期分期时，中位无进展生存时间（PFS）无达到；术前化疗组的 2 年总生存率优于术后辅助化疗组，术前化疗组的 5 年生存率明显高于术后化疗组（55% 比 43%，P =0.04）；结果表明术前给予 2 个周期 5-FU+ 顺铂化疗联合手术治疗方案，可作为Ⅱ / Ⅲ期食管鳞状细胞癌的标准治疗方案。

Keken 等开展了一项多中心随机试验研究，比较术前化疗 + 手术 + 术后化疗（化疗组）与单纯手术治疗（手术组）局部可切除食管癌患者的疗效。化疗方案为 5-FU+ 顺铂，具体为顺铂 100mg/m^2，第 1 天；5-FU 1000mg/m^2，CIV 24h，第 1 ~ 5 天，每 28 天 1 个周期，术前行 3 个周期化疗，术后再行 2 个周期化疗。440 例患者，随机分为化疗组 213 例、手术组 227 例；中位随访 55.4 个月，化疗组与手术组两组之间的 OS 无显著性差异（14.9 个月比 16.1 个月，P =0.53），术后 1 年、2 年的生存率均无差异，两组之间的毒性也无差异；腺癌与鳞状细胞癌之间也无差异。结果表明 5-FU+ 顺铂联合化疗方案术前给予食管癌或表皮样癌患者，不能改善其总生存率，未使食管腺癌和鳞状细胞癌患者生存获益。术前化疗也不改变局部区域的复发率或远处转移率。但在该研究中，随访时间较短，仅 2 年。

在研究中，Kelsen DP 等比较了化疗 + 手术（化疗组）与单纯手术（手术组）治疗局部晚期食管癌疗效的长期结果。化疗方案为顺铂 +5-FU。443 例患者分为化疗组 216 例、单纯手术组 227 例。两组的 R0 切除率 63% 比 59%（P =0.5137）；达不到 R0 切除者，预后较差。R0 切除的患者 5 年无病生存率为 32%，而 R1 切除者 5 年生存率仅为 5%；R1、R2 及未切除者的中位生存率无显著性差异；术前化疗组和单纯手术组的 OS 无差异，化疗组的中位 OS 为 14.9 个月，手术组的中位 OS 为 16.1 个月，两者差异不显著（P =0.53），然而对术前化疗有反应的患者生存时间有改善。研究表明，局部晚期食管癌患者，是否给予术前化疗，仅 R0 切除的患者可以引起相当程度的长期生存。

英国早期的一项随机对照临床试验研究（OEO2 研究），将 802 例可切除的Ⅰ ~ Ⅲ期食管癌，随机分为两组，一组为术前化疗组（CS 组，400 例），另一组为单纯手术组（S 组，402 例），术前化疗方案为顺铂 80mg/m^2，第 1 天；5-FU 1000mg/m^2，第 1 ~ 4 天，连续静脉滴注 96h，每 21 天为 1 个周期，行 2 个周期化疗。结果显示，CS 组的手术 R0 切除率高于 S 组（60% 比 54%，$P < 0.0001$）；CS 组的中位生存时间（OS）优于 S 组（16.8 个月比 13.3 个月）；CS 的 2 年生存率高于 S 组（43% 比 34%）；两组术后并发症无差别。结果表明，2 个周期的术前顺铂 +5-FU 联合方案的化疗治疗可切除食管癌，可以改善患者的生存，并不增加额外的严重不良反应。上述为 OEO2 研究的中期结果。Allum 等报告了 OEO2 研究最新结果，探讨术前化疗对食管癌患者影响的长期随访结果。结果显示，CS 组的 5 年生存率高于 S 组（23.0% 比 17.1%），疗效在腺癌与鳞状细胞癌一致，均优于对照组；腺癌，CS 组的 5 年生存率 22.6%，对照组为 17.6%；而鳞状细胞癌，5 年 OS 率为 25.5%，对照组为 17.0%。长期随访显示术前化疗可以改善可切除食管癌患者的生存，术前化疗联合手术应该作为一种标准治疗模式。但在 OEO2 研究中，食管鳞状细胞癌（SCC）的疗效仅为 31%，故研究者认为新辅助化疗对食管鳞状细胞癌的疗效仍需要进一步探讨。

（二）紫杉类联合铂类及 5-FU

Hara 等开展了一项Ⅱ期临床研究，采用多西他赛 + 顺铂 +5-FU（DCF）联合方案，给予食管鳞状细胞癌（ESCC）术前化疗，化疗方案为多西他赛 70 ~ 75mg/m^2，第 1 天；DDP 70 ~ 75mg/m^2，第 1 天；5-FU 750mg/m^2，CIV 24h，第 1 ~ 5 天；每 3 周 1 个周期，最大给予 3 个周期化疗。然后给予手术切除。42 例Ⅱ / Ⅲ期 ESCC 患者，有效率为 64.3%，病理学完全缓解率为 17%，估计 2 年 PFS、OS 分别为 74.5%、88.0%，提示术前化疗患者可耐受、疗效令人鼓舞。

Noronha V 等回顾性分析 31 例局部晚期食管癌和胃食管结合部癌，患者术前接受 2 ~ 3 个周期的多西他赛 + 顺铂 +5-FU（DCF）方案的诱导化疗，入组 31 例患者，94% 为食管鳞状细胞癌，有效率为 81%，其中 CR 为 23%、PR 为 58%。87% 患者行手术切除，67% 为 R0 切除，pCR 为 26%。中位随访 27 个月，1、2、3 年的总生存率分别为 80%、68%、55%。获得 pCR 患者的 PFS、OS 更长。

（三）5-FU 联合顺铂及多柔比星

Yano M 等研究了 77 例淋巴结阳性食管鳞状细胞癌，给予术前化疗，化疗方案为 5-FU+ 顺铂 + 多柔比星，具体 5-FU 750mg/m^2 CIV 24h 第 1 ~ 7 天；多柔比星 30mg/m^2，第 1 天；顺铂 70mg/m^2，第 1 天；每 3 ~ 4 周为 1 个周期。对新辅助化疗有效患者较无效患者，表现为更早的病理学分期、更少的淋巴结转移率及转移数目、更好的预后。无效者的最常见的失败模式为淋巴结复发，复发率为 47.5%，而有效者仅为 16.7%。

Kosugi S 等应用 5-FU 600mg/m^2，第 1 ~ 7 天、第 29 ~ 35 天；多柔比星 30mg/m^2、DDP 60mg/m^2 或 NDP 50mg/m^2，第 1 天、第 29 天联合方案，新辅助化疗治疗晚期食管癌患者 26 例，临床反应率 46.2%，21 例接受了手术，R0 切除率 61.5%，中位 TTP、OS 分别为 6 个月、9 个月，1 年生存率 31.3%，R0 切除的患者 1 年生存率为 33.3%；26 例患者的中位 TTP 为 6 个月。该方案可耐受，对控制局部原发肿瘤灶有效，但无明显生存优势。该方案治疗晚期食管癌的疗效仍不清楚。

（四）顺铂 + 依托泊苷

Boonstra JJ 等开展了一项随机、对照试验，食管鳞状细胞癌（ESCC）患者给予新辅助化疗后手术（CS 组），与单纯手术患者（S 组）对比，评价新辅助化疗对 ESCC 治疗的影响。化疗方案：顺铂 80mg/m^2，第 1 天；依托泊苷 100mg/m^2，第 1 ~ 2 天；依托泊苷 200mg/m^2 第 3 天、第 5 天；第 4 周重复。治疗有效者，第 8、11 周再次给予 2 个周期。169 例患者，CS 组 85 例，C 组 84 例。CS 组和 C 组的中位 OS 分别为 16 个月、12 个月，2 年生存率分别为 42%、30%，5 年生存率分别为 26%、17%。CS 组的 OS、DFS 均优于 C 组，结果表明术前给予顺铂 + 依托泊苷方案化疗可以显著地提高 ESCC 患者的总生存时间。

（五）荟萃分析

Sjoquist KM 等进行一项荟萃分析，纳入 9 项随机对照研究共 1981 例食管癌患者，比较食管癌各亚型术前新辅助化疗对食管癌患者治疗的影响，新辅助化疗联合手术较单纯手术可以降低死亡风险，其中食管腺癌较食管鳞状细胞癌更加明显，新辅助化疗可带来生存益处，提高患者的总生存期（OS）、2 年生存率。在该研究中，新辅助化疗的方案为 5–FU 联合顺铂、5–FU 联合 VP–16、5–FU 联合博来霉素等。

Gebski V 等纳入 8 项随机研究，共 1724 例患者，方案以顺铂为基础，联合 5–FU 或长春地辛、博来霉素、依托泊苷等，行 2 个周期化疗。接受新辅助化疗 876 例，与单纯手术 848 例比较，新辅助化疗的 2 年绝对生存益处提高 7%，在食管鳞状细胞癌不明显，而在食管腺癌却很明显。

Speicher PJ 等对临床分期为 T_2N_0 食管癌患者给予新辅助化疗 + 手术治疗，并与单纯手术治疗对比。研究发现两种治疗模式的患者长期生存无差别，新辅助化疗 + 手术治疗组为 41.9 个月，单纯手术组为 41.1 个月，结果表明新辅助化疗不提高 T_2N_0 食管癌患者的生存期。

虽然目前在新辅助化疗方案上未达到一致的方案，但化疗与手术相结合可用于控制食管癌的早期转移，已得到一致的认识，故在临床上，选择合适的患者进行新辅助化疗还是必需的。上述研究似乎提示，新辅助化疗已成为局部晚期食管癌治疗的一种常用的方法。然而，在过去的 15 年，只有少数试验报道以氟尿嘧啶和铂类复合物为基础的新辅助化疗较单纯手术可以使食管癌患者显著受益，故仍有学者认为术前化疗在食管癌治疗中的地位有待确定。

目前，建议新辅助化疗治疗 2 ~ 3 个周期，有学者认为新辅助化疗的毒性或肿瘤对新辅助化疗不敏感而发生肿瘤进展，新辅助化疗可能造成手术时机的贻误。目前有关新辅助化疗会造成手术时机贻误的研究不多，另外，这种延迟是否会对患者的生存产生影响，有待进一步研究。有学者认为，新辅助治疗的 2 ~ 3 个月内若出现远处转移，即使首选采取手术治疗，其预后可能也不佳。而这些学者也认为新辅助治疗过程中可观察出这些患者，可以避免手术创伤。虽然存在争议，但食管癌的新辅助治疗得到越来越多研究者的认同。

» 第四节　同步放化疗

一、概述

肿瘤治疗中，放疗可与化疗联合，若放疗与化疗先后进行，称为序贯放化疗；若放疗与化疗同时进行，称为同步放化疗。同步放化疗已成为无法手术的中晚期食管癌的标准治疗手段之一。在食管癌治疗中，单纯放疗或化疗均存在不足，比如化疗对肿瘤内部乏氧区域的肿瘤细胞杀伤能力较弱，许多肿瘤细胞对化疗不敏感，局部控制率低，而放疗的作用范围较局限，不能控制微小转移灶。放疗与化疗的联合，可以弥补各自的不足。同步放化疗中，化疗使肿瘤病灶缩小，减轻肿瘤负荷，有利于放疗；化疗可改善肿瘤氧和营养供应，对放疗增敏；化疗可杀灭局部肿瘤及微小转移灶，有利于局部控制及降低远处转移率等。因此，化疗有助于提高缓解率，改善无进展生存期，补充放疗在此方面的不足。另外，放疗可导致肿瘤细胞亚致死性和潜在致死性损伤，有利于化疗药物对肿瘤细胞更好地杀伤。

同步放化疗分为术前同步放化疗、术后同步放化疗及围术期同步放化疗。其中，术前同步放化疗的研究最多，临床上应用也较为广泛。文中若没有特殊说明，那么术前、术后放化疗，指的是术前、术后同步放化疗。

术前放化疗，又称为新辅助放化疗，新辅助放化疗最初是用来治疗不能手术的患者，其除了能控制局部肿瘤的生长，还能控制微小转移病灶，并能减少远处复发的风险。在西方国家，新辅助治疗已被视为局部晚期食管癌标准治疗方案之一。由于大多数食管癌患者就诊时已处于中晚期，此时，即使接受手术切除，预后仍很差。因此，对不能手术的中晚期食管癌患者，新辅助放化疗可使肿瘤已外侵或是与邻近器官有癌性粘连者的缩小瘤体、癌性粘连转为纤维性粘连而利于手术的切除，另外，新辅助放化疗能起到降级、降期的作用，从而对患者的生存有利。许多研究表明，术前同步放化疗较单纯手术治疗显示出更好的疗效。

术后放化疗，顾名思义，术后给予的放化疗，又称术后辅助放化疗，其目的主要是杀灭手术残留的肿瘤细胞、消灭微小转移灶、消除主病灶外的卫星病灶及切缘阳性残留的病灶。临床上，术后放化疗也多采用术后同步放化疗。而围术期放化疗的概念相对模糊，多指术前新辅助放化疗 + 术后辅助化疗。另外，序贯放化疗在临床上也应用，可采用先放疗后化疗或先化疗后放疗模式。另外“夹心法”治疗模式，即化疗—放疗—化疗模式，或放疗—化疗—放疗模式，也在临床上应用，但这些模式，相对而言，用法不太容易规范。术中放化疗，由于食管癌患者很少应用，不包含在本节内容之中。

二、同步放化疗的适应证

（一）术前同步放化疗的适应证

我国食管癌中鳞状细胞癌高发，参照中国抗癌协会食管癌专业委员会编写的《食管癌规范化诊治指南》，适应证为：① $T_3N_0M_0$。② $T_{1\sim2}$ 伴淋巴结转移。③ $T_{3\sim4}$ 伴或不伴淋巴结转移的可切除的胸段食管癌患者，尤其是鳞状细胞癌患者。另外，对于胸上段食管癌出现颈部淋巴结癌转移或胸下段食管癌出现腹腔淋巴结癌转移的患者，以及胸上、中、下段食管癌分别长于 4cm、5cm、6cm 者，均建议行术前同步放化疗。

（二）术后同步放化疗

参见中国抗癌协会食管癌专业委员会编写的《食管癌规范化诊治指南》，适应证为食管癌术后具有复发高危因素者。

三、术前同步放化疗

最早由 Nygaard 等报道食管癌术前放化疗临床研究，不久后，更多的学者关注食管癌术前放化疗研究。不论单一研究还是 Meta 分析，多项研究结果显示，术前同步放化疗联合手术优于单纯手术治疗。术前同步放化疗中方案的选择很重要，研究较多的方案为 5–FU 联合顺铂、紫杉醇联合铂类、伊立替康联合顺铂等。术前放化疗中，放疗剂量为 41.4 ~ 50.4Gy。

（一）以顺铂 +5–FU 为基础的方案

1. 顺铂联合 5–FU

早期，Walsh TN 等开展了一项前瞻性、随机试验，术前同步放化疗联合手术治疗可切除的食管腺癌，试验组治疗方案为 5–FU 15mg/（kg•d），第 1 ~ 5 天；顺铂 75mg/m^2，第 7 天，分别于第 1、第 6 周给药，共 2 个周期；放疗剂量为 40Gy，与第 1 个周期化疗同时进行，然后手术。对照组仅行手术治疗。结果显示术前放化疗能降低淋巴结转移及远处转移，试验组有 25% 患者获得完全缓解。试验组的中位生存时间为 16 个月，而对照组仅为 11 个月；前者的 1、2、3 年生存率均高于对照组。结果表明，术前放化疗联合手术治疗可切除食管腺癌患者较单纯手术治疗可明显改善患者的生存率。

Lee JL 等进行的一项前瞻性随机对照的Ⅲ期临床研究，将 101 例Ⅱ ~ Ⅲ期手术可切除的食管鳞状细胞癌随机分为同步放化疗（CRT）后手术组（51 例）及单纯手术组（50 例）。化疗方案为：顺铂 60mg/m^2，第 1 天、第 22 天；5–FU 1000mg/m^2，第 2 ~ 5 天；放疗剂量为 45.6Gy。放疗完成后 3 ~ 4 周手术。CRT 治疗后疾病稳定或有效的患者，手术后再给予 4 个周期化疗，方案为顺铂 60mg/m^2，第 1 天；5–FU 1000mg/m^2，第 2 ~ 5 天，每 4 周重复。结果显示：CRT 毒性可耐受，不影响术后并发症及住院时间。随访 25 个月，术前 CRT 虽可以导致高的临床有效率及病理缓解率，但并不延长患者的中位总生存时间（OS）（28.2 个月比 27.3 个月，P=0.69）和 2 年的无事件生存时间（EFS）（49% 比 51%，P=0.93）。

一项来自澳大利亚的Ⅲ期临床试验，Burmeister BH 等探讨短暂的术前放化疗可以改善可切除食管癌患者的预后，将 256 例局部晚期的食管癌患者，随机分为术前同步放化疗组（CRT）（128 例）和单纯手术组（128 例），化疗方案为顺铂 80mg/m^2，第 1 天；5–FU 800mg/m^2，第 1 ~ 4 天。

结果显示同步放疗剂量为 35Gy，两组之间的无进展生存时间（PFS）及中位总生存时间（OS）均无差异；CRT 组具有更好的完全切除率、更少的淋巴结阳性率。亚组分析显示，CRT 治疗的食管鳞状细胞癌患者较非鳞状细胞癌患者具有更好的无进展生存时间。结果表明术前放化疗不能改善食管癌整组患者的 PFS 和 OS，但可以改善食管鳞状细胞癌的 PFS。

Tepper 等开展研究，比较术前给予顺铂 / 氟尿嘧啶 + 放疗联合手术与单纯手术治疗食管癌的Ⅲ期临床试验。入组 56 例非转移性食管癌患者，随机分组，单纯手术组（26 例），食管切除 + 淋巴结清扫术；术前同步放化疗组（30 例），顺铂 100mg/m^2，第 1 天；5-FU 1000mg/（m^2·d）（第 1 周及第 5 周的前 4 天）联合同期放疗（总剂量 50.4Gy）+ 食管切除 + 淋巴结清扫术。中位随访时间为 6 年；ITT 显示，同步放化疗组的中位生存期优于单纯手术组（4.48 年比 1.79 年多 2.69 年），5 年生存率同步放化疗组也优于单纯手术组（39% 比 16% 多 23%）。结果提示同步放化疗后联合手术治疗食管癌有长期的生存优势，支持术前同步放化疗 + 手术治疗作为非转移性食管癌患者的标准治疗。

Markai 等对Ⅱ～Ⅲ期食管癌患者，比较了新辅助放化疗（NCR）与单纯手术效果，其中 173 例患者中 108 例接受手术，59 例接受 NCR。化疗药物为 5-FU+ 顺铂，放疗剂量为 50.4Gy。两者之间的并发症发生率、住院死亡率、ICU 住院时间均无差别，但接受 NCR 治疗的患者表现为住院时间缩短。接受 NCR 治疗的Ⅲ期食管癌患者淋巴结阳性率和切缘阳性率均减少。虽腺癌患者的生存时间延长，但两组之间无显著性差别，总体上 NCR 不能使患者受益。Ⅱ～Ⅲ期患者若切缘阴性，则与生存率提高有关。

Fujiwara Y 等探讨了新辅助放化疗（CRT）对可切除食管鳞状细胞癌患者行 CRT 联合手术后的影响，88 例患者分为两组，即 CRT 后手术组（52 例）、单纯手术组（36 例）。CRT 的组成：5-FU 500mg/m^2，第 1～5 天；顺铂 10～20mg/d，第 1～5 天，每 3 周重复；放疗剂量为 40Gy。结果显示，除吻合口瘘之外，两组的术后并发症相似。中位生存时间（MST）在 CRT 组没有达到，而单纯手术组为 27.4 个月；估计 CRT 组的 5 年总生存率高于单纯手术组（50.3% 比 31.4%，P=0.134）；而Ⅱ～Ⅲ期食管鳞状细胞癌，CRT 组的无病生存（DFS）率高于单纯手术组（57.2% 比 31.4%，P=0.025）。结果说明 5-FU+ 顺铂 + 放疗的新辅助放化疗对于可切除食管鳞状细胞癌不是一个好的预后因子，然而对于Ⅱ～Ⅲ期食管鳞状细胞癌却是有益处的。

Hunnuzlu M 等比较大剂量术前放化疗 CRT（CRT 组）联合手术与单纯手术（S 组）在食管癌的疗效，107 例ⅡA～Ⅲ期食管癌患者分为 CRT 组（62 例）与 S 组（45 例）。CRT 组为顺铂 100mg/m^2，第 1 天；5-FU 1000mg/m^2，CIV 24h，第 1～5 天，每 21 天 1 个周期，从第 2 个周期开始同期放疗，放疗剂量为 66Gy。结果显示，CRT 组和 S 组的中位 OS 分别为 31.4 个月、11.1 个月；CRT 组的 1 年、3 年、5 年生存率分别为 68%、44%、29%，而 S 组分别为 44%、24%、16%。多因素分析显示，是否给予大剂量术前 CRT 对预后没有影响。结果说明对ⅡA～Ⅲ期食管癌患者术前给予大剂量 CRT 对生存没有益处。

Bass GA 等对食管癌患者给予新辅助化放疗联合手术（MMT）对比单纯手术的长期疗效进行了观察，纳入 2 项同时期的随机对照试验（RCTs），共 211 例患者，其中腺癌（AC）

113 例、鳞状细胞癌（SCC）98 例。化疗方案为 5-FU+DDP，第 1 周给药，5-FU15mg/（kg · d），CIV 16h，第 1~5 天；顺铂 75mg/m^2，静脉滴注 8h 以上，第 7 天，第 6 周重复，共 2 个周期；放疗剂量为 40Gy。MMT 组 104 例（58 例 AC、46 例 SCC），单纯手术组 107 例。不论是 AC 还是 SCC，MMT 均较单纯手术获益；与单纯手术组比较，MMT 可减少 54% 的淋巴结转移风险；MMT 治疗后 AC 病理完全缓解率（pCR）为 25%，SCC 为 31%，均优于单纯手术。MMT 治疗后伴有局部病灶残留的淋巴结阴性患者，较单纯手术后淋巴结阴性患者的生存时间长，支持 MMT 对微转移病灶的系统性影响。

Hsu PK 等对食管鳞状细胞癌（ESCC）患者术后，给予同步放化疗，并与单纯手术组患者进行了分析。290 例患者分为术后同步放化疗组（CRT 组，104 例）、单纯手术组（S 组，186 例），其中两组有 56 对患者相匹配。术后行 2 个周期同步放化疗，具体为顺铂 80mg/m^2，第 1 天；5-FU 600mg/m^2，第 1 ~ 4 天；亚叶酸钙 90mg/m^2，第 1~4 天；同期放疗剂量为 45~50.4Gy。结果显示：N_0 患者的 OS 和 DFS 在两组之间无显著性差异；而 N+ 患者，CRT 组的中位 OS（31.0 个月比 16.0 个月）及 3 年 OS 率（45.8% 比 14.1%）均优于 S 组，同样中位 DFS 及 3 年 DFS 率，也有类似的结果。相匹配的 56 对患者中 N+ 患者，两组的 OS、3 年 OS 率、DFS、3 年的 DFS 率，均支持 CRT 治疗优于单纯手术治疗。结果表明术后放化疗对淋巴结阳性 ESCC 的生存有益处，支持给予术后放化疗治疗。

2. 顺铂联合 5-FU 及长春花碱

Urba SG 等将 100 例食管癌患者随机分为手术组及新辅助放化疗组，放化疗方案为顺铂 20mg/m^2，第 1~5 天、第 17~21 天；5-FU 300mg/m^2，第 1~21 天；长春花碱 lmg/m^2，第 1~4 天、第 17~20 天，放疗剂量为 45Gy，约 42 天行手术治疗。结果显示，两组之间无生存差异，手术组为 17.6 个月，新辅助放化疗组为 16.9 个月。3 年生存率分别为 16%、30%，也不存在差异，结果提示新辅助放化疗不增加可切除食管癌患者的生存优势。

3. S-1 联合顺铂

Chang H 等术前给予 S-1+ 顺铂治疗局部晚期食管癌，化疗方案为 2 个周期的 S-1（11 ~ 14、22 ~ 35）+ 顺铂（11、22），同期放疗剂量为 50.4Gy，第 12~18 周行手术治疗。60 例 Ⅱ A~ Ⅵ A 期患者，58 例为鳞状细胞癌，54 例患者完成计划放化疗，化疗后临床肿瘤反应率为 64.4%；60 例患者中仅 25 例患者行手术治疗，15 例获得 pCR，估计 2 年 OS、PFS 分别为 65%、48%。结果表明，联合 S-1+ 顺铂的同步放化疗治疗局部晚期食管癌，产生令人鼓舞的疗效；与 5FU+DDP 的历史资料比较，该方案很有希望。

（二）紫杉醇联合铂类

紫杉醇可联合顺铂、也可联合卡铂，顺铂与卡铂之间的差异主要是不良反应不同。

1. 紫杉醇联合卡铂

CROSS 研究为荷兰学者开展了一项随机对照临床试验，该试验纳入 366 例食管癌或食管胃结合部癌患者，75% 为腺癌，23% 为鳞状细胞癌，2% 为大细胞未分化癌。178 例患者术前接受卡铂 / 紫杉醇联合放疗（放化疗–手术组），188 例患者接受单纯手术治疗（手术组）。放化疗方案为卡铂的 AUC=2mL/min，紫杉醇 50mg/m^2，每周 1 次，共 5 次，同时放疗剂量为 41.4Gy。结果表明放化疗–手术组的 R0 切除率为 92%，而手术组仅为 69%；放化疗–手术组的病理学完全缓解率为 29%。放化疗–手术组的中位生存时间（OS）为 49.4 个月，而手术组仅为 24.0 个月，OS 显著提高。放化疗–手术组的 5 年生存率为 47%，而单纯手术的为 34%。另外，对放化疗–手术组中的鳞状细胞癌和腺癌均有效，但对鳞状细胞癌的疗效优于腺癌。研究者建议卡铂 / 紫杉醇联合放疗方案可作为新的标准治疗方案，用于潜在可治愈的食管或食管胃结合部癌。

Honing J 等对食管癌患者给予紫杉醇联合卡铂（PC）方案或 5–FU 联合顺铂（FP）方案的疗效进行了比较，对 102 例患者进行了评估，45 例患者给予顺铂 75mg/m^2，第 1 天；5–FU lg/m^2，第 1~4 天，第 1、第 5 周；55 例患者给予卡铂（AUC=2）+ 紫杉醇 50mg/m^2 第 1、8、15、22、29、35 天。两种方案均与放疗同步进行。结果显示：PC 方案的完成率为 82%，FP 方案为 55%；PC 方案和 FP 方案患者的中位生存时间分别为 13.8 个月、16.1 个月，二者的差异不显著；PC 方案与 FP 方案的中位无病生存分别为 9.7 个月、11.1 个月。FP 方案较 PC 方案出现更多的 3 级 / 4 级不良反应，结果显示 PC 方案患者的不良反应的发生率更低、患者的依从性更好，PC 方案可作为 FP 方案的一种替代方案用于晚期食管癌的治疗。

2. 紫杉醇 + 顺铂

LVJ 等开展了一项多种模式治疗食管癌的研究，其中对术前同步放化疗与术后同步放化疗进行了比较，将 CT 分期为Ⅱ ~ Ⅲ期的局部晚期食管鳞状细胞癌（ESCC）患者 238 例，随机分为术前同步放化组（80 例）、术后同步放化组（78 例）与单纯手术组（80 例）。化疗药物为紫杉醇（PTX）+ 顺铂（DDP），剂量为 PTX 135mg/m^2，第 1 天；DDP 20mg/m^2，CIV 24h，第 1~3 天，行 2 个周期化疗；放疗剂量为 40Gy。结果显示，中位随访 45 个月，术前同步放化组与术后同步放化组比较，中位 PFS 和 OS 均无统计学差异；而术前 / 术后同步放化疗组的中位 PFS（48 个月比 61 个月比 39.5 个月，P =0.033）和中位 OS（56.5 个月比 72 个月比 41.5 个月，P =0.015）均高于单纯手术组。三者之间的局部复发率也存在差别，单纯手术组明显高于术前 / 术后同步放化疗组。结果表明，合理应用术前 / 术后同步放化疗可以提高局部晚期 ESCC 患者的 PFS 和 OS。而新辅助放化疗与辅助放化疗差异则不显著。

Tang HR 等开展了一项Ⅱ期临床研究，探讨紫杉醇（PTX）+ 顺铂（DDP）同时联合放疗治疗局部晚期食管鳞状细胞癌。治疗方案 DDP 25mg/m^2，第 1~3 天；PTX 175mg/m^2，第 1 天，每 3 周重复，治疗 4 个周期；同期放疗总剂量 68.4Gy（后程加速放疗）或 61.2Gy（常规放疗）。共入组 76 例Ⅱ ~ Ⅳ食管癌患者，中位 OS 为 28.5 个月，中位 PFS 为 14.7 个月，1、3 年生存率分别为 75%、41%，然而 3 级或 4 级中性粒细胞减少分别为 30.3%、31.6%。结果表明，PTX+DDP 3 周方案联合同步放疗治疗局部晚期食管鳞状细胞癌，其疗效令人鼓舞，但血液学毒性偏高。

3. 多西他赛 + 顺铂 +5–FU

Pasini F 等开展了一项同步放化疗术前治疗Ⅱ～Ⅲ期中下段胸部食管癌（腺癌和鳞状细胞癌）的Ⅱ期研究，方案为多西他赛 35mg/m^2+DDP 25mg/m^2，第 1、8、15、29、43、50、57 天给药，5–FU 180mg/m^{2}CIV 24h 第 1~21 天及 150mg/m^{2}CIV 24h 第 29~63 天；放疗剂量为 50Gy，从第 29 天开始。放化疗后 6～8 周手术。74 例患者，病理学完全缓解（pCR）为 47%，接近 pCR（pNCR）为 15%。中位随访 55 个月，中位 OS 为 55 个月；pCR 亚组患者的 OS 仍未达到。pCR 患者的 3 年、5 年的 OS 分别为 83%、77%，pnCR 患者的 3 年、5 年的 OS 分别为 73%、44%，而肿瘤残留组分别为 21%、14%。结果表明该强化的每周方案获得高病理学有效率，病理学有效者的生存率更高。

Zanoni A 等对 155 例局部晚期食管癌患者，其中鳞状细胞癌（SCC）90 例、腺癌（AC）65 例，给予新辅助放化疗，然后给予手术切除。放化疗方案为多西他赛 + 顺铂 +5–FU 联合放疗，放疗剂量 50.4Gy。155 例患者中 131 例（84.5%）行手术治疗，121 例为则切除（79.3%），65 例为病理学完全缓解（pCR）。整组 5 年的 OS 和 DFS 分别为 43%、49%，R0 组的 OS 和 DFS 分别为 52%、59%，pCR 患者为 72%、81%，除 pCR 外，SCC 与 AC 之间的生存无显著性差异。研究提示多西他赛 + 顺铂 +5–FU 联合放疗作为新辅助放化疗用于局部晚期食管癌的治疗，可使患者生存获益，并取得高的 pCR 率。

Boggs DH 等比较 5–FU/ 顺铂联合同步放疗方案（5–FU 组，129 例）与紫杉醇 / 铂类联合同步放疗方案（紫杉醇组，30 例）治疗食管癌的差异。两组之间的病理学完全缓解率（pCR）无差异，5–FU 组的 3 级 / 4 级血液学毒性高于紫杉醇组。结果提示，含紫杉醇的放化疗方案的 pCR、OS、PFS 并不差于 5–FU，并且血液学毒性更低。

4. 多西他赛 + 顺铂 + 帕尼单抗

术前同步放化疗可以改善可切除的局部晚期食管腺癌的预后，但同步放化疗联合靶向治疗的研究报道少见。Lockhart AC 等进行了一项同步放化疗联合靶向治疗药物的Ⅱ期临床研究，作为新辅助治疗手段用于可切除食管腺癌 70 例。治疗方案：多西他赛 40mg/m^2+DDP 40mg/m^2+ 帕尼单抗 6mg/kg，第 1、3、5、7、9 周给药，放疗剂量 50.40Gy，在第 5 周开始；CRT 治疗完成后手术切除。65 例患者可评价，54 例患者行手术治疗，术后 pCR 为 33.3%，接近 pCR 为 20.4%；中位随访 26.3 个月，中位 OS 为 19.4 个月，3 年 OS 为 38.6%，新辅助 CRT 的疾病控制率（DCP）较高，但毒性明显。

5. 多西他赛 + 奥沙利铂 + 卡培他滨

Spigel DR 等对Ⅰ～Ⅲ期可切除的中下段食管癌或食管胃结合部癌 59 例，给予术前放化疗，治疗方案：奥沙利铂 40mg/m^2，每周 1 次，连用 5 周；多西他赛 20mg/m^2，每周 1 次，连用 5 周；卡培他滨 1000mg/m^2，每日 2 次，第 1～7 天、第 15～21 天、第 29～35 天；同步放疗剂量为 45Gy。结果显示，PCR 率为 49%，客观有效率为 61%，中位 DFS、OS 分别为

16.3 个月、24.1 个月，2 年 DFS 率及 OS 率分别为 45.1%、52.2%，常见 3 级 / 4 级不良反应为厌食（20%）、脱水（16%）、腹泻（8%）、吞咽困难（10%）、食管炎（20%）、乏力（12%）、高血糖（6%）、恶心（16%）、肺部症状（14%）、脓毒症（6%）、呕吐（16%）。

（三）伊立替康联合顺铂

Knox JJ 等采用伊立替康 / 顺铂联合放疗作为新辅助放化疗手段治疗局部晚期食管癌，在此Ⅱ期临床研究中，治疗方案为伊立替康 65mg/m^2+ 顺铂 30mg/m^2，每周 1 次，第 1、2、4、5、7、8 周给药，同期放疗剂量为 50Gy，然后手术。入组 52 例患者，完全缓解 2%，部分缓解 30%，疾病稳定为 62%；72% 患者的吞咽困难得到改善，中位生存时间为 36 个月，3 年总生存率为 51%。结果表明，伊立替康 / 顺铂联合同步放疗 + 手术明显改善患者吞咽困难，与历史对照比较，疗效令人鼓舞。

Ilson 等采用同步放化疗治疗可手术切除的 $uT_1N_1M_0$ 或 $uT_{2\sim4}N_xM_0$ 食管鳞状细胞癌、食管腺癌及食管胃结合部癌，治疗方案：伊立替康 65mg/m^2+ 顺铂 30mg/m^2，每周 1 次，第 1 ~ 5 周、第 7 ~ 11 周，同期放疗剂量为 50.4Gy，然后手术。55 例可评价的患者中，75% 为腺癌，65% 为 uT_3N_1，38 例患者行 R0 切除，病理学完全缓解（pCR）为 16%，中位 OS 为 31.7%。结果表明，每周一次伊立替康联合顺铂及同步放疗的疗效，与其他的Ⅱ期新辅助放化疗试验结果相似。

虽然，Ⅱ期临床试验结果显示伊立替康 / 顺铂联合同步放疗方案作为新辅助放化疗方案治疗食管癌的疗效得到肯定。但近来，一小样本报道在此方案的基础上联合西妥昔单抗治疗局部晚期食管癌或食管胃结合部癌，没有获得更加充分的 pCR，而毒性明显。

（四）依托泊苷 + 顺铂

Stahl 等探讨术前同步放化疗后行手术治疗对局部晚期食管鳞状细胞癌（ESCC）患者的影响。共入组 172 例患者，随机分为两组，每组 86 例。A 组采用诱导化疗 + 同步放化疗 + 手术，放疗剂量 40Gy；B 组采用对比诱导化疗 + 同步放化疗，放疗剂量至少 65Gy。具体为先用 FLEP 方案化疗，方案为：静脉推注 5-FU 500mg/m^2+ 亚叶酸钙 300mg/m^2+ 依托泊苷（E）300mg/m^2+ 顺铂（P）30mg/m^2，均为第 1~3 天，每 3 周重复，共 3 个周期。然后给予 EP 方案联合放疗，最后手术或者不手术。两组患者的总生存无差异，A 组的 2 年局部无进展生存（PFS）率优于 B 组；A 组的治疗相关性毒性显著高于 B 组。Cox 回归分析显示，肿瘤对诱导化疗有效是唯一的独立预后因子。结果说明，局部晚期 ESCC 同步放化疗后加入手术可以改善局部肿瘤控制，延长 2 年 PFS，但不增加生存时间。

（五）雷替曲塞 + 奥沙利铂

夏铀铀等初步评价了雷替曲塞 + 奥沙利铂联合同步放化疗治疗中晚期食管癌患者的疗效及安全性，具体方案：雷替曲塞 2.6mg/m^2，第 1、22 天；奥沙利铂 100mg/m^2，第 1、

22 天；放疗剂量 60Gy/30 次。共治疗 54 例Ⅱ ~ Ⅲ期食管癌患者，结果显示：CR 16.7%、PR 68.5%，有效率为 85.2%，1、2 年局部控制率分别为 75.4% 和 57.3%，1、2 年生存率分别为 70.4%、46.6%；急性放射性食管炎、白细胞下降、急性腹泻、神经毒性发生率分别为 100%、72.2%、16.7%、44.4%，其中 3 级 / 4 级不良反应 7.4%、7.4%、1.9%、0。结果表明，雷替曲塞 + 奥沙利铂联合同步放疗治疗中晚期食管癌疗效好，且不良反应轻。

（六）奥沙利铂 + 顺铂 +5–FU（OCF）方案

Pera M 等采用奥沙利铂 + 顺铂 +5–FU（OCF）方案联合放疗，术前治疗 41 例患者，其中食管癌 16 例（腺癌 10 例、鳞状细胞癌 6 例）、食管胃结合部癌（13 例）及胃癌（12 例）。方案为奥沙利珀 85mg/m^2+ 顺铂 55mg/m^2+5–FU3g/m^{2}CIV 96h，进行 2 个周期；同期放疗剂量为 45Gy，6 ~ 8 周后手术。41 例患者中，75.6% 的患者行手术切除，其中 90% 为 R0 切除，58% 患者为病理学完全缓解（pCR），鳞状细胞癌 67% 为 pCR，中位 PFS 和 OS 分别为 23.2 个月、28.4 个月。术前同步放化疗有效、毒性可耐受，特别是食管鳞状细胞癌更明显。

Conroy T 等评估 FOLFOX 方案或 5–FU+ 顺铂（FP）方案作为同步放化疗的一部分治疗局部晚期食管癌疗效。FOLFOX 方案：奥沙利铂 85mg/m^2+ 亚叶酸钙 200mg/m^2+5–FU 400mg/m^{2}CIV +1600mg/m^{2}CIV 46h，每 2 周 1 周期，共 6 个周期，其中 3 个周期与放疗同步。FP 方案：5–FU 1000mg/m^2，第 1~4 天；顺铂 75mg/m^2，第 1 天，每 4 周 1 周期，共 2 个周期，同时联合同步放疗，然后，再给予每 3 周 1 周期，共 2 个周期；放疗的剂量为 50Gy。FOLFOX 组入组 134 例、FP 组入组 133 例，其中 FOLFOX 组 131 例、FP 组 128 例接受药物治疗；中位无进展生存时间，FOLFOX 组为 9.7 个月、FP 组为 9.4 个月；最常见的 3 级 / 4 级不良反应，两组之间无显著性差别；但所有的不良反应，两组各有不同。虽然与 FP 方案比较，FOLFOX 方案无明显的 PFS 增加，但给药方便。

（七）单药类

1. 顺铂单药

Bosset 等进行了一项随机多中心临床试验，比较术前放化疗 + 手术联合治疗与单纯手术治疗Ⅰ ~ Ⅱ期食管鳞状细胞癌患者。放化疗方案：顺铂 80mg/m^2，分配给第 0~2 天给药，顺铂于放疗前 1 天开始。共 282 例患者，其中单纯手术组 139 例，联合治疗组 143 例。中位随访 55.2 个月，两组之间未见显著性的生存差异，均为 18.6 个月。联合治疗组较单纯手术组具有更长的无病生存（DFS）、无局部病灶的间隔时间更长、癌症相关的死亡率更低、治愈性切除率更高。研究表明食Ⅰ ~ Ⅱ期食管鳞状细胞癌患者，术前给予放化疗不能使患者生存获益，但可延长无病生存及无局部疾病生存。

2. 多西他赛单药

Kushida T 等比较不同的术前同步放化疗（CRT）治疗可切除局部晚期食管鳞状细胞癌

（ESCC）的疗效。放化疗方案以多西他赛联合放疗（DOC 组），或 5-FU+ 顺铂联合放疗（FP 组）。DOC 组为 10mg/m^2，每周第 1 天，每 4 周重复；FP 组为 5-FU 500mg/m^2，C Ⅳ 24h，第 1~5 天；顺铂 10mg/m^2，第 1 ~ 5 天，每 4 周重复。两组的放疗剂量为 40Gy。FP 组 40 例、DOC 组 55 例。结果表明，术前同步放化疗治疗局部晚期食管癌，DOC 方案与 FP 方案的长期疗效相似，甚至 DOC 方案优于 FP 方案。DOC 联合放疗的 CRT 为食管癌有前景的治疗选择。

（八）术前放化疗的汇总及 Meta 分析

Urschel JD 等进行的 Meta 分析纳入 9 个随机对照试验，共 1116 例患者，比较新辅助放化疗联合手术与单纯手术治疗可切除食管癌患者，结果显示新辅助放化疗联合手术组的完全病理缓解率为 21%。新辅助放化疗联合手术组与单纯手术组的 1 年、2 年、3 年的生存率均支持新辅助放化疗联合手术组，但 1 年、2 年生存率的差异不显著，而 3 年生存率却差异明显。结果说明，新辅助放化疗联合手术较单纯手术可提高患者的 3 年生存率，减少局部区域复发。Liao Z 等评价术前同步放化疗后的手术疗效，汇总分析 132 例Ⅱ ~ Ⅲ期食管癌患者，60 例行术前同步放化疗后手术治疗，化疗方案以 5-FU+ 顺铂为主，放疗剂量为 45Gy。结果显示，同步放化疗联合手术治疗患者的 5 年局部区域控制率、DFS、5 年生存率、中位生存时间均显著高于单纯放化疗组。

但 Jin 等进行了一项 Meta 分析，共纳入 11 个随机对照试验的 1308 例患者，结果显示，与单纯手术比较，新辅助放化疗可以显著地提高 OS，新辅助放化疗可降低局部区域肿瘤复发，但新辅助放化疗组的手术死亡率增加。组织学亚组分析食管鳞状细胞癌不能从新辅助放化疗中获益，认为新辅助放化疗可以提高食管腺癌患者的生存。

Gebski 等进行的一项荟萃分析，10 项新辅助放化疗联合手术对比单纯手术的随机研究，共 1209 例患者，新辅助治疗组中放疗剂量为 20.0 ~ 50.4Gy，化疗方案以 5-FU 联合顺铂为主。结果显示术前放化疗可降低食管癌患者的死亡风险，2 年生存率提高 13%，可使食管癌患者获益，以鳞状细胞癌明显。

近来，Sjoquist KM 等进行荟萃分析，纳入 12 项新辅助放化疗联合手术对比单纯手术的随机研究，共 1854 例可手术切除的食管癌患者，结果显示新辅助放化疗可降低患者的死亡率，可使生存获益。

Swisher 等汇总了多个Ⅱ ~ Ⅲ期临床试验，对术前给予顺铂 / 氟尿嘧啶 + 放疗联合手术与单纯手术治疗食管癌的比较，化疗方案以顺铂 /5-FU、伊立替康 / 顺铂为主，结果术前放化疗较术前化疗可以提高 OS 和无病生存（DFS），可以提高病理完全缓解率。

Deng 等进行了一项 Meta 分析，比较同步放化疗后手术（CRTS）与单纯手术（SA）的术后影响，入组 13 项随机对照试验（RCTs）共 1930 例患者。与 SA 组比较，CRTS 可显著性地降低术后死亡率、局部复发率及远处死亡率，而术后并发症的发生率两组之间无显著性差异。

Speicher PJ 等汇总 6103 例潜在可切除的局部晚期、中段或下段食管癌患者（$T_{2\sim3}N_0$ 和

$T_{1\sim3}N_{+}$），这些患者给予术前诱导放化疗，以 1818 例进行手术治疗的食管癌患者作为对照。结果表明，诱导放化疗患者具有更高的阴性切缘率、更短的住院时间；诱导放化疗患者均有更好的长期生存，其 5 年生存率高于仅行手术治疗患者的 5 年生存率（37.9% 比 28.7%，$P < 0.001$），建议可切除的 $T_{2\sim3}N_0$ 和 $T_{1\sim3}N_{+}$ 食管癌患者术前给予诱导放化疗。

总之，目前对于新辅助放化疗的放疗剂量及化疗方案并未统一，化疗所用的方案多为含铂类的两药或多药方案（如卡铂 / 紫杉醇、伊立替康 / 顺铂、多西他赛 / 顺铂 /5-FU 等）化疗 2 个周期，同期接受剂量 30 ~ 60Gy 的放疗，新辅助放化疗结束后 4 ~ 6 周接受手术治疗。

四、术后同步放化疗

对于 $T_{1\text{-}4}N_1$ 期即Ⅱ b ~ Ⅲ b 期患者，应在术后 3 ~ 4 周开始同步放化疗。多数研究表明，术前局部晚期食管癌患者，术后放化疗的疗效优于单纯手术或化疗，辅助放化疗多采用 DDP/5-FU 联合放疗。

5-FU 联合顺铂，为食管癌术后化疗的经典方案，为进一步提高疗效，与放疗联合，同步放化疗，多项研究对该联合方案进行了探讨。

Rice TW 等开展了一项前瞻性研究，探讨术后辅助放化疗是否可以提高生存率，入组 31 例局部区域晚期食管癌患者（90%pT_3、81%pN_1、13%pM_{1a}），R0 切除 74%，80% 以上为 T_3N_1 腺癌；放疗剂量为 50.4 ~ 59.4Gy/1.8Gy，化疗方案为 5-FU+DDP，采用同步放化疗；同期对照组 52 例单纯手术，术后同步放化疗组较单纯手术组的中位疾病无复发时间延长（22 个月比 10 个月，P =0.02），中位疾病复发时间也延长（25 个月比 13 个月，P =0.04），中位总生存时间亦延长（28 个月比 15 个月，P =0.05）。研究表明，食管癌患者术后辅助放化疗可以提高生存时间、延长疾病复发时间和疾病无复发生存时间。建议局部区域晚期食管癌术后应给予辅助放化疗。

Wang ZW 等对伴有淋巴结外侵犯的食管鳞状细胞癌患者 90 例，其中 47 例患者仅接受手术治疗，43 例手术切除后给予术后同步放化疗（CRT），放化疗方案为 5-FU 1000mg/m^2，第 1~4 天、第 29~32 天；顺铂 25mg/m^2，第 1~3 天、第 29~31 天，同期中位放疗剂量为 50Gy。

结果显示，术后辅助 CRT 可以显著地改善患者的 OS 和 PFS，辅助 CRT 为独立预后因子。另外，辅助 CRT 可以减少区域复发率及总的复发率。

关于食管鳞状细胞癌患者术后同步放化疗疗效的研究不多。Hsu 等探讨了食管鳞状细胞癌术后同步放化疗的疗效，为一回顾性研究，290 例患者分为两组，其中术后放化疗（CRT 组）104 例、单纯手术组（S 组）186 例。N_0 患者，两组之间的总生存（OS）和无病生存（DFS）没有差别。

N_{+} 患者，CRT 组的中位 OS 及 3 年的 OS 率、中位 DFS 及 3 年的 DFS 率均显著高于 S 组，其中 OS 分别为 31 个月、16 个月（P <0.001）。两组相匹配的患者之间的差异亦很明显。结果显示，淋巴结阳性的食管鳞状细胞癌患者术后给予同步放化疗，患者可以明显生存获益。

五、治疗方法的比较

（一）术后辅助化疗对比辅助同步放化疗

多项研究对局部晚期食管癌患者术后辅助化疗与辅助同步放化疗的优劣进行了比较，Tachibana 等进行了一项小型前瞻性的随机对照研究，将 45 例未行术前治疗的晚期食管癌患者 R0 术后，随机分为术后辅助化疗组（A 组，23 例）或术后辅助同步放疗 / 化疗组（B 组，22 例）。化疗方案为 DDP 50mg/m^2，第 1、15 天；5-FU 300mg/m^2，连续 5 周。放疗剂量为 50Gy。结果显示，两组 1 年、3 年、5 年生存率无显著性差异，结果表明术后同步放化疗与术后单纯化疗相比，并不能改善患者的生存。

（二）新辅助放化疗与新辅助化疗

相对于新辅助化疗，新辅助放化疗的患者生存率得到了提高，但需注意容易引发较多术后并发症。一项回顾性研究发现，患者 5 年生存率接受新辅助放化疗的为 31%，而接受新辅助化疗的为 21%。新辅助放化疗组患者出现了较多术后并发症及较高的术后死亡率（7% 比 4%），但两者差异不显著。

近来，Sjoquist 等进行了一项 Meta 分析中，纳入 2 项新辅助放化疗联合手术对比新辅助化疗联合手术的研究，共 194 例患者，结果表明新辅助放化疗较新辅助化疗不具有明显的优势。大量的Ⅲ期临床试验及 Meta 分析显示术前放化疗较新辅助化疗或单纯手术，可以提高食管癌患者的治疗效果。

Luc G 等比较新辅助放化疗（CRT 组）与围术期化疗（PCT 组）治疗 116 例局部晚期食管腺癌的疗效，其中 CRT 组 55 例、PCT 组 61 例。新辅助 CRT 方案为 5-FU+ 顺铂的同步放疗，而 PCT 为多西他赛 + 顺铂 +5-FU。无论是 R0，还是病理学完全缓解（PCR），CRT 组均优于 PCT 组，两组之间的 OS、DFS 均无差异。

（三）术前同步放化疗与术前序贯放化疗

Lv J 等进行了一项 Meta 分析，结果显示术前同步放化疗优于术前序贯放化疗。Wang DB 等进行了一项 Meta 分析，探讨与单纯手术比较，新辅助放化疗治疗可切除食管癌患者疗效的影响，共纳入 12 项随机对照试验。新辅助放化疗可以提高患者的 1 年、2 年、3 年的生存时间，亚组分析显示生存改善见于同步放化疗组，而不是序贯放化疗组。新辅助放化疗可以改善食管鳞状细胞癌的 3 年、5 年的生存，而不改善腺癌的 3 年、5 年的生存。新辅助放化疗不增加术后并发症及死亡率。

除同步放化疗外，还有一些研究改变治疗模式，希望能提高疗效，比如共化疗 4 个周期，前 2 个周期不伴随放疗，从第 3 个周期开始给予放疗。与同步放化疗比较，序贯放化疗作为新辅助治疗方法用于食管癌治疗的研究报道较少，在此不做详细介绍，但 Urschel JD 等进行的 Meta 分析显示，术前同步放化疗比术前序贯放化疗有更明显的获益。

由于食管癌术后无标准的治疗模式，对于局部晚期、淋巴结阳性者可能从辅助放化疗中获益，由于并不是所有的患者均能获益，寻找可能获益的人群是今后食管癌术后辅助治疗研究的方向之一。

» 第五节　晚期食管癌的化学治疗

食管癌在我国发病率和病死率均很高，临床确诊时大多数病例已属中晚期，患者失去手术治疗的机会，化学治疗占有重要地位。

晚期食管癌尚缺乏有效的药物治疗，化学药物治疗的目的在于改善患者的生活质量，适当延长生存时间。

早期，常将单药用于食管癌的化疗，有效率（RR）为 15%~21%，常用的药物有博来霉素、丝裂霉素、5–氟尿嘧啶（5–FU）、多柔比星（ADM）、顺铂（DDP）等。后采用联合药物化疗，疗效得到适当的提高，其中顺铂与 5–FU 联合研究较多，有效率为 25%～35%。

到目前为止，晚期食管癌的化疗仍未能确定标准的治疗方案，DDP+5–FU 是联合化疗的基石，在此基础上联合新药，如紫杉醇（PTX）、多西他赛（TXT）、伊立替康（CPT–11）、吉西他滨（GEM）等，显示出较好的有效率和生存期。另外，不含 5–FU 的联合化疗方案的研究逐渐增多，多西他赛、紫杉醇、吉西他滨、伊立替康、长春瑞滨、卡培他滨、S–1 等均可与顺铂（或奈达铂）联合，这些联合方案的疗效并不低于或高于 5–FU+DDP 方案，有效率可达 35%～50%。

局部晚期或转移性食管癌常用的一线化疗方案分为三种情况。

第一，单药方案：有多西他赛、紫杉醇、吉西他滨、伊立替康、长春瑞滨、卡培他滨、S–1 等。

第二，两药联合方案：有 5–FU（或卡培他滨）+ 顺铂（或奥沙利铂）、伊立替康 + 顺铂（或 5–FU）、紫杉醇 + 顺铂或卡铂、紫杉醇（或多西他赛）+5–FU（或卡培他滨）、多西他赛 + 顺铂或伊立替康等

第三，三药联合方案：常用的有 DCF 方案，即多西他赛 + 顺铂 +5–FU；DCF 改良方案，即多西他赛 + 奥沙利铂 +5–FU（或卡培他滨）；ECF 方案，即表柔比星 + 顺铂 +5–FU；ECF 改良方案，即表柔比星 + 奥沙利铂（或顺铂）+5–FU 或卡培他滨等。

一、单药化疗

（一）5–FU

5–FU 单药的有效率在 15%～38%。

（二）紫杉醇（paclitaxel，PTX）

PTX 是目前晚期食管癌化疗中最常用和最有效的药物之一，单药有效率为 32%，中位生存为 13.2 个月。Kelsen D 等采用紫杉醇（PTX）单药治疗晚期食管癌，PTX 250mg/m^2，CIV 24h，第 1 天，每 21 天重复。结果显示 PTX 是治疗食管癌的一种有效的药物。

（三）多西他赛（DOC）

DOC 的作用机制与 PTX 相同，稳定微管作用是 PTX 的 2 倍。早期，Heath EI 等报道 DOC 治疗 22 例转移性或局部晚期不可手术的食管腺癌，具体为 DOC 75mg/m^2，第 1 天，每 3 周为 1 个周期，结果 RR 为 18%，均为初治患者，中位 OS 为 3.4 个月，1 年生存率为 21%。但中性粒细胞减少性发热为 32%。Muro K 等采用单用 DOC 70mg/m^2，第 1 天，每 3 周为 1 个周期，治疗转移性食管癌 49 例，94% 为鳞状食管癌，其中 36 例接受过铂类为基础的化疗，有效率 20%，88% 患者出现 3 级 / 4 级中性粒细胞减少，3 级厌食及乏力百分比为 18%、12%，中位 OS 为 8.1 个月，1 年生存率为 35%。DOC 单药治疗食管癌有效，但须当心中性粒细胞减少。

二、联合化疗

（一）5–FU+ 顺铂

5–FU 联合顺铂已成为晚期食管癌最常用的化疗方案之一，早期报道有效率为 15% ~ 45%。Meta 分析显示 5–FU+DDP 治疗食管鳞状细胞癌的有效率为 42% ~ 62%，治疗食管腺癌的有效率为 27% ~ 48%。

（二）紫杉类联合方案

1. 紫杉醇 + 卡铂

H–Rayes BF 等在一项 Ⅱ 期临床试验中采用紫杉醇（PTX）联合卡铂（CBP）治疗晚期食管癌患者 31 例，具体为 PTX 200mg/m^2，第 1 天；卡铂 AUC=5，第 1 天，每 3 周 1 个周期，结果显示：有效率为 43%，中位有效持续时间为 2.8 个月，中为生存时间为 9 个月，1 年生存率为 43%，主要的 3 级 / 4 级毒性为中性粒细胞减少（52%），无治疗相关性死亡。该方案疗效尚可。

2. 紫杉醇 + 顺铂

多项 Ⅱ 期临床研究证实，紫杉醇联合顺铂（DDP）进行化疗，有效率可达到 40% ~ 50%。vander Gaast A 等在 Ⅰ 期临床试验证明紫杉醇（PTX）联合顺怕（DDP）双周方案的可行性，具体为 PTX 180mg/m^2+DDP 60mg/m^2，每 2 周重复。Polee MB 等开展了一项 Ⅱ 期临床研究，入组 51 例患者，有效率 43%，其中 CR 4%、PR 39%，疾病稳定率为 43%，中位生存时间为 9 个月，患者耐受可。

3. 紫杉醇 + 顺铂 +5–FU

Ilson DH 等探讨紫杉醇（PTX）+ 顺铂（DDP）+ 氟尿嘧啶（5–FU）联合方案治疗晚期食管癌共 61 例，具体为 PTX 175mg/m^2，第 1 天；DDP 20mg/m^2，第 1~5 天；5–FU 1000mg/m^2，第 1~5 天，每 3 周为 1 个周期. 结果显示：RR 48%，中位 OS 为 10.8 个月，46% 患者需要减量，48% 患者需要住院来处理不良反应，其中最明显的是发热性粒细胞缺乏，虽然毒性明显，但可处理。

Tu L 等报告的回顾性分析 36 例上段食管癌患者，治疗方案为 TP 方案（紫杉醇 + 顺铂）+ 放疗，其中 PTX 13501mg/m^2 第 1 天；DDP 75mg/m^2，第 1 天，每 3 周为 1 个周期，放疗剂量平均 60Gy。

结果显示 1 年、2 年生存率分别为 83.3%、42.8%，中位 PFS 及 OS 分比为 12.0 个月、18.0 个月；3 级中性粒细胞减少、放疗诱导的食管炎、放射性皮炎分别为 13.9%、8.3%、22.2%。研究表明该方案有效。

（三）奈达铂联合方案

奈达铂（NDP）是第二代的铂类化合物，顺铂的衍生物，其抗肿瘤的作用类似于 DDP，但其肾毒性、胃肠道毒性均低于 DDP。

1. 奈达铂 +5–FU

YoShioka T 等采用奈达铂 +5–FU 治疗晚期食管癌。化疗剂量：奈达铂 80mg/m^2 或 100mg/m^2+5–FU 350mg/m^2 或 500mg/m^2，CIV 24h，第 1~50 天，治疗 17 例转移、复发或肿块大不能切除的食管癌，15 例患者可评价疗效及不良反应。

结果：有效率为 52.9%，获得 PR 患者的中位有效时间为 7 个月，不良反应轻，患者易耐受。

2. 紫杉醇 + 奈达铂

Cao 等采用 PTX 175mg/m^2，第 1 天；NDP80mg/m^2，第 1 天，每 3 周为 1 个周期，共治疗初治的晚期食管癌 48 例。结果：RR 为 41.7%，中位疾病进展时间为 6.1 个月，中位 OS 为 11.5 个月，估计 1 年 OS 率为 43.8%，2 年 OS 率为 10.4%。不良反应以血液学为主，其中 3 级 / 4 级贫血为 13.0%，3 级白细胞减少、中性粒细胞减少、血小板减少分别为 17.4%、17.4%、4.3%。

Gong Y 等评价了奈达铂联合紫衫醇治疗转移性食管癌 39 例，方案：奈达铂 80mg/m^2，第 1 天；PTX 175mg/m^2，第 1 天，每 21 天为 1 个周期。有效率为 43.6%，其中 CR 为 2.6%、PR 为 41%，中位 PFS 为 6.1 个月，中位 OS 为 10.3 个月，不良反应为 3 级 / 4 级中性粒细胞减少为 7.7%、3 级 / 4 级恶心 / 呕吐为 7.7%。该方案很有临床应用前景。

（四）多西他赛为主的联合方案

1. 多西他赛联合顺铂

Schull 等报告了一项临床研究的结果，采用 DOC 75mg/m^2，联合 DDP 50mg/m^2，第 1、15、28 天重复，共治疗 37 例晚期食管癌患者，获 RR 46%，其中 CR 4 例，中位生存时间为 11.5 个月，不良反应耐受良好。

2.DCF 方案

DCF 方案用于治疗晚期食管癌的研究报道较多，但样本量均偏小。Ferri LE 等开展了一项多中心Ⅱ期临床研究，采用 DCF 方案治疗 11 例晚期食管腺癌患者，其中 DOC 75mg/m^2，第 1 天；DDP 75mg/m^2，第 1 天；5-FU 750mg/m^2，CIV 24h，第 1~5 天，每 3 周为 1 个周期，共行 3 个周期。结果表明，围术期 DCF 对食管腺癌患者是高效、可耐受的治疗方案。Tamura S 等采用 DCF 方案治疗，方案为 DOC 60mg/m^2，第 1 天；DDP 70mg/m^2，第 1 天；5-FU 600mg/m^2，CIV 24h，第 1~5 天，每 4 周 1 个周期，治疗转移性食管鳞状细胞癌（SCCE）22 例，3 例 CR、7 例 PR，总有效率为 45.4%；3 级 /4 级血液学毒性分别为白细胞减少 52%、中性粒细胞减少 76%，发热性中性粒细胞减少 21%。

3. 多西他赛 + 伊立替康

Burtness B 等采用 DOC 联合伊立替康方案治疗 26 例不能手术切除 / 转移性食管癌，具体方案：DOC 35mg/m^2，第 1、8 天；伊立替康 50mg/m^2，第 1、8 天；每 21 天重复，治疗 3 个周期。有效率为 30.7%，中位疾病进展时间为 4.0 个月，中位 OS 为 9.0 个月，主要毒性为腹泻、中性粒细胞减少、高血糖。研究认为 DOC 与伊立替康联合方案在治疗晚期食管癌上具有前景。

（五）以伊立替康为主的方案

伊立替康（CPT-11）为半合成水溶性喜树碱衍生物，是 DNA 拓扑异构酶Ⅰ抑制剂。单药周剂量 CPT-11（125mg/m^2）治疗晚期食管癌的 ORR 为 15%。CPT-11 与 DDP 联合是最常用的联合化疗方案。

1. 伊立替康联合顺铂

Ilson DH 等用 CPT-11 65mg/m^2 联合 DDP 30mg/m^2，每周 1 次，连用 4 周，6 周重复，共治疗晚期食管癌 36 例。结果显示，有效率（RR）为 57%，中位 OS 为 14.6 个月。在该研究中，由于 CPT-11、DDP 均为周剂量给药方式，故不良反应发生率低，患者的耐受性好。

2. 伊立替康 +S –l

Nakajima Y 等采用伊立替康 +S-1 治疗晚期食管腺癌与食管胃结合部癌共 10 例，方案为伊立替康 80mg/m^2，第 1 天、d8+S-l 80mg/m^2，第 1 ~ 14 天，共给予 65 个周期化疗。结果显示，中位 PFS 为 8.4 个月，中位 OS 为 19.1 个月；仅 20% 的患者为中性粒细胞减少。伊立替康与 S-1 联合方案治疗食管腺癌有效，患者可耐受。

（六）吉西他滨为主的方案

1. 吉西他滨联合顺铂方案

Millar J 等采用吉西他滨联合顺铂治疗不能手术或转移性食管癌，具体化疗方案为吉西他滨 1250mg/m^2，第 1、8 天；顺铂 75mg/m^2，第 1 天，每 21 天为 1 个周期。入组 19 例患者后，吉西他滨下调至 1000mg/m^2，共治疗 42 例患者。结果显示，有效率为 45%，中位生存时间为 11 个月，鳞状细胞癌的疗效优于腺癌。另外，37% 出现 3 级 / 4 级中性粒细胞减少，非血液学毒性包括乏力、恶心 / 呕吐，均易处理。

2. 吉西他滨联合伊立替康方案

临床资料显示吉西他滨与伊立替康具有剂量依赖性的协同作用，Williamson 等用吉西他滨 1000mg/m^2，第 1、8 天，CPT-11 100mg/m^2，第 1、8 天，每 21 天为 1 个周期。共治疗 57 例晚期食管癌及食管胃结合部癌患者，中位 PFS 和中位 OS 分别为 3.7 个月和 6.3 个月，6 个月无进展生存率估计为 25%。此方案不良反应较大，限制了进一步的临床研究。

（七）以雷替曲塞为主的方案

雷替曲塞（RTX）是一种喹唑啉叶酸盐类似物，为新型水溶性 TS 特异性选择性抑制剂。通过叶酸盐转运载体（RFC）转运至细胞内，被多聚谷氨酰合酶（FPGS）代谢为多聚谷氨酰化合物，选择性抑制 TS，从而产生抗肿瘤作用。由于 5-FU 需要静脉持续输注所带来的心脏毒性以及频繁出入院、使用静脉泵等，对于不适合或不能耐受 5-FU 的晚期肿瘤患者，RTX 作为优先选择的替代治疗药物。

最早，Eatock 等在晚期胃癌、食管胃结合部癌、食管癌患者中进行了Ⅰ期临床研究，选择 RTX 2mg/m^2、2.5mg/m^2 和 3mg/m^2 三个剂量等级，三个剂量等级均与顺铂和表柔比星联合治疗，其中顺铂 60mg/m^2、表柔比星 50mg/m^2，每 3 周重复。结果：RR 为 38%，中位 OS 为 9.9 个月，研究者建议采用 RTX 2.5mg/m^2 作为后续的Ⅱ期临床研究的推荐剂量。

Mackay 等用 ECT 方案治疗 21 例不能手术切除的或转移性食管胃结合部腺癌患者，具体化疗方案为表柔比星 50mg/m^2+ 顺铂 60mg/m^2+ 雷替曲塞 2.5mg/m^2，每 3 周重复，至少行 3 个周期化疗。结果：RR 为 29%，疾病稳定（SD）为 19%，中位疾病进展时间为 19 周，不良反应较明显，但可耐受。

三、晚期食管癌的二线治疗

目前，晚期食管癌一线化疗进展后，缺乏有效的或推荐的二线化疗方案。由于我国的食管癌以鳞状细胞癌为主，一线化疗中多选择以顺铂为主的化疗方案，因此，在晚期食管癌的二线化疗中，一般很少再次选择顺铂。根据患者之前的治疗和身体状况，可供选择的二线治疗方案较多，其中单药有多西他赛（TXT）、紫杉醇、伊立替康、雷替曲塞等；联合方案有 TXT+ 顺铂 +5-FU、TXT+ 奈达铂、TXT+ 合伊立替康、伊立替康 + 顺铂、伊立替康 +5-FU，或卡培他滨、雷替曲塞的联合方案等。

（一）以多西他赛为主的方案

无论是多西他赛（TXT）单药，还是 TXT 与其他药物联合，在二线治疗食管癌上，均表现为有效的药物。

1. TXT 单药

Moriwaki T 等比较 TXT 单药与最佳支持治疗（BSC）二线治疗铂类耐药的晚期食管癌的疗效，其中 TXT 组 66 例、BSC 组 45 例。TXT 组的中位 PFS 为 5.4 个月，而 BSC 组为 3.3 个月，TXT 单药治疗为独立的预后因子，结果表明 TXT 单药可以延长铂类耐药的晚期食管癌患者的生存时间。

Ford HE 等在积极控制症状（ASC）的基础上，采用 TXT 单药二线治疗对铂类联合 5-FU 耐药的晚期食管腺癌、食管胃结合部癌及胃癌患者，评价疗效及健康相关生活质量（HRQOL）。TXT 剂量为 75mg/m^2，第 1 天，每 3 周重复，最多为 6 个周期。168 例患者，分为 TXT 组 84 例、积极控制症状（ASC）组 84 例。结果显示 TXT 组的中位 OS 为 5.2 个月，而 ASC 组为 3.6 个月；TXT 组的 3 级 / 4 级中性粒细胞减少、感染、发热性中性粒细胞减少均高于 ASC 组；TXT 组的疼痛、恶心 / 呕吐、便秘等发生率更低；两组的总体 HRQOL 无差别，而疾病特异性 HRQOL 显示 TXT 组可以明显地减少吞咽困难和腹痛。结果表明 TXT 可推荐用于二线治疗对铂类和 5-FU 耐药的食管与胃腺癌患者。

2. TXT+DDP+5-FU

Shim HJ 采用 TXT 联合 DDP 二线治疗对 5-FU 或顺铂耐药的晚期食管癌，化疗方案：TXT 75mg/m^2，，第 1 天；DDP 75mg/m^2，第 1 天，每 3 周重复。治疗 38 例患者，1 例（2.6%）CR、12 例（31.6%）PR、12 例（31.6%）疾病稳定，有效率为 34.2%，中位 PFS 为 4.5 个月，中位 OS 为 7.4 个月。3 级 / 4 级血液学毒性：中性粒细胞减少 52.6%、白细胞减少 47.3%；3 级 / 4 级非血液学毒性：乏力 31.6%、恶心 18.4%、外周神经毒性 15.8%。该方案可以作为难治性食管癌的解救方案。

Tanaka 等联用 TXT、5-FU 和 DDP 治疗铂类耐药晚期食管癌患者 20 例。其中 TXT 60mg/m^2，第 1 天；5-FU 500mg/d+DDP 10mg/d，第 1~5 天，每 3 周 1 个周期。其中 CR 1 例，PR 6 例，SD 6 例，中位 TTP、OS 分别为 4 个月和 8 个月。不良反应可耐受，其中 3 级或 3 级以上中性粒细胞减少的发生率为 65%。

3. 多西他赛 + 卡培他滨

LiX 等采用多西他赛 60mg/m^2，第 1 天；卡培他滨 825mg/m^2，第 1 ~ 14 天，每 3 周为 1

个周期，二线治疗晚期食管鳞状细胞癌，患者一线治疗方案为5-FU联合顺铂，共治疗30例患者。有效率为23.3%，疾病稳定为43.4%；中位疾病进展时间为3.0个月，中位OS为8.3个月；3级/4级不良反应为33.3%中性粒细胞减少、16.7%贫血、10%血小板减少、13.3%手足综合征、10%乏力。

4. 多西他赛+S-1

Nakamura T等采用多西他赛联合S-1二线治疗转移性/复发食管癌，方案为多西他赛30mg/m^2，第1、15天；S-1 80mg/m^2，第1~14天，每4周为1个周期。治疗21例患者，其中14例有治疗反应，分别为3例PR、8例SD、3例PD，中位OS为10个月，1年生存率为38%。结果显示多西他赛联合S-1二线治疗转移性/复发食管癌为一个可行的方案。

5. 多西他赛联合奈达铂

Akutsu Y等采用多西他赛联合奈达铂二线治疗对5-FU/DDP方案耐药的手术不可切除的食管鳞状细胞癌，化疗方案为多西他赛50mg/m^2，第1、8天；奈达铂50mg/m^{2}第8天，治疗12例患者。结果：无CR或PR患者，SD为33%，白细胞减少为67%；1年生存率为26.7%，中位生存时间为7.8个月，中位疾病进展时间为2.0个月。同样，Irino T等采用多西他赛联合奈达铂二线治疗晚期食管癌，化疗方案为多西他赛30mg/m^2，第1天；奈达铂40mg/m^2，第1天，每2周重复。治疗15例患者，无有效患者，疾病控制率为6.7%（1例），中位疾病进展时间为2.1个月，中位OS为7.0个月，3级的中性粒细胞减少和血小板减少分别为26.7%（4例）、6.7%（1例）。结果显示，多西他赛联合奈达铂2周方案安全，但疗效一般。另外，Yoshioka T等采用多西他赛联合奈达铂二线治疗放化疗后的晚期食管鳞状细胞癌，治疗12例患者，其中3例患者有效，化疗方案为多西他赛30mg/m^2，第1、15天；奈达铂30mg/m^2，第1、15天，每4周重复。Matsumoto H等也采用多西他赛联合奈达铂二线治疗化疗后的晚期食管鳞状细胞癌，治疗9例患者，其中2例患者有效，化疗方案为多西他赛30mg/m^2，第1、8、15天；奈达铂30mg/m^2，第1、8、15天，每4周重复，结果显示中位OS为331天，2年生存率为11.1%。

6. 多西他赛联合伊立替康

Lordick F等开展了一项Ⅱ期临床研究，采用伊立替康160mg/m^2，第1天；多西他赛65mg/m^2，第1天，每3周为1个周期的方案来治疗顺铂耐药的食管癌患者。由于入组的4例患者出现严重的骨髓抑制，均出现中性粒细胞减少伴发热，调整剂量后入组24例患者，调整后为伊立替康55mg/m^2，第1、8、15天；多西他赛25mg/m^2，第1、8、15天，每4周为1个周期。5例患者出现严重不良反应，9例患者出现3级/4级非血液学毒性，中位生存时间为26周，有效率为12.5%。

7. 多西他赛单药对比多西他赛联合铂类

Song Z等采用以多西他赛为基础的化疗方案二线治疗对5-FU为基础的一线化疗耐药的晚期食管鳞状细胞癌（ESCC），治疗85例患者，44例为多西他赛联合铂类，41例为多西他赛单药，全组中位 PFS、OS 分别为 3.5 个月、5.5 个月。多西他赛联合铂类与多西他赛单药之间的 PFS 及 OS 均有差异，其中一线化疗有效的 ESCC 患者，其二线治疗的疗效较好。

（二）伊立替康为主的方案

1. 伊立替康单药

Burkart C 等采用单药伊立替康二线治疗转移性食管癌，所有患者对以铂类为基础的化疗耐药，伊立替康为 100mg/m^2，第 1、8、15 天，每 4 周为 1 个周期，治疗 14 例患者，其中 13 例可评价疗效，2 例 PR，3 例 SD，8 例 PD，中位疾病进展时间为 2 个月，中位生存时间为 5 个月；3 级不良反应为腹泻 3 例、发热 1 例、疼痛 1 例。单药伊立替康治疗顺铂耐药食管癌的疗效适度。

2. 伊立替康联合 5–FU+ 亚叶酸钙

伊立替康（CPT–11）联合 5–FU+CF 方案用于晚期食管癌的二线治疗，小样本结果显示疗效确切，耐受良好。Assersohn L 等采用伊立替康 +5–FU+ 亚叶酸钙治疗晚期或转移性食管胃癌，化疗方案为伊立替康 180mg/m^2，第 1 天；亚叶酸钙 125mg/m^2，第 1 天；5–FU 4000mg/m^2 静脉推注，第 1 天；5–FU 1200mg/m^2，CIV 48h，每 2 周重复。治疗 38 例患者，有效率为 29%，病情稳定为 34%；肿瘤相关症状改善：吞咽困难 78.6%、反流 60.0%、疼痛 4.5%、厌食 64.3%、体重丢失 72.7%；3 级 / 4 级毒性分为贫血 13.2%、中性粒细胞减少 26.4%、发热性中性粒细胞减少 5.2%、恶心 / 呕吐 13.2%、腹泻 7.9%; 中位生存时间为 3.7 个月，中位 OS 为 6.4 个月。

（三）其他

1. 紫杉醇 + 卡培他滨

Yun T 等采用紫杉醇联合卡培他滨二线治疗晚期食管鳞状细胞癌（ESCC），化疗方案：紫杉醇 80mg/m^2，第 1、8 天；卡培他滨 900mg/m^2，第 1～14 天，每 3 周重复。治疗 20 例患者，有效率为 45%，中位 OS 为 8.4 个月。结果表明每周紫杉醇联合卡培他滨二线治疗 ESCC 疗效好、患者耐受性好。

2. S–1 单药

Akutsu Y 等采用 S–1 单药二线或三线治疗食管鳞状细胞癌（ESCC）20 例，其中，CR 1 例、PR 4 例、SD 7 例、PD 8 例，3 级不良反应为贫血 2 例、白细胞减少 1 例、乏力 3 例、腹泻 3 例，1 年 PFS 为 10.0%，中位 PFS 为 100 天，1 年 OS 为 30.5%，中位 OS 为 330 天。

3. MIC 方案

Park BB 等采用 MIC 方案二线治疗转移性或复发性食管鳞状细胞癌（ESCC）19 例患者。MIC 方案：丝裂霉素 6mg/m^2，第 1 天；异环磷酰胺 3g/m^2，第 1 天；顺铂 50mg/m^2，第 1 天，每 3 周重复。既往治疗方案为 5-FU/ 顺铂、卡培他滨 / 顺铂。19 例患者中有效率为 15.8%，疾病控制率为 42.1%，疗效一般。

4. TXT 对比 PTX

Shirakawa T 等比较 TXT 单药与 PTX 单药二线治疗食管鳞状细胞癌（ESCC）的疗效，所有患者为 5-FU/DDP 耐药，TXT 剂量为 70mg/m^2，第 1 天，每 3 周重复；PTX 为 100mg/m^2，每周 1 次，连用 6 周，休 1 周，每 7 周重复。共 163 例患者，其中：TXT 组 132 例、PTX 组 31 例；PTX 组的中位 PFS、OS 分别为 2.3 个月、6.1 个月，TXT 组分别为 2.3 个月、5.3 个月；TXT 组的 3 级 / 4 级中性粒细胞减少为 32.6%，而 PTX 组为 16.1%；TXT 组中有 6.1% 为发热性中性粒细胞减少。结果表明，PTX 和 TXT 二线治疗 ESCC 均有效，但毒性不同。

总之，对于晚期、复发、转移性食管癌，应予以姑息性治疗，其目的是提高生活质量、延长生存期。由于在随机临床试验中，部分研究显示对于晚期食管癌患者，化疗较最佳支持治疗没有显示出生存优势，所以不必过度强调化疗，一般 4 ~ 6 个周期。然而，化疗有效的患者，可以再维持治疗 4 ~ 6 个周期，但务必关注不良反应的发生。化疗无效者建议给予新的药物组成方案，符合条件者可考虑进行包括靶向治疗在内的临床试验，给予最佳支持治疗。另外，化疗联合靶向药物用于食管癌治疗的研究也逐渐增多，关于化疗联合靶向药物的相关内容归入食管癌的靶向治疗章节，不在此介绍。

第七章　食管癌的放疗

» 第一节　放疗在食管癌治疗中的地位

肿瘤放射治疗（简称放疗）是利用放射线如放射性核素产生的 α、β、γ 射线和各类 X 射线治疗机或加速器产生的 X 射线、电子线、质子束及其他粒子束等治疗恶性肿瘤的一种方法。

肿瘤放疗就是用放射线治疗癌症。放射治疗已经历了一个多世纪的发展历史。在伦琴发现 X 射线、居里夫人发现镭之后，放射线很快就用于临床治疗恶性肿瘤，直到目前，放疗仍是恶性肿瘤重要的局部治疗方法。大约 70% 的癌症患者在治疗的过程中需要用放疗，约有 40% 的癌症患者可以用放疗根治。放疗在肿瘤治疗中的作用和地位日益突出，已成为治疗恶性肿瘤的主要手段之一。

放疗虽然仅有几十年的历史，但发展较快。由于超高压治疗机的使用，辅助工具的改进和经验的积累，治疗效果得到显著提高。中国有 70% 以上的癌症患者需用放射治疗，美国统计也有 50% 以上的癌症患者需用放射治疗。放疗几乎可用于所有的癌症治疗，对许多癌症患者而言，放疗是唯一的必须用的治疗方法。

成千上万的人单用放疗或并用放疗、手术治疗、化学治疗和生物治疗后，达到了治愈目的。医生在患者手术前，可以用放疗来缩小肿瘤，使之易于切除；手术后，可用放疗来抑制残存癌细胞的生长。

在我国，手术仍是治疗食管癌的主要手段，但局部晚期食管癌患者的预后不尽人意，ⅡA～Ⅲ期食管鳞状细胞癌患者接受单纯手术治疗后的 5 年生存率仅为 20.64%~34%，多数患者在术后 3 年内出现转移或局部复发。中晚期食管癌单纯手术治疗的不良预后促使医学工作者探索在治疗方案中加入放疗、化疗或放化疗，但目前的证据显示，术后化疗或放疗均未明显改善患者预后，亦无足够的证据证明术前放疗有效。而新辅助治疗，包括术前放化疗和术前化疗，尤其是前者有望提高食管癌患者预后。

具体方案应根据病理形态、病期早晚、病变部位、患者一般情况及有无淋巴结转移等情况来决定。有资料表明，病变长度小于 3cm 者（阳泉会议 0～Ⅰ期）的早期食管癌单纯放疗 5 年生存率在 80% 以上。胸上段及胸中段不低于手术治疗，而胸下段食管癌放射治疗的生存率稍低于手术治疗。所以，对于颈段和胸上段食管癌，应首先选用放疗。胸下段食管癌应以手术治疗为首选，胸中段食管癌应选择放疗和手术综合治疗。单纯药物治疗食管癌疗效仍差，只能做姑息治疗。放射增敏剂及物理增敏方法的研究，提高了放射线和某些化疗药物对食管癌的敏感性，也可以作为综合治疗的手段使用。

食管癌放疗反应少、危险性小，又有肯定的疗效，所以适应证范围宽。一般情况中等，无锁骨上淋巴结转移，无声带麻痹，无远处转移，病变短于 7cm，狭窄不显著，无穿孔前 X 线征象，无显著胸背痛者，均可视为根治性放疗的适应证。为缓解症状、减轻痛苦、改善生存质量可行姑息性放疗。在放疗过程中，由于患者一般状况的改变和病情的变化，治疗方针也要随之而改变。

» 第二节　放疗前检查

一、血液生化检查

对于食管癌，目前无特异性血液生化检查。食管癌患者血液碱性磷酸酶或血钙升高考虑骨转移的可能，血液碱性磷酸酶、谷草转氨酶、乳酸脱氢酶或胆红素升高考虑肝转移的可能。

二、影像学检查

（一）食管造影检查

食管造影检查是可疑食管癌患者影像学诊断的首选检查，应尽可能采用低张双对比方法。对隐伏型等早期食管癌无明确食管造影阳性征象者应进行食管镜检查，对食管造影提示有外侵可能者应进行胸部 CT 检查，食管造影是食管癌患者定期复查的重要项目。

（二）CT 检查

胸部 CT 检查目前主要用于食管癌临床分期、确定治疗方案和治疗后随访，增强扫描有利于提高诊断准确率。CT 能够观察肿瘤外侵范围，T 分期的准确率较高，CT 片以食管壁厚多于 0.5cm 为病变存在，可以帮助临床判断肿瘤切除的可能性及制订放疗计划；对有远处转移者，可以避免不必要的探查术。

Moss 首先提出食管癌 CT 的 T 分期标准，与临床分期对照，一致性较差。T_{io} 分期：T_1，食管壁厚 5 ~ 10mm，无明显纵隔侵犯；T_2，食管壁厚 > 10mm；T_3，食管壁厚 > 15mm；T_4，明显侵犯纵隔和邻近结构如主动脉、气管。CT 诊断食管癌 T 分期的敏感性为 25%~87%，特异性为 60% ~ 94%。术前 CT 分期与手术标本的 TNM 分期相比，局部晚期病变（$T_{3\sim4}$）的符合率高达 54% ~ 94%，表浅病变（$T_{1\sim2}$）的准确率低于 33%。CT 对评估食管旁淋巴结有无转移并无太多意义：①因为淋巴结即使已有转移直径也不太大，部分转移淋巴结直径各 10mm（正常一般或 7mm）。②食管旁区域淋巴结转移并不是手术禁忌。CT 预测食管癌患者气管支气管受侵的准确率高达 85% ~ 100%；CT 对 N 分期与手术标本的病理结果相比，准确率为 40% ~ 86%，敏感性为 55% ~ 77%，特异性为 79% ~ 97%；CT 诊断远处转移，准确率为 63% ~ 90%，敏感性为 8% ~ 53%，特异性为 86% ~ 100%，腹腔淋巴结的准确率为 67% ~ 81%。

彰俊杰等提出改良 T 分期标准，与术后病理 T 分期有较好的一致性：T_1，壁厚 5 ~ 10mm；T_2，壁厚 10 ~ 20mm；T_3，＞ 10mm，与周围组织间隙消失，溃疡型＞ 5mm；T_4，包括任何 T，和周围组织、淋巴结融合。刘明等分析 472 例食管癌患者的 X 线造影和 CT 片：长度 0 ~ 15cm，平均 5.897cm，中位数 6.0cm；浸润深度 0 ~ 7.0cm，平均 2.0551cm，中位数 2.0cm。食管癌病变长度与浸润深度两者关系呈正相关，相关系数 R =0.459（P < 0.001），但不呈直线关系。

（三）PET/CT 检查

不作为常规应用，PET 诊断肿瘤的基础是利用肿瘤与正常组织之间生理、代谢和功能结构的差异。肿瘤细胞增殖速度快，葡萄糖酵解和氧化代谢均增加，所以葡萄糖利用率增高，并发现恶性程度越高的肿瘤，糖利用率增高越明显；肿瘤细胞能浓聚 ^{18}FDG 是其表面转运葡萄糖的分子表达增加，且已糖激酶的表达增高，活性增强。由于肿瘤细胞内酶异常导致糖代谢不能继续进行，使肿瘤细胞内被标记的 FDG 聚集而得以显示。PET 预测淋巴结转移：准确率 48% ~ 92%，敏感性 42% ~ 52%，特异性 79% ~ 100%。PET 对 T 的分期：PET 的局限性表现为不能评估 T 分期，原因是 PET 无法显示食管壁的解剖层次。

PET/CT 有助于鉴别放化疗后肿瘤未控制、复发和瘢痕组织。PET 检查还能发现胸部以外更多的远处转移。有研究发现，FDG/PET 检查和 CT+EUS 比较，FDG/PET 特异性较高（98% ~ 90%，P =0.025），而敏感性相似（43% 比 46%，NS）。最新研究，PET/CT 对探测食管癌原发瘤的敏感性高达 95%，而对探测淋巴结的敏感性只有 33% ~ 46%。有一研究，共纳入 30 例病例，10% 的病例因扫描阳性，照射野需要改变，有的要加锁骨上野，有的要加腹腔淋巴引流区照射野，提示了 FDG/PET 在食管癌放疗计划中的潜在作用。FDG/PET 还可以用来判断放化疗后原发瘤和淋巴结对治疗的反应，敏感性分别达 78% 和 75%。现在市场上已经有 PET/CT，二者的图像可以融合，更有助于放疗计划的制订。

（四）EUS 检查

EUS 即超声内镜检查，正常食管在 EUS 时管壁从内向外显示高低回声 5 层结构，即黏膜、黏膜肌层、黏膜下层、固有肌层、外膜或浆膜层。

EUS 是目前食管癌治疗前临床分期的金标准：T 分期准确率 81%~92%，敏感性 82% ~ 85%，特异性 82% ~ 91%。其中，各期准确率分别为：T_1 83%~100%，T_2 61%~81%，T_3 89%~95%，T_4 82%~100%；EUS 诊断早期食管癌（T_{is}，T_1）的准确率高达 97%。EUS 诊断

的淋巴结转移与手术标本或活检结果相比：准确率 71%～88%，敏感性 31%～68%，特异性 75%～89%；准确率 N_0 为 64%～75%，N_1 为 68%～97%。EUS 诊断食管癌 T、N 期的关系：Rice 分析了 359 例食管癌治疗结果，黏膜内癌区域淋巴结转移 2.8%，黏膜下癌区域淋巴结转移 20.8%，P=0.033。按浸润深度分为：T_1 期，侵及 1、2、3 层，4 层完整无增厚；T_2 期，侵及第 4 层，不规则增厚，第 5 层完整光滑；T_3 期，第 4 层断裂，第 5 层向外突出，断裂不规则；T_4 期，侵及邻近脏器组织，与其分界不清。判断转移淋巴结的标准为：直径大于 1cm，形态呈类圆形或圆形，边界清楚，低回声，内部回声均质。EUS 诊断食管癌 T、N 期的关系：原位癌区域淋巴结转移率为 0，T_1 期区域淋巴结转移率为 11%，T_2 期淋巴结转移率为 43%，T_3 期淋巴结转移率为 77%，T_4 期淋巴结转移率为 67%（P=0.001）。EUS 用于诊断食管癌 T 分期存在局限性：①食管癌病变梗阻严重时，超声探头无法通过管腔。②探头频率低，一般为 5.0～7.5MHz，超声图像分辨率低，清晰度差，区别 T_{1a} 与 T_{1b} 病变困难。③裸体探头易受肿瘤组织挤压，形成图像伪影。EUS 诊断食管癌分期（TNM）总的准确率仅达 60%，其中Ⅱ、Ⅲ、Ⅳ期的准确率分别为 70%、95%、71%。EUS 准确性与肿瘤大小有关：原发肿瘤大于 5cm 的准确率为 82%，原发肿瘤小于 5cm 的准确率为 52%，P=0.05。EUS 对 N 的分期：原发肿瘤大于 5cm 的淋巴结准确率为 88%，原发肿瘤小于 5cm 的淋巴结准确率为 59%，P=0.05。EUS 对 M 的分期：原发肿瘤大于 5cm 的淋巴结准确率为 92%，原发肿瘤小于 5cm 的淋巴结准确率为 56%，P=0.001。

（五）MRI 检查

正常食管壁的 MRI 表现，尤其是 FSE T_2 WI 的观察结果，拟定的食管癌 T 分期判断标准如下：$T_{1\sim2}$ 期，病灶周边肌层线状低至中等信号影完整；T_3 期，病灶周边肌层线状低至中等信号影中断或消失；T_4 期，病灶与邻近结构间脂肪间隙消失并伴邻近结构受侵征象；MRI 对癌肿浸润至黏膜层及黏膜下层，即 T_1 期和 T_2 期的区分尚有一定困难；正常食管壁为 3 层不同信号：T_2WI 上最内层高信号影为黏膜层和黏膜下层，中间层低至中等信号影为肌层，最外层高信号影即外膜。

超顺磁性氧化铁（SPIO）增强 MRI 检查为新型的检查技术，成像原理为利用正常淋巴结内有巨噬细胞，而转移淋巴结内巨噬细胞数量明显减少，吞噬 SPIO 能力减弱，在 T_2 上表现为高信号，其为功能成像。Nishimura 等指出，SPIO 增强 MRI 诊断食管癌淋巴结转移的灵敏度、特异度、准确率分别为 100%，95.4%，96.2%。Will 等综合分析 MRI 增强扫描和 MRI 平扫对各种肿瘤淋巴结转移的诊断准确性指出，SPIO 增强 MRI 检查诊断淋巴结转移的整体灵敏度、特异度为 88%、96%，而 MRI 平扫的灵敏度、特异度则为 63%，93%。Choi 等用兔子髂淋巴结转移作为研究对象，研究结果表明，SPIO 增强 MRI 对淋巴结转移诊断的灵敏度比 PET/CT 高，对直径＜ 5mm 的淋巴结尤其显著，而二者特异性差别不大，整体准确性则 SPIO 增强 MRI 比 PET/CT 高；但是 SPIO 增强 MRI 也有一定的假阳性，原因可能为造影剂所给的剂量不足及炎性反应淋巴结。由于炎性增大的淋巴结巨噬细胞仍存在于髓窦内，因此其对造影剂的吸收会相对正常大小淋巴结有所减少。

（六）内镜检查

内镜检查是食管癌诊断中最重要的手段之一，对于食管癌的定性定位诊断和手术方案的选择有重要的作用；是对拟行手术治疗的患者必需的常规检查项目。此外，内镜检查前必须充分准备，建议应用去泡剂和去黏液剂，仔细观察各部位，采集图片，对可疑部位应用碘染色和放大技术进一步观察，进行指示性活检，这是提高早期食管癌检出率的关键。提高食管癌的发现率，是现阶段降低食管癌死亡率的重要手段之一。

（七）超声检查

超声检查主要用于发现腹部脏器、腹部及颈部淋巴结有无转移。

» 第三节　根治性放疗及同步放化疗

根治性放疗的适应证：患者一般情况在中等以上（KPS 评分＞ 70）；病变长度以不超过 8cm 为宜；没有穿孔或窦道瘘管形成，没有穿孔前兆或胸背剧痛；可以进半流食或普食；无锁骨上和腹腔淋巴结转移，无声带麻痹，无远处转移；初次治疗（仅指放射治疗）；争取有细胞学或病理学诊断依据（特别是表浅癌）。食管癌根治性放疗的照射剂量为 60 ~ 70Gy/6 ~ 7 周。食管癌后程加速超分割放疗国内外已有许多报道，其方法为放射治疗总剂量开始的 2/3（40Gy 左右）采用常规分割照射，后 1/3 剂量改用加速超分割照射。与常规分割相比，分割次数增加，总疗程缩短，总剂量相同。荟萃分析表明，后程加速超分割放疗比常规分割放疗提高了食管癌的 3 年生存率。

一、照射野的设计

根据食管钡餐造影和 CT 检查结果，在模拟定位机上吞钡定位；有条件者采用 TPS 计划优化照射野。近年来 CT 模拟定位计划系统的应用，可以使食管癌放疗设野更加精确，对颈段及胸廓入口处食管肿瘤尤为适用。照射野的长度，在模拟机下观察，一般超出病变上下端各 3 ~ 4cm，宽度根据 CT 检查结果而定，如无明显外侵一般为 5 ~ 6cm；如果外侵明显或伴淋巴转移，照射野适当放宽至 6 ~ 8cm。常规采用三野照射，即前一个垂直野，后两个角度野；患者仰卧位，机架角正负 120° ~ 130° ，根据二维 TPS 显示，此种方法剂量分布比较合理，使脊髓和肺的照射量在正常耐受范围内；颈和胸上段食管由于与脊柱距离近，采用常规三野照射时往往脊髓难以避开，此时可以采用两个前野角度照射，机架角正负 45° ~ 50° ，或用左后右前斜野以避开脊髓为原则；有时上段食管癌患者由于脊柱弯曲，上端几乎靠近脊柱，两后斜野照射时上端脊髓无法避开，如遇这种病例可以采用不规则野，将上端靠脊柱侧用铅块遮挡。若用 CT 模拟定位、采取三维 CRT 技术，会取得优化的放疗计划，治疗更理想。

二、照射剂量

有关食管癌的根治性放射剂量，根据多年研究认为，适宜剂量为 60 ~ 70Gy，研究者分别以 4 个剂量组进行统计发现：41 ~ 50Gy 组，5 年生存率为 3.5%，10 年生存率为 0；51 ~ 60Gy 组，5 年生存率为 9.2%，10 年生存率为 5% ~ 6%；61 ~ 70Gy 组，5 年和 10 年生存率分别为 15.9% 和 6.6%；大于 70Gy 剂量组，5 年和 10 年生存率各为 4.6% 和 1.1%。

中国医学科学院肿瘤医院总结经放疗手术切除标本的病理检查结果发现，无癌率在 40Gy 以上为 24%，50Gy 以上为 33.3%，60Gy 以上为 31.8%，70Gy 以上为 33%。可见食管癌放射治疗局部切除标本的无癌率与剂量增加并不完全成正比。60Gy 以上再增加剂量并未明显提高生存率。

三、较早期食管癌（临床Ⅰ ~ Ⅱ A 期）

（一）适应证

（1）拒绝手术或因心肺疾患等不能手术患者。

（2）CT 显示没有明显肿大 / 转移淋巴结者。

（二）勾画靶区的标准

GTV：以影像学（如食管造影片）和内镜（食管镜和（或）腔内超声）可见的肿瘤长度，CT 片（纵隔窗和肺窗）显示原发肿瘤的（左右前后）大小为 GTV。

CTV1：在 GTV 左右前后方向均放 0.5 ~ 0.8cm（平面），外放后将解剖屏障，包括做调整。

PTV1：CTV1+0.5cm。

CTV2：包括预防照射的淋巴引流区。

上段：锁骨上淋巴引流区、食管旁、2 区、4 区、5 区、7 区。

中段：食管旁、2 区、4 区、5 区、7 区的淋巴引流区。

下段：食管旁、4 区、5 区、7 区和胃左、贲门周围的淋巴引流区。

病变上下（在 GTV 上下方向）各外放 3 ~ 5cm。

PTV2：在 CTV2 基础上各外放 0.5~0.7cm。

（三）放疗剂量

95% PTV 60Gy/30 次（2Gy/ 次）+ 选择性腔内放疗，或 95% PTV2 50Gy/25 次 /5 周 + 95% PTV1 20Gy/10 次。

四、中晚期食管癌

原发肿瘤较大（≥ T_3）和（或）CT 扫描片显示肿大淋巴结（Ⅱb～Ⅳ期）。

（一）勾画靶区的标准

GTV：以影像学（如食管造影片）和内镜（食管镜和 / 或腔内超声）可见的肿瘤长度。CT 片（纵隔窗和肺窗）显示原发肿瘤的（左右前后）大小为 GTV 和 CT 片显示肿大淋巴结（如肿大淋巴结远离原发病灶）和 / 或触诊可确定的转移淋巴结部位如锁骨上淋巴结，气管旁淋巴结为 GTVnd。

CTV：包括 GTV 和 GTVnd+ 预防照射的淋巴引流区（各段食管癌靶区勾画的标准与 CTV2 相同）。

PTV：在 CTV 基础上各外放 0.5cm。

（二）单一放疗剂量

95% PTV 60～70Gy/30～35 次（2Gy/ 次）。推荐中晚期食管癌进行同步放化疗。建议方案：PDD 25～30rag/m^2 × 3～5 天；5-FU 450～500mg/m^2 × 5 天（推荐静脉连续输注），28 天为 1 个周期 ×2 个周期。1～3 个月后巩固化疗 3～4 个周期。

同步放化疗时的放疗剂量：95% PTV 60Gy/30 次（2Gy/ 次）。

» 第四节　术后放疗及术后同步放化疗

一、完全切除手术后

（根治性手术）Ⅱa（$T_{2\sim3}N_0M_0$—淋巴结阴性组）患者推荐进行术后预防性放疗。

（一）勾画靶区的标准

胸上段（CTV）：上界为环甲膜水平；下界为隆嵴下 3cm，包括吻合口、食管旁、气管旁、下颈、锁骨上、2 区、4 区、5 区、7 区等相应淋巴引流区。

胸中段（CTV）：上界为胸 1 椎体的上缘，包括锁骨头水平气管周围的淋巴结，包括相应纵隔的淋巴引流区（如食管旁、气管旁、下颈、锁骨上、2 区、4 区、5 区、7 区等相应淋巴引流区），下界为瘤床下缘 2～3cm。

PTV：在 CTV 基础上均外放 0.5cm。

（二）处方剂量

95% PTV 54～60Gy/27～30 次 /5.4～6 周。

二、Ⅱb～Ⅲ期患者推荐放化疗同时进行（同步放化疗）

（一）上段食管癌患者的照射范围（CTV）与淋巴结阴性组相同

上界：环甲膜水平。

下界：隆嵴下 3～4cm。

包括吻合口、食管旁、气管旁、锁骨上、2 区、4 区、5 区、7 区等相应淋巴引流区。

（二）中下段食管癌（CTV）

CTV：原发病变的长度 + 病变上下各外放 5cm+ 相应淋巴引流区（按此标准勾画靶区时，中段食管癌患者的上界建议设在 T，上缘，便于包括 2 区的淋巴引流区）。

PTV：在 CTV 基础上外放 0.5cm。

（三）处方剂量

95% PTV 54～60Gy/27～30 次（2Gy/ 次）。靶体积内的剂量均匀度为 95%~105% 的等剂量线范围内，PTV 为 93%～107%。

（四）推荐化疗方案

PDD+5–FU，化疗剂量同单一放疗，28 天为 1 个周期，共 2 个周期。1～3 个月后，进行 3～4 个周期的巩固化疗。

» 第五节　术前放疗及新辅助放化疗

一、勾画靶区的标准

CTV：以影像学（如食管造影片）和内镜（食管镜和 / 或腔内超声）可见的肿瘤长度，CT 片（纵隔窗和肺窗）显示原发肿瘤的（左右前后）大小为 GTV。

CTV：在 GTV 左右前后方向均放 0.5～0.8cm（平面）。

包括预防照射的淋巴引流区：上段，锁骨上淋巴引流区、食管旁、2 区、4 区、5 区、7 区；中段，食管旁、2 区、4 区、5 区、7 区的淋巴引流区；下段，食管旁、4 区、5 区、7 区和胃左、贲门周围的淋巴引流区。病变上下（在 GTV 上下方向）各外放 3～5cm。

PTV：在 CTV 基础上各外放 0.5～0.7cm。

二、处方剂量

95% PTV 40Gy/20次(2Gy/次)。靶体积内的剂量均匀度为95%～105%的等剂量线范围内，PTV 为 93%～107%。

中国医学科学院肿瘤医院胸外科及放疗科进行了食管癌术前放疗随机分组研究，得出结论：术前放疗＋手术减少淋巴结转移率，肿瘤明显缩小，降期显著，降低局部和区域复发，提高手术切除率，提高生存率，不增加手术合并症；其入组条件为食管癌病变长 5～8cm，胸中段，能进半流质以上食物，无手术禁忌证，信封法随机分组，随诊。术前放疗：8MV X线，照射范围为全纵隔及左胃动脉淋巴结，采用前、后野对穿照射，剂量为40Gy（20次/4周），放疗后 2～4 周手术。418 例入组，其中术前放疗＋手术组 195 例，单一手术组 223 例。结果：切除率在单一手术组为 85.8%，术前放疗＋手术组为 90.3%，P=0.0857。手术术式：根治术组为单一手术组 66.4%，术前放疗＋手术组为 73.3%；术后病理分期可见降期。病理淋巴结阳性率：术前放疗＋手术组 22.2%，单一手术组 40.8%，$P<0.0001$，1 年、3 年、5 年生存率，术前放疗组分别为 72.10%、47.6% 和 42.8%，单一手术组 62.4%、40.0% 和 33.1%（P=0.042）。局部加（或）区域复发，单一手术组为 41.4%，术前放疗组为 22.7%（P<0.01）；手术并发症，如手术死亡、吻合口瘘两组无明显差异。试验开展的一项多中心前瞻性Ⅱ期试验，采用以紫杉醇为基础的同步放化疗联合选择性手术治疗可以切除的局部晚期食管癌。该研究纳入 43 例无转移食管癌患者，其中 40 例可分析，治疗前分期为 $T_{3\sim4}N_1$。

结果显示，根治性放化疗联合选择性外科手术挽救治疗局部晚期食管癌是可行的，今后的Ⅲ期研究将随机比较放化疗后选择性手术与必需性手术。美国马里兰医学中心报告了一项同步放化疗后手术的研究结果。术前采用同步放化疗（放疗剂量为 50.4Gy，化疗方案为顺铂＋5-FU，放疗中进行 2 个周期的化疗），中位时间间隔 7 周后手术。多因素分析显示，T 分期、病变长度、组织学及手术时间间隔对 OS 率没有影响，只有术后病理完全缓解（pCR）是唯一可以提高生存率的因素。而组织学是唯一可以预测术后病理结果的因素，鳞状细胞癌比腺癌有更高的术后 pCR 率（56% 比 35%）。腺癌中，淋巴结阴性者和阳性者的 pCR 率分别为 45% 和 28%（P=0.049），因此，淋巴结状态也是预测术后病理结果的指标之一。此外，在这组患者中，术后病理残存肿瘤组的 3 年 OS 率也达到了 36%（试验的 3 年 OS 率为 30%）。此外，该中心又进一步对Ⅳ期食管癌进行了分层研究，Ⅳ期包括 Mla（有腹腔淋巴结转移）和 Mlb（有其他部位淋巴结转移，但不包括结外转移）。Ⅳ期（27 例）和Ⅲ期的 OS 相比，无显著差异（25.2 个月比 27 个月）。此外，这组Ⅳ期病例中，61% 的受累淋巴结没有在术前通过 PET 或 CT 检测出来，因此，术前精确辨别 M1a 和 Mlb 的淋巴结病变将会进一步指导放疗，提高可手术、无结外转移的Ⅳ a 和Ⅳ b 患者的疗效。

浙江省肿瘤医院胸部肿瘤外科陈奇勋教授等对新辅助放化疗后手术治疗及手术治疗后

辅助放化疗的作用进行了比较研究。研究共纳入42名患者，23名随机分配接受放化疗及之后的手术治疗，19名接受手术治疗及术后辅助放化疗。化疗方案为卡铂（AUC=2）及紫杉醇（$50mg/m^2$）每周一次，治疗6周。研究发现，42名患者中，最常见血液系统不良反应为白细胞减少（9.5%）、中性粒细胞减少（11.9%）、血小板减少（14.3%）和贫血（16.6%）。最常见非血液系统不良反应为食欲缺乏（14.3%）、乏力（11.9%）和颈部吻合口瘘（19.1%）。新辅助组100%患者达到肿瘤切缘干净的完全切除（R0），辅助组为90.4%。放化疗后进行切除手术的23名患者8名（34.8%）达到病理完全缓解。两组术后并发症和治疗相关死亡率相当。新辅助组18个月时病情无进展生存率为78.7%，辅助组为63.6%，超出本研究的设计目标。初步研究结果表明，可切除的局部进展期ESCC患者中术前新辅助放化疗优于术后辅助放化疗，治疗的不良反应发生率尚可接受。

加拿大Sunnybrook医学中心的研究人员对此进行了荟萃分析与系统综述。研究人员通过Medline、Embase和Cochrane中心注册的相关试验研究及文献进行系统性的荟萃分析与综述，比较食管癌患者中不同治疗方案的疗效，包括单纯手术、新辅助化疗（N–CT）、新辅助放疗（N–RT）和新辅助放化疗（N–CRT）等方案，纳入的均为随机性对照研究（RCTs）。最终，13项随机试验纳入研究，共包含6710例患者。直接配对荟萃分析提示，N–CRT较N–CT方案或可更好地改善患者OS，但并没有达到显著的统计学差异，*HR*为0.83，95%可信区间为0.59～1.18。当采用MTM方法进一步结合直接和间接证据后，N–CRT显著优于N–CT方案，HR为0.84，95%可信区间为0.71～0.97。本次研究得出证据，相对于N–CT及N–RT，N–CRT方案是治疗局部可切除食管癌的最理想模式，其可显著改善OS，同时并没有带来术后死亡率的增加。

» 第六节　超分割照射

分割技术包括超分割（hyperfraction，HF）、加速超分割（accelerated hyperfraction，AF）和低分割（hypofraction）技术，目前已在临床上应用。

以往我们常用常规分割，即每周5天，休息2天，每天一次，每次剂量约2Gy，这种用了几十年的方法称为常规分割（convention fraction）。其原理在于5天放射，2天休息，每周共5次是较为合适的治疗，它使肿瘤受损达到较高程度，但又使靶区内的正常细胞有可能得到部分修复，利用正常细胞与肿瘤细胞“受量耐受性差”作为治疗根据，但这种常规分割（CF），24h重复一次，不论剂量调到每次3Gy也好或更高，但有一定限度，连续4Gy/d高剂量则正常组织修复乏力，从动物实验结果看到，肿瘤细胞经过照射之后约4h即已开始进行修复，因此每天一次照射至第二天再开始则受打击之肿瘤细胞，它通过4R（修复，再氧化、再分布和再增殖）已经达到了一定水平的恢复。如果在其修复周期3～24h，再给予一定的辐射打击，则可以加重其损伤程度和减少修复百分比，使致死性损伤更多，双链断裂（DS）更多，使阻于G1期的细胞减少。基于此，近十几年来国内外开展了超分割（HF）治疗，其基本条件为每天照射2次，每次间隔4～6h，次剂量在1.1～1.4Gy，其余条件为：总剂量、每周5次均与CF无差别。经过十几年试验和临床观察已看到局部控制、复发率、生存率比CF有显著意义提高，其近期不良反应比常规分割明显大，长期损伤和迟发反应、明显后遗症和常规分割无显著性差别。对这些结果，国内外经过双盲随机、单盲随机、非随机回顾性对比均取得同一临床结果，动物实验结果也得到确认；加速超分割的原理、基本出发点和规定与分割相同，但在每天放疗次数、每次剂量上则有区别，每天至少3次以上（偶有应用4次的报道），间隔3～4h，3次剂量总和达3Gy以上（一般在4.5Gy以下）。自20世纪80年代开展AF以来，其近期疗效和远期疗效均优于CF。其近期、远期并发症与HF相同，近期反应略大于HF。但无论是超分割还是加速超分割，都是建立在肿瘤细胞和正常细胞组织间的放射生物学特点差异基础上的，放射治疗剂量的提高，局部控制的好坏完全离不开这些基本条件，因此这种方法仍是有一定限度。在美国Anderson医院和一部分地区试用辅助野超分割治疗（hyperfraction boost field），其方法为全程采用每天2次，治疗中首次使用较大剂量，间隔4～6h后加入辅助小野，抛开该大野中之淋巴预防区，其效果在于增加对原发灶打击，对淋巴区照射则限于常规分割剂量，增加原发灶的损伤。几年来试验结果显示其优点明显，原发灶控制与HF和AF很接近，但近期反应较轻，很受临床欢迎。

第七节　其他放疗方法

一、腔内照射

近年来由于使用了后装技术、放射源的微型化、微机控制及计算机计算剂量，因而腔内照射又有了较快的发展。腔内照射的特点是放射源的表面剂量高，随着深度增加剂量急剧下降，剂量分布很不均一。其优点是周围组织及器官受量小；缺点是肿瘤深部剂量不足，因而，腔内治疗主要是用于辅助治疗或姑息治疗。中国医学科学院肿瘤医院在河南林县单纯用腔内照射治疗了203例食管癌患者，当时该地不具有体外照射条件，只单纯用腔内放射治疗，1年生存率为70/203（34.5%），3年生存率为28/203（13.8%），5年生存率为17/203（8.4%）。初步看来其结果不低于外照射，但本组早期病例较多，病变长度小于3cm 45例（占22.2%），病变长度3.1～5cm 92例（占45.3%）。

二、体外照射加腔内照射

从放射治疗失败原因来看，88.9%是局部未控、复发或穿孔，因此通过腔内照射提高局部剂量有可能提高生存率，但这方面案例报道不多。山西省肿瘤医院采用前瞻性随机分组研究发现，单纯外照射，采用 10MV X 线，肿瘤剂量 70Gy/7 周；外照射加腔内照射组，外照射 50Gy/5 周，然后每周做腔内照射一次，为铯 -137 源，151.5mCi（560.55×10^7Bq）照射 3～4 次，剂量为 1962～3616cGy。结果显示，外照射加腔内照射组优于单纯外照射组，但无统计学意义，值得进一步研究。

三、术中放疗

日本神户大学医学院回顾性研究了 127 例根治性食管切除术加或不加术中放疗（IORT）病例。其中 94% 为鳞状细胞癌 / 腺癌，49% 为 H Ⅰ期患者。IORT 组和非 IORT 组患者分别占 64% 和 36%，两组患者除了 IORT 外还接受术前或术后放化疗。IORT 的靶区定义为上腹部淋巴结区，包括左右贲门淋巴结、胃左动脉淋巴结和腹腔动脉淋巴结。单次剂量为 22~25Gy，能量为 9～12 MeV 电子线。结果显示，IORT 组和非 IORT 组的 5 年 OS 率分别为 45% 和 37%（P =0.34）。在 H Ⅰ期患者中，IORT 组和非 IORT 组的 5 年区域淋巴结控制率分别为 88% 和 58%（P =0.01）。两组的治疗后严重合并症无明显差异，IORT 组没有 2 级以上的晚期或急性反应。因此，IORT 对于 D Ⅰ期食管癌，特别是在控制腹部淋巴结方面是一种安全有效的方法。

» 第八节　放疗不良反应及处理

一、全身反应

由于肿瘤组织崩解、毒素被吸收，在照射数小时或 1～2 天后，患者可出现全身反应，表现为虚弱、乏力、头晕、头痛、厌食，个别有恶心、呕吐等，特别是腹部照射和大面积照射时，反应较重。

注意事项：

（1）照射前不宜进食，以免形成条件反射性厌食。

（2）照射后完全静卧休息 30min。

（3）进清淡饮食，多食蔬菜和水果，并鼓励多饮水，促进毒素排出。

（4）参加集体文娱活动或气功，以转移注意力。此外，每周检查血象一次，当白细胞下降至 4×10^9/L 以下时，需给升白细胞药物，如血象明显下降需暂停放疗。

二、皮肤反应

皮肤对射线的耐受量与所用放射源、照射面积和部位有关。钴-60 治疗机和直线加速器产生的 γ 射线和高能 X 线穿透力强，皮肤受量小，反应轻；X 线治疗机产生的低能 X 线和感应加速器产生的电子束皮肤受量大，反应重。临床上大面积照射时或照射皮肤的皱褶及潮湿处，可出现一定程度的皮肤反应，皮肤反应分为三度。

Ⅰ度反应：红斑、有烧灼感和刺痒感，继续照射时皮肤由鲜红渐变为暗红色，以后有脱屑，称干反应。

Ⅱ度反应：高度充血，水肿、水疱形成，有渗出液、糜烂，称湿反应。

Ⅲ度反应：溃疡形成或坏死，侵犯至真皮，造成放射性损伤．难以愈合。放疗后数日或更长时间，照射部位可出现皮肤萎缩，毛细血管扩张、淋巴引流障碍、水肿及深棕色斑点、色素沉着，称后期反应。

照射野皮肤保护措施：

（1）内衣宜柔软、宽大，吸湿性强。

（2）保持乳房下、腋窝、腹股沟及会阴部皮肤清洁干燥，防上干反应发展为湿反应。

（3）照射野皮肤应用温水和柔软的毛巾轻轻沾洗，忌用肥皂，不可涂酒精、碘酒、红汞、油膏，并避免冷热刺激（如热水袋）。

（4）照射野不可贴胶布，以免所含氧化锌（重金属）产生二次射线，加重皮肤损伤。

三、放射性食管炎

常于放疗开始后 2 周出现，表现为吞咽困难加重或进食疼痛，主要由于放疗引起的食管黏膜充血、水肿所致。多数患者随水肿和肿瘤的消退上述症状逐渐好转，不需特殊处理，仅注意调节饮食即可。少数患者症状持续时间长，疼痛明显，严重影响进食，医务人员应给患者做细致的解释工作，减轻患者的思想负担，同时给予静脉补液，以加强支持疗法，并辅以口服黏膜表面麻醉剂和黏膜保护剂，如氢氧化铝凝胶等对食管黏膜有保护作用。亦可用普鲁卡因加庆大霉素配以生理盐水口服，以起到黏膜麻醉和消炎的效果。

四、放射性气管损伤

较少见，一般发生于放疗后 3 ~ 4 周，主要症状为干咳，轻者不需处理，咳嗽严重时影响正常休息和生活，应给予对症处理。

五、食管穿孔

食管穿孔是食管癌的严重并发症之一。放疗期间出现胸骨后持续疼痛、体温升高、脉搏增快、呼吸困难时，均应考虑食管穿孔。此时应立即通知医生进行必要的检查，以确定诊断。一旦确诊，应立即中断放疗，并积极采用相应的治疗措施，如输液、禁食、大量应用抗生素等，必要时插鼻饲管或行胃造瘘。

六、食管气管瘘

当放疗达到一定剂量时，患者若出现进食时呛咳、体温升高、胸骨后疼痛、憋气、呼吸困难等应高度警惕发生食管气管瘘的可能，一经确认应立即停止放疗、禁食，并行胃造瘘或插鼻饲管，防止其他继发症的发生。

七、出血

出血多见于溃疡型食管癌，主要因溃疡形成导致黏膜破坏、血管暴露、肿瘤侵蚀或放疗中肿瘤脱落造成。若发生出血，应中断放疗，让患者绝对卧床休息，保持侧卧位，保持镇静（必要时应用镇静剂），及时清除口腔内血液和分泌物，保持呼吸道通畅，防止误吸造成窒息。尽量使患者免受各种刺激，定时测血压、脉搏等生命体征，及时选用氨甲苯酸、酚磺乙胺、垂体后叶素、巴曲酶等止血药物，补液和输血，并保留静脉通道。

» 第九节　放疗前准备及随访

一、放疗前准备工作

（一）患者及家属的思想

多数患者得知患癌症后有较多的顾虑和恐惧，心情不愉快，思想负担重，要帮助患者解决思想上的问题，争取患者的合作、理解。与患者家属交代病情，放疗中可能出现的问题和不良反应，如有不适，应及时向医师汇报，争取早作处理。

（二）医师的准备

（1）对诊断进行核实，要有病理和细胞学的诊断，最近的食管X线、胸部CT、B超检查，或CT检查颈部/锁骨上和腹腔淋巴结以明确分期和治疗性质，食管腔内超声的检查。

（2）做食管的定位CT：全面了解肿瘤的大小和肿瘤的范围，以明确治疗性质，照射范围的大小，照射野的设计，放疗剂量，放疗次数等。

（3）放疗前的对症治疗：营养状态不良、脱水或有其他并发症者应及时积极处理；X线检查显示有尖刺、胸背痛或白细胞数升高者应积极抗感染治疗。

二、食管癌患者随访

对于新发食管癌患者应建立完整的病案和相关资料档案，治疗后定期随访和进行相应的检查。所有患者应终身随诊。对于无症状的食管癌患者，第 1 年内每 4 个月一次，第 2 ~ 3 年每 6 个月一次，此后每年一次；随诊内容包括病史和体检，根据临床情况决定是否行血液常规、血液生化、内镜和影像学检查；对于接受内镜下黏膜切除（endoscopic mucosal resection，EMR）的患者，第 1 年每 3 个月一次，此后每年一次；随诊内容包括病史、体检和内镜，其他根据情况决定是否行血常规、血生化和影像学检查。

第八章　食管癌的生物治疗

食管癌居我国居民恶性肿瘤发病率的第5位、死亡率的第4位，每年死亡患者超22万人。肿瘤早期发现患者不足20%，5年生存率约为40%；中晚期患者约占80%，5年生存率低于20%。对于不能手术的中晚期食管癌患者或术后复发转移的患者，放化疗的临床效果仍不十分理想。近些年来，生物疗法尤其是抗肿瘤免疫效应细胞、细胞因子及靶向药物的临床应用显著地改善了食管癌患者的预后。

生物疗法在恶性肿瘤治疗中的尝试最早可追溯至19世纪，当时医生利用来自感染性微生物或肿瘤的提取物给肿瘤患者注射，个别患者出现了肿瘤消退。人们对以卡介苗（BCG）和自体或异体肿瘤细胞疫苗应用为代表的免疫疗法进行了广泛的临床研究，但未能取得一致性的结论。随着生物学研究的快速发展及分子生物学技术和单克隆抗体（monoclonal antibody，McAb）技术的日渐成熟并广泛应用，人们对于肿瘤抗原、T细胞活化与杀伤机制、细胞信号的转导机制及肿瘤细胞生物遗传学改变的理解与认识不断深化，肿瘤生物治疗开始步入一个快速发展阶段，大批重组细胞因子和McAb类生物药、小分子药、基因药物及细胞药物陆续进入临床应用，极大地丰富了肿瘤治疗的模式和内容，明显提高了临床疗效。

肿瘤生物治疗是指通过给予肿瘤患者某些生物反应调节剂（biological response modifier，BRM）来直接杀伤肿瘤细胞或间接抑制、干扰肿瘤细胞生长、转化或转移以取得抗肿瘤效应的一种治疗方法。目前，生物治疗已成为继手术、放疗和化疗之后的第四大肿瘤治疗手段。其中，免疫治疗和靶向治疗是两种最主要的生物治疗模式。本章将对食管癌的免疫治疗进行重点介绍。

» 第一节　肿瘤免疫

人体具有内在的抗肿瘤免疫机制。诺贝尔生理学或医学奖获得者Burnet曾预测，“作为人类进化的必然要求，人体内应当存在灭活或清除具有潜在危险的突变细胞的机制，而它很可能就是机体免疫系统的作用”。经过长期的科学研究，免疫系统的抗肿瘤免疫监视功能终获证实。正常情况下，当人体内出现癌细胞时，机体会通过非特异性免疫应答、体液免疫应答和细胞免疫应答等机制调动各种免疫细胞及其分泌的免疫分子及时将癌细胞清除。其中，对免疫原性强的肿瘤，细胞免疫是抗肿瘤免疫的主力，体液免疫通常仅在某些情况下起协同作用；对于免疫原性弱的肿瘤，非特异性免疫应答则更具优势。可是，在某些情况下，如机体存在肿瘤免疫耐受，或者自身免疫功能存在障碍，如患 SCID、AIDS 等免疫缺陷病及长期应用免疫抑制剂时，那么肿瘤细胞就可能突破机体的免疫监视而发生逃逸，发展成肉眼可见的肿瘤，从而威胁人的生命健康。

一、肿瘤抗原

肿瘤抗原是指细胞癌变过程中出现的新抗原及过度表达的抗原物质的总称。肿瘤抗原的筛选与鉴定是肿瘤免疫学研究的主要内容，也是特异性抗肿瘤免疫治疗需首要解决的问题。目前，主要利用基因差异显示技术筛选肿瘤优势表达的抗原，再用肿瘤特异性 CTL（cytotoxic T lymphocyte）克隆或抗体对肿瘤抗原的 T 细胞表位或 B 细胞表位进行鉴定。鉴于 T 细胞介导的免疫应答在肿瘤免疫中占据主导地位，因此，肿瘤抗原 T 细胞表位的筛选与鉴定是肿瘤免疫治疗研究工作的重点。

（一）根据抗原特异性的不同分类

1. 肿瘤特异性抗原（tumor specific antigen，TSA）

TSA 是肿瘤细胞特有的或只存在于某种肿瘤细胞而不存在于正常组织细胞的抗原，如肿瘤—睾丸（cancer－testis，CT）抗原，因最初发现主要在人体睾丸和多种肿瘤组织中表达而得名。但随着研究的逐渐深入，发现这类抗原在胚胎期表达，出生后只表达于睾丸、卵巢和胎盘滋养层细胞。由于这类生殖细胞不表达 MHC-Ⅰ类分子，所以不会诱发 CT 抗原特异性的 CTL 反应。迄今已发现 96 种 CT 抗原，分别由 15 个基因家族的 31 种基因编码，如 MAGE、BAGE、GAGE、NY-ESO-1、SCP-1、BRDT 等家族，其中 MAGE 即为黑色素瘤抗原家族。

CT 抗原具有促进细胞增殖、抑制凋亡等生物学功能。从某种意义上讲，CT 抗原属于人体“隐蔽”抗原的范畴，具有刺激机体产生强烈免疫应答的潜力，这在利用 TIL 或 CTL 细胞治疗恶性黑色素瘤所取得的显著临床疗效中已得到充分体现。通过分子生物学技术或免疫组化技术来发现肿瘤异常表达的 CT 抗原，已成为肿瘤疫苗设计研发的重要模式。目前，已有 MAGE-A1/A3、NY-ESO-1 等多种 CT 抗原应用于临床肿瘤免疫治疗试验。

2. 肿瘤相关抗原（tumor associated antigen，TAA）

TAA 是在肿瘤细胞和机体正常组织细胞中均有表达但在前者表达水平明显升高的一类抗原，如 CEA、AFP 等胚胎抗原。严格地讲，TAA 属于人体自身抗原，通常免疫原性较弱。

（二）根据肿瘤发生情况的不同分类

1. 化学或物理因素诱发的肿瘤抗原

这是指由化学致癌剂或放射线诱发的肿瘤所表达的一类抗原，通常特异性高、免疫原性弱、个体差异大。

2. 病毒诱发的肿瘤抗原

这是指DNA或RNA病毒感染所诱发的肿瘤表达的由病毒基因编码的一类蛋白质抗原，也称为病毒肿瘤相关抗原，如部分B细胞淋巴瘤和鼻咽癌表达的EBV相关蛋白、宫颈癌表达的HPV相关蛋白及部分人T细胞白血病表达的HTLV-1相关抗原等。这类抗原的特点是免疫原性强、个体间差异小。

3. 自发性肿瘤抗原

这是指无明确诱因所引发的肿瘤表达的抗原。绝大多数人类肿瘤属于自发性肿瘤，其中部分肿瘤的抗原特点与化学诱发肿瘤类似，而另一部分肿瘤抗原特点与病毒肿瘤相关抗原类似。

4. 胚胎抗原（fetal antigen，FA）

FA是在胚胎分化发育阶段由胚胎组织细胞产生的正常蛋白质分子，随着胚胎发育成熟逐渐减少，出生后消失，或仅在部分组织中极微量表达，甚或仅在非常局限的组织中表达，当细胞癌变时，该类抗原又重新大量表达，如CEA、AFP、PSA、gp100、HER2/neu、CT抗原等。

二、食管癌抗原

迄今所发现的绝大部分肿瘤抗原为TAA，实质上属于自身抗原的范畴，免疫原性较弱。而TSA如CT抗原则比较容易刺激人体产生特异性的细胞免疫应答，更具临床应用潜力。近年来已在食管癌细胞中发现多种CT抗原的表达。

Foghanifard等研究发现CT抗原LAGE1、MAGE-A4和NY-ESO1分别在39%、90.2%和41.4%的食管鳞状细胞癌（esophageal squamous cell carcinoma，ESCC）患者中高表达，其中97.5%的患者至少过表达其中一种抗原；MAGE-A4表达水平与淋巴结转移和肿瘤分期直接相关，LAGE1和NY-ESO1的基因表达水平与MAGE-A4的表达密切相关，提示MAGE-A4可能属于特异性的ESCC生物学标志，并且可能是一种具有致癌作用的ESCC增殖相关抗原；LAGE1、MAGE-A4和NY-ESO1有潜力成为ESCC免疫治疗的靶点。

Alcakanat等利用免疫组化技术检测了213例食管癌患者的肿瘤标本，结果发现GAGE、NY-ESO-1和MAGE-A分别在42例（20%）、44例（21%）和111例（52%）患者食管癌组织中有表达，而SSX在所有病例中的表达均为阴性。在CT抗原表达阳性的126例（59%）患者中，有70例（33%）、41例（19%）和15例（7%）分别表达了1种、2种或3种CT抗原。MAGE-A表达与GAGE、NY-ESO-1的表达相关，NY-ESO-1表达与GAGE的表达相关。在表达2种以上CT抗原的标本中，MAGE-A与GAGE共表达比较常见。这些抗原主要表达在癌细胞胞质及胞核中，但在不同的癌细胞之间也存在异质性。同时，他们还发现这三种肿瘤抗原的表达与患者疾病进展情况、TNM分期及生存时间等没有相关性。

Weinert 等运用实时荧光定量 PCR 对 16 例 ESCC 患者的活检标本中 74 种肿瘤抗原基因（其中 64 种为 CT 基因）的表达情况进行了检测，结果显示 83%（11/16）的活检标本中表达 5 种以上的 CT 抗原，63%（10/16）的标本中表达 10 种以上的 CT 抗原。表达频率最高的基因包括 MAGE-A、MAGE-B、CSAG、IL13Ra2、BRDT、HCA661 等，尤以 MAGE-A3 为甚。同时还发现 DNA 甲基化转移酶抑制剂 5-氮杂-2'-脱氧胞苷（5-aza-CdR）可以增强癌细胞中 CT 抗原的表达。

大量食管癌 CT 抗原的发现为进行特异性抗食管癌免疫治疗创造了有利条件。通过对食管癌患者的手术或活检肿瘤组织标本进行检测和分析，确定 CT 抗原的类型，然后依据患者 HLA 型来选择抗原分子中的 T 细胞表位，设计合成相应的短肽，便可以制备成抗原肽疫苗或 DC（树突细胞）疫苗进行主动免疫治疗；或在体外诱导、活化、扩增抗原特异性的 CTL 细胞，或利用可识别该表位的 TCR 编码基因修饰患者的 $CD8^{+}$ T 细胞，然后将其过继输注入患者体内进行被动免疫治疗。

三、机体对肿瘤的免疫应答

肿瘤发生后，机体可产生针对肿瘤抗原的特异性免疫应答，包括 B 细胞介导的体液免疫和 T 细胞介导的细胞免疫，同时也会产生由巨噬细胞、NK、NKT 等细胞参与的非特异性免疫应答。特异性或非特异性免疫应答之间并非完全隔离，而是在多方面存在着密切的联系。同时，由于肿瘤细胞遗传学或表遗传学改变的复杂性，导致不同病理类型的肿瘤甚至同一类型不同个体的肿瘤之间在免疫原性方面存在较大差别，况且不同个体的遗传背景和免疫功能状态也存在客观差异，所以，不同机体针对肿瘤产生免疫应答的类型和强度存在较大的异质性。

（一）特异性免疫应答

1. 体液免疫应答

机体 B 细胞识别、结合肿瘤抗原后发生活化，分泌特异性抗体，继而可通过补体依赖性细胞毒（complement-dependent cytotoxicity，CDC）、抗体依赖性细胞毒（antibody-dependent cytotoxicity，ADCC）、抗体介导的调理作用、抗体对肿瘤细胞相关受体或黏附分子的封闭等方式杀伤肿瘤细胞，或抑制肿瘤细胞的生长与转移。

然而也有研究发现，某些特异性抗体与肿瘤细胞上的相应抗原结合后，会遮蔽 MHC-抗原肽的 TCR 结合位点，从而干扰效应性 T 细胞对肿瘤细胞的识别杀伤，这类非但不能杀伤肿瘤细胞却具有促进肿瘤生长作用的抗体被称为增强抗体。

2. 细胞免疫应答

肿瘤抗原特异性的细胞免疫应答主要由 T 细胞介导。$CD4^{+}$ 或 $CD8^{+}$ T 细胞的活化需要双信号刺激：TCR 与抗原提呈细胞（antigen presenting cells，APC）上的 MHC-Ⅰ/Ⅱ分子-抗原肽复合物结合为 T 细胞活化提供第一信号；CD28 分子与 APC 上的共刺激分子 CD80、

CD86 结合为 T 细胞的活化提供第二信号。只有同时具备以上 2 个信号，$CD4^+$ 或 $CD8^+$T 细胞才能充分活化为免疫效应细胞；如缺乏第二信号，将导致 T 细胞无能。

（1）$CD4^+$T 细胞介导的免疫应答：从肿瘤细胞上脱落的肿瘤抗原被 APC，如巨噬细胞（MΦ）、树突细胞等摄取、处理、加工成多肽分子，与 MHC-Ⅱ类分子结合后表达在 APC 表面。$CD4^+$Thl 细胞的 TCR 识别并结合 APC 上的 MHC-Ⅱ-抗原肽复合物，同时在共刺激分子提供的协同刺激信号的辅助下，$CD4^+$Thl 细胞发生活化，分泌 IL-2、IFN-γ、TNF-α、GM-CSF 等细胞因子，既可以直接杀伤肿瘤细胞，又可以促进 $CD8^+$T 细胞的活化与增殖，还能诱导、增强 MΦ 介导的抗肿瘤炎症反应。

（2）$CD8^+$T 细胞介导的免疫应答：肿瘤抗原在肿瘤细胞或 APC（交叉提呈）内加工成多肽后与 MHC-Ⅰ类分子结合，表达在肿瘤细胞或 APC 细胞表面。$CD8^+$T 细胞一方面通过 TCR 与 MHC-Ⅰ类分子-抗原肽复合物结合，另一方面通过 CD28 分子与肿瘤或 APC 细胞上的 CD80、CD86 分子结合，从而发生活化并增殖分化为 $CD8^+$CTL，当其再次遇到表达相应的 MHC-Ⅰ类分子-抗原肽复合物的肿瘤细胞时，便会通过释放穿孔素、颗粒酶、颗粒溶解素及淋巴毒素等来直接杀伤肿瘤细胞，或通过其高表达的 FasL 与肿瘤细胞上的 Fas 结合来诱导后者凋亡，还可以通过分泌 IFN-γ 来间接杀伤肿瘤细胞。

（二）非特异性免疫应答

非特异性免疫应答又称为固有免疫应答或天然免疫应答，在机体抗肿瘤免疫中也发挥重要作用，特别是对于那些无或弱免疫原性、MHC 分子低表达的肿瘤而言，其作用尤为重要。参与的细胞主要包括 MΦ、NK、γδ、NKT、中性粒细胞、嗜酸粒细胞等。

1. MΦ 细胞

静息的 MΦ 细胞不能杀伤肿瘤细胞，在 T 细胞分泌的 IFN-γ、TNF-α、GM-CSF 等细胞因子的作用下，细胞发生活化，表面的调理 / 非调理性受体表达增加，胞内溶酶体数目、反应性氧 / 氮中间物和各种溶菌酶浓度显著升高，分泌功能增强。当遇到肿瘤细胞后，活化的 MΦ 细胞通过以下机制发挥抗肿瘤作用。

（1）通过补体或抗体介导的调理作用吞噬和杀伤肿瘤细胞。

（2）通过 ADCC 作用杀伤肿瘤细胞。

（3）将胞内活性氧 / 氮中间物、酶类等细胞毒性分子释放至胞外，使肿瘤细胞发生损伤和破坏，并通过分泌 TNF-α 诱导肿瘤细胞凋亡。

（4）摄取、处理、加工肿瘤抗原，以 MHC-Ⅰ / Ⅱ类分子 -抗原肽复合物的形式提呈给 $CD8^+$ 或 $CD4^+$T 细胞；同时，通过自身表达的 CD80、CD86 分子为 T 细胞的活化提供第二信号，启动特异性免疫应答；并且还会通过分泌 IL-1、IL-12 等促进 T 细胞的活化增殖。

2. NK 细胞

NK 细胞即自然杀伤细胞（natural killer cells），来源于人体骨髓淋巴干细胞，其发育成熟依赖于骨髓、胸腺免疫微环境，主要分布于外周血和脾脏，是一个 CD3-CD16+CD56+ 淋巴样细胞群，是机体天然免疫应答的主要参与者，无须预先致敏即可对肿瘤细胞进行非 MHC 限制性杀伤。

当肿瘤细胞 HLA-Ⅰ类分子表达下降或缺失时，NK 细胞表面 KIR 和 KLR 受体丧失识别“自我”的能力，同时，自然细胞毒受体 NCR 和 NKG2D 等识别肿瘤细胞表达上调的 HLA-1 类链相关的 A/B 分子（MICA/B），从而启动对肿瘤细胞的杀伤。NK 细胞还可通过其 FcR 识别肿瘤细胞结合的抗体分子而发挥 ADCC 作用。其主要通过释放穿孔素、颗粒酶而介导对肿瘤细胞的直接杀伤，或通过 FasL/Fas 和 TNF-α/TNFR-Ⅰ等途径诱导肿瘤细胞的凋亡。

3. γδ T 细胞

γδ T 细胞的 TCR 是由 γ 链和 δ 链构成的异二聚体，识别由 CD1 分子（非多态性 MHC-Ⅰ类分子）提呈的抗原。与 αβ T 细胞相比，γδ T 细胞的 TCR 具有较低的多样性，识别的抗原类型较为有限。γδ T 细胞表达 CD2、CD3、LFA-1、CD16、CD25、CD45 等分化抗原，不表达 CD4 和 CD8，主要分布于人体皮肤和黏膜组织，血液内数量很少，不超过 T 细胞总数的 5%。γδ T 细胞主要通过释放穿孔素、颗粒酶等而直接杀伤靶细胞，还可以通过分泌 IFN-γ、TNF-α、GM-CSF 等多种细胞因子而间接发挥抗肿瘤作用。

四、自身免疫耐受机制

自身免疫耐受是机体维持内环境稳定、防止发生自身免疫病的固有机制，它的建立和维持涉及中枢免疫耐受和外周免疫耐受两个环节。大量研究表明，免疫耐受是导致肿瘤发生、发展的重要原因。对于人体自身免疫耐受机制的了解，将有助于我们探讨、分析和发现导致肿瘤免疫耐受发生的原因，提出针对性的治疗措施。

（一）中枢免疫耐受

淋巴干细胞在胸腺或骨髓中发育、成熟过程中，TCR 和 BCR（B cell receptor）基因发生重排，导致了 T、B 细胞抗原识别的多样性，同时，它们均会经历一个阴性选择的过程，使具有自身抗原反应性的 T、B 细胞克隆被清除。

1. B 细胞的阴性选择

骨髓基质细胞可异位表达外周器官组织普遍存在的各种自身抗原（非组织特异性抗原）。骨髓中的前 B 细胞在发育过程中，众多的 V、D、J 胚系基因片段会进行重排。重排成功的前 B 细胞最先表达 mIgM，如果此时它能与骨髓中的自身抗原结合，那么该前 B 细胞将发生凋亡；只有那些对自身抗原无反应的前 B 细胞才能继续发育成熟，进入外周淋巴组织。

2. T 细胞的阴性选择

淋巴干细胞由骨髓通过血流进入胸腺，在 $CD44^{-}D25^{+}CD3^{-}CD4^{-}CD8^{-}$ 的早期 T 细胞阶段，TCR β 基因发生重排，当发育至 $CD44^{-}CD25^{-}CD3^{+}CD4^{-}CD8^{-}$ 阶段时，发生 TCR α 基因重排；当细胞发育至 $CD4^{+}CD8^{+}$ 阶段时，已能表达完整的 TCR 分子。$CD4^{+}CD8^{+}$T 细胞的 TCR 如能识别并结合胸腺皮质上皮细胞上的 MHC – Ⅰ类或Ⅱ类分子，那么该细胞就会继续发育成为 $CD8^{+}$ 或 $CD4^{+}$ 的单阳性细胞，如不能识别，则该细胞将发生凋亡（阳性选择）。

在胸腺转录因子 AIRE（autoimmune regulator）的帮助下，胸腺上皮细胞异位表达绝大多数外周器官组织普遍存在的自身抗原（非组织特异性抗原），将其加工处理后与 MHC–Ⅰ / Ⅱ分子结合，提呈在胸腺上皮细胞的表面。如果未成熟的 $CD8^{+}$ 或 $CD4^{+}$ 的 T 细胞能通过其 TCR 与胸腺上皮细胞上的 MHC – Ⅰ / Ⅱ分子 – 自身抗原肽复合物高强度结合，那么该细胞将会被诱导凋亡；只有那些对自身抗原低亲和性的或无亲和力的 T 细胞才能继续发育成熟，离开胸腺经血流迁移至外周淋巴器官和组织中。此即清除自身反应性 T 细胞克隆的阴性选择。

（二）外周免疫耐受

鉴于骨髓基质细胞或胸腺上皮细胞并非异位表达人体全部的自身抗原如组织特异性的分化抗原，导致部分具有自身反应性的 T、B 细胞在中枢免疫器官中缺乏与自身抗原相互作用的机会，结果这些细胞便逃避了阴性选择；同时，那些对自身抗原亲和力较低的 T、B 细胞也会免于被清除。这些清除“豁免”的 T、B 细胞最后也会迁移至外周淋巴器官。它们具有对自身抗原发生免疫反应的潜力，一旦活化将有可能导致自身免疫病的发生，因此，机体需要通过一定的机制来限制其活性。

大量研究表明，不成熟 DC 细胞（iDC）和自身抗原反应性的 $CD4^{+}CD25^{+}$Tregs（regulatory T cells）及非典型 HLA – Ⅰ类分子在维持机体外周免疫耐受中发挥着关键作用，并推测在胸腺中的阴性选择中，自身抗原反应性的 $CD4^{+}CD25^{+}$Tregs 应在凋亡豁免之列。

总之，自身免疫耐受的形成一方面是由于人体外周血或淋巴器官中自身抗原反应性 T、B 细胞克隆缺失或极度稀少，另一方面是因为机体外周器官组织中存在对抗自身抗原反应性 T、B 细胞作用的免疫抑制性细胞及其分泌的细胞因子。

迄今已发现的肿瘤相关抗原绝大多数属于自身抗原（如 CEA、AFP 等），患者体内缺乏可对其做出特异性反应的 T、B 细胞克隆，难于在患者体内诱发出强烈的免疫反应，因此不太适合用作肿瘤疫苗。另外，恶变细胞在生长、增殖过程中，往往会大量分泌 IL–10、VEGF、PGE2 等免疫抑制因子，招募 $CD4^{+}CD25^{+}FoxP3^{+}$Tregs 浸润至肿瘤组织，不仅会抑制 DC 细胞的活化，还会诱导免疫效应细胞的凋亡；恶变细胞还经常低表达 HLA – Ⅰ类分子，高表达 HLA–G、E、F 等分子，降低肿瘤细胞的免疫原性并抑制机体的免疫应答。肿瘤细胞通过这些机制在其周围建立起一个导致免疫耐受的微环境，这是导致主动或被动免疫治疗难以发挥出理想疗效的重要原因。

利用肿瘤抗原 T 细胞表位特异性的 TCR αβ 编码基因或肿瘤抗原 B 细胞表位特异

性的嵌合抗原受体编码基因修饰患者的 $CD8^+T$ 细胞，能获得大量重定向的具有特异性肿瘤杀伤活性的免疫效应细胞，可以解决因中枢免疫耐受所导致的患者体内缺乏肿瘤抗原特异性 T 细胞克隆的问题。利用化疗药物 CTX 和 FLU 或抗 CD25McAb 清除患者体内的 $CD4^+CD25^+Tregs$，或利用 McAb 封闭 T 细胞上的 CTLA–4 分子，可以改善患者全身或局部存在的肿瘤免疫耐受状态，增强患者的抗肿瘤免疫反应，并能为随后进行的主动或被动免疫治疗有效发挥作用创造有利条件。这些免疫治疗策略的有效作用已在众多的临床应用观察中得到初步体现，相信随着进一步的完善和优化，会有更加广阔的应用空间。

五、肿瘤免疫逃逸的机制

人体免疫系统能够对肿瘤产生免疫应答，可是许多肿瘤仍能在机体内生长，甚至威胁宿主的生命。大量研究表明，先天性或获得性免疫缺陷病或长期服用免疫抑制剂的患者罹患肿瘤的概率远高于正常人群，这说明肿瘤逃逸与人体的免疫功能状态有关。但更为重要的是，肿瘤细胞本身会借助多种手段来“规避”机体的免疫攻击。

（一）肿瘤抗原免疫原性弱和抗原调变

肿瘤细胞表达的抗原与正常蛋白质结构相同或差异很小，机体对其处于天然的免疫耐受状态；或者虽然其免疫原性很强，但随着肿瘤细胞遭受免疫系统的攻击，肿瘤抗原的表达逐渐减少甚至完全丢失（抗原调变），导致这些肿瘤细胞难于被免疫效应细胞杀伤。

在抗肿瘤免疫治疗中，抗原调变现象比较普遍，是导致治疗失败的原因之一。为克服这个问题，人们开始考虑尽量选用那些不易发生调变的抗原作为治疗靶点，如 PP–RP（proliferation potential–related protein）是一种具有促进肿瘤生长的蛋白分子，很少发生调变；况且，如果发生了调变，肿瘤细胞的增殖也就相应地慢下来了，因此，比较适合用作肿瘤免疫治疗的靶抗原。Yoshitake 等对 26 例食管癌患者的肿瘤组织进行检测后发现，癌细胞中 PP–RP mRNA 表达水平是相邻正常食管组织细胞表达水平的 396.2 倍，22 例患者肿瘤细胞的 PP–RP 免疫组化染色结果为阳性，而正常食管上皮细胞为阴性。PP–RP 分子中有 10 个可被 $HLA–A24^+$ 限制性 CTL 细胞识别的表位，从 $HLA–A24^+$ 食管癌患者体内分离出的 CTL 细胞对 $PP–RP+HLA–A24^+$ 肿瘤细胞系具有细胞毒活性，将 PP–RP 特异性 CTL 细胞输注至动物体内，可以抑制人食管癌细胞移植瘤的生长。

（二）肿瘤细胞 MHC–Ⅰ类分子表达降低或缺失

很多肿瘤低表达或不表达 MHC – Ⅰ类分子，其发生机制是肿瘤细胞中 MHC – Ⅰ类分子和（或）MHC – Ⅰ类 APM（antigen processing machinery）成分的编码基因发生结构改变或表达失调，其中，导致基因表达失调的一个原因是肿瘤细胞内 DNA 甲基化转移酶活性升高，导致上述基因和（或）其启动子发生甲基化。APM 成分的失调可发生在表遗传学、基因转录或转录后等不同水平上。MHC- Ⅰ类分子的减少或缺失将导致肿瘤抗原不能被有效提呈，肿瘤特异性的 CTL 细胞无法被激活。有研究表明，IFN-γ、5-aza-CdR 等可以促进肿瘤细胞表达 MHC- Ⅰ类分子，增强其对抗原特异性 CTL 细胞杀伤的敏感性。

（三）肿瘤细胞 HLA-G 分子表达上调

HLA-G 属于非典型 HLA-Ⅰ类分子，正常情况下，其分布具有严格的组织限制性，主要在人体免疫“豁免”器官、正在发育中的器官及造血细胞中表达。HLA-G 含 7 个亚型，其中 4 个为膜结合型（G1~G4），3 个为可溶型（G5 ~ G7），另外，还有 1 个可溶型是 HLA-G1 的蛋白裂解物（sHLA-Gl）。HLA-G 分子可与 T、B、NK 及 MΦ 细胞上的抑制性受体如 ILT_2、ILT_4 或 KIR2DI4 等结合，从而发挥免疫抑制作用；溶解型 HLA-G 分子可诱导 T 细胞下调表达趋化因子受体；HLA-G 还能诱导活化的 $CD8^+$T 细胞和 NK 细胞发生凋亡，并抑制 DC 细胞的成熟、迁徙、抗原提呈及其在 T 细胞和 NK 细胞之间的联络功能。总之，HLA-G 分子降低机体的免疫监视功能并导致机体对肿瘤的免疫耐受。

大量研究已发现，HLA-G 分子在部分实体瘤和造血系统恶性肿瘤中高表达，与疾病进展和预后密切相关。

（四）肿瘤细胞缺乏共刺激分子

绝大多数的肿瘤细胞很少表达 CD80 和 CD86 分子，无法为 T 细胞提供第二活化信号，因而，即使其表达了高免疫原性肿瘤抗原且能被 MHC-Ⅰ类分子所提呈，CTL 细胞也不能完全活化，无法发挥对肿瘤细胞的杀伤作用。

（五）肿瘤细胞分泌免疫抑制分子

肿瘤细胞通过分泌 IL-10、VEGF、TGF-β 等分子，在肿瘤局部构建一个免疫抑制性微环境，招募和活化肿瘤抗原反应性 $CD4^+CD25^+$Tregs 细胞，抑制 DC 和 T、B 细胞的活化和成熟；同时，肿瘤细胞还会表达 FasL，通过与活化 T 细胞上高表达的 Fas 结合，诱导肿瘤抗原特异性 T 细胞凋亡，从而抑制抗肿瘤免疫应答。

目前，采取措施纠正患者全身或肿瘤组织局部存在的免疫抑制状态已成为临床肿瘤免疫治疗的一个关键策略。

（六）肿瘤细胞的漏逸

漏逸是指肿瘤细胞增殖的速度远大于免疫细胞的动员速度，或肿瘤细胞的数量超出免疫效应的限度，机体不能完全清除大量生长的肿瘤细胞，导致病情持续进展。利用手术和放化疗等手段最大限度地降低患者的肿瘤负荷，然后再实施免疫治疗，将会大大增加肿瘤获得有效控制的机会。

» 第二节　常见的肿瘤免疫疗法

肿瘤的免疫治疗是通过激发和增强机体的免疫功能，以达到控制和杀灭肿瘤细胞的目的。根据体内抗肿瘤免疫效应机制的不同，肿瘤免疫治疗大体可分为主动免疫治疗和被动免疫治疗两大类。但是，为了增强免疫治疗的效果，在一些临床免疫治疗方案中，主动和被动免疫疗法往往兼而有之，并且有时还会采取一些打破肿瘤免疫耐受、阻断肿瘤逃逸的免疫调节措施。

一、主动免疫疗法

肿瘤的主动免疫治疗（active immunotherapy）是通过注射肿瘤疫苗，使患者体内产生针对肿瘤抗原的特异性免疫应答，从而控制肿瘤的发展或防止肿瘤的复发与转移。其中，有效激发患者机体产生肿瘤抗原特异性的 CTL 反应是主动免疫治疗的主要目标。

（一）肿瘤抗原的选择

在对肿瘤患者实施主动免疫治疗前，首要的工作是选择用作疫苗的肿瘤抗原。通常来讲，一种理想的肿瘤抗原应同时具备 3 个特征。

1. 在患者肿瘤细胞中高表达

用作肿瘤疫苗的抗原需在患者肿瘤细胞中优势表达，这一方面可避免治疗脱靶，另一方面可保证效应性 T 细胞对肿瘤细胞的杀伤效率和杀伤强度。

2. 在患者正常组织细胞中不表达或局限性低表达

为防止肿瘤主动免疫治疗过程中患者发生严重的自身免疫病或相关不良反应，最理想的情况是靶抗原在患者正常组织细胞中不表达，但实际上这很难做到，比较可行的办法是选用在人体正常组织中低表达或局限性表达的肿瘤抗原，如仅限于在人体生殖器官组织中表达的 CT 抗原等。

3. 免疫原性强

肿瘤抗原的免疫原性是指该抗原刺激患者机体产生免疫应答，诱生肿瘤抗原特异性抗体或致敏淋巴细胞的能力。肿瘤抗原的免疫原性因人而异，最主要的原因是患者的 HLA 遗传背景不同，这一方面会导致患者肿瘤细胞或 DC 细胞对特定肿瘤抗原肽的提呈能力和效率不同，另一方面会导致经过胸腺中的阴性选择后，患者体内存在的肿瘤抗原特异性 T 细胞克隆的种类和数量存在差异，结果是患者对特定肿瘤抗原的刺激产生响应的效率和规模也不同。从这个角度讲，采用个体化的肿瘤抗原组合是十分必要的。

（二）肿瘤疫苗的类型

1. 蛋白多肽疫苗

蛋白多肽疫苗主要用于皮内或皮下接种，也可用于 DC 细胞负载。常用的免疫佐剂包括非完全福氏佐剂、含胆固醇的疏水性普鲁士蓝，以及含 CPG 寡核苷酸（ODN）、GM-CSF、IL-2、IFN-γ 或抗 TLR（toll-like receptor）抗体的其他佐剂等。

2. T 细胞表位肽疫苗

$CD8^+$T 细胞识别的表位肽由 HLA-Ⅰ类分子提呈，含 8～10 个氨基酸残基，如源自 MAGE-A4（230～239）的 HLA-A2 限制性的表位肽（GVYDGREHTV）和源自 NY-ESO-1/LAGE-2（157～165）的 HLA-A2 限制性的表位肽（SLLMWrTQ/A/I/L/V）等；$CD4^+$T 细胞识别的表位肽由 HLA-Ⅱ类分子提呈，通常含 13~17 个氨基酸残基，如源自 MAGE-C2（43～57）的 HLA-DR15 限制性的表位肽（SSTLYLVFSPSSFST）等。

通过对患者的肿瘤组织进行分子生物学分析或免疫组化检测，发现高表达的肿瘤特异性抗原或相关性抗原后，可到互联网上的 T 细胞表位数据库检索与患者 HLA 型相匹配的表位肽序列，然后委托专业技术公司进行化学合成。为了能诱导多克隆 CTL 细胞活化，提高主动免疫治疗的效果，将多种表位肽进行组合应用是必要的。

3. 蛋白质疫苗

蛋白质疫苗是指利用完整的蛋白质抗原作为疫苗，如用于前列腺癌治疗的 PSA（prostate specific antigen），这类抗原通常是利用基因工程技术生产。与 T 细胞表位肽相比，蛋白质抗原的优势是具有刺激多克隆 T 细胞活化的潜力，其不足之处在于提呈效率较低。

4. DNA 疫苗

为了使肿瘤疫苗能持续地刺激机体产生免疫应答，可以将肿瘤抗原的编码基因插入到复制缺陷型病毒（如腺病毒）的基因组中，然后将重组病毒给患者接种，使病毒感染细胞不断地表达并提呈肿瘤抗原；还可以将肿瘤抗原编码基因插入到表达质粒中，然后将重组质粒转染患者体细胞（如淋巴细胞），再将转化的细胞回输患者体内。

5. 肿瘤细胞疫苗

肿瘤患者的肿瘤细胞包含自身全套的肿瘤抗原，本应是最理想的肿瘤疫苗，可是关键的问题在于患者自身肿瘤细胞的免疫原性往往很低，单纯将肿瘤细胞裂解物或经放射线照射或丝裂霉素处理的肿瘤细胞接种，往往难以激发起有效的免疫应答。因此，通常要在肿瘤全细胞裂解物中加入细胞因子（如 GM-CSF、IL-1、IL-4）、CpG-ODN 等佐剂，或利用 HLA-I/D 分子 /GM-CSF 的编码基因修饰肿瘤细胞，灭活后再给患者接种，以增强患者的免疫应答，提高主动免疫治疗的效果。

6. DC 细胞疫苗

DC 细胞是人体功能最强大的抗原提呈细胞，在机体特异性免疫应答中发挥关键作用。将负载肿瘤抗原的 DC 细胞皮下注射或经静脉回输已成为一种最常见的抗肿瘤免疫治疗方式。同时，利用负载肿瘤抗原的 DC 细胞体外刺激活化患者的 T 细胞，然后将肿瘤抗原特异性的 T 细胞克隆筛选出来，大量扩增后回输患者体内，也是目前临床比较常用的一种过继细胞疗法（adoptive cellular therapy，ACT）。

第一个基于 DC 细胞的药物 sipuleucel–T（Provenge）由美国 FDA 批准用于转移的激素抵抗性前列腺癌（HRPC）的治疗。sipuleucel–T 是将含有 DC 细胞的患者外周血单个核细胞（PBMC）与 GM–CSF 和 PAP（前列腺酸性磷酸酶）的融合蛋白共同孵育后而得到的。经静脉回输的 sipuleucel–T 实际上是一种 DC 细胞、NK 细胞和 PAP 表位特异性 T 细胞的混合物。在有 512 例转移性 HRPC 患者参加的随机性、安慰剂对照的多中心Ⅲ期临床观察试验中，sipuleucel–T 治疗组患者与对照组患者相比，死亡风险降低 22%，中位生存期延长 4 个多月。sipuleucel–T 的成功上市，被 Science“向癌症进军”特刊评为里程碑性成果。以 sipuleucel–T 为代表的细胞药也已被公认为继生物药和小分子药之后人类医药即将迎来的第三大支柱。

二、被动免疫疗法

肿瘤的被动免疫治疗（passive immunotherapy）是给患者输注肿瘤抗原特异性抗体或抗体偶联物（与生物毒素、放射性核素、化疗药物等连接）、细胞因子（如 IFN–α、IL–2、IFN–γ 等）和免疫效应细胞等，由这些外源性的免疫效应物质在患者体内发挥抗肿瘤作用。该疗法对患者自身的免疫功能状态要求不高，即使患者免疫功能低下，仍能比较快地发挥治疗作用。

三、抗体疗法

目前，人们已经可以利用 McAb 技术持续大量生产肿瘤抗原特异性的高亲和力抗体，或利用基因重组技术生产人鼠嵌合 McAb 甚或完全人源化的 McAb，为抗体疗法在临床上的广泛应用创造了有利条件。其中，人鼠嵌合 McAb 的免疫原性比鼠源 McAb 低，体内应用时具有更长的半衰期，对靶抗原的亲和性又优于人源 McAb，所以，人鼠嵌合 McAb 的应用最为广泛。肿瘤抗体疗法既可以应用未修饰的“裸”抗体，也可以应用结合放射性核素、生物毒素或化疗药物的抗体偶联物或融合蛋白。

（一）McAb 的应用

CD52 是表达于 T、B、MΦ 和单核细胞上的一种分化抗原，T、B 淋巴瘤 CD52 表达阳性率为 68% ~ 76%，但造血干细胞不表达。临床试验已证明抗 CD52 的人源化 McAb

（CAMPATH–IH）治疗小淋巴细胞淋巴瘤或慢性淋巴细胞白血病具有确切疗效。

第一个生物靶向药美罗华（Mabthera）由 FDA 批准上市。美罗华是一种 CD20 特异性的人鼠嵌合 McAb，与 B 淋巴瘤细胞上的 CD20 分子结合后，可以改变细胞周期、抑制细胞生长及诱导细胞凋亡，还可以通过介导 ADCC 和 CDC 作用而杀伤淋巴瘤细胞。目前，美罗华联合化疗已成为 B 细胞淋巴瘤治疗的一线方案和标准治疗。

FDA 批准针对 HER2 原癌基因产物的人鼠嵌合 McAb（Herceptin）上市。Herceptin 能特异地作用于 HER2 蛋白的细胞外结合部位，抑制 HER2 蛋白与 RTK 超家族其他成员形成杂合二聚体，下调细胞表面的 HER2 蛋白表达，从而减弱肿瘤细胞生长信号的转导；通过 CDC 和 ADCC 作用来杀伤过度表达 HER2 的肿瘤细胞。Ⅰ、Ⅱ期临床试验表明，Herceptin 用于转移性乳腺癌解救治疗的单药有效率在 15% ~ 18%。Shak 等研究发现，在转移性乳腺癌的治疗中，单用 ADM+CTX 方案化疗者完全缓解率为 42%，而与 Herceptin 联用后则升高至 65%，且 Herceptin 与紫杉醇联用的完全缓解率（57%）也较单用紫杉醇者（25%）为高。另有临床研究显示，标准化疗联合 Herceptin 治疗晚期胃癌可使患者的平均生存期由 11.1 个月延长到 13.8 个月。

目前，已有十余个 McAb 类抗肿瘤药物进入临床应用，极大地丰富了肿瘤靶向治疗的手段，显著改善了部分肿瘤患者的预后。

（二）McAb 偶联物或融合蛋白的应用

将肿瘤特异性 McAb 与放射性核素（如 ^{131}I）、生物毒素（如白喉毒素、蓖麻毒素）或其他抑制细胞生长的药物偶联，或利用基因工程技术制备含 McAb 的抗原结合域和生物毒素的毒性结构域的融合蛋白，这些 McAb 偶联物或融合蛋白具有定向结合到肿瘤细胞而发挥细胞毒作用的功能。相关的多个药物也已进入临床应用观察中。

四、细胞因子疗法

细胞因子疗法是指给患者应用 IL–2、IFN–α、TNF–α 等细胞因子，增强患者的抗肿瘤免疫反应，调节肿瘤细胞的增殖与分化，诱导肿瘤细胞的凋亡，或者利用 G–CSF、TPO、EPO 等集落刺激因子来改善放化疗所导致的骨髓造血抑制，提高患者对放化疗的耐受。

IFN–α 是人体受到病毒感染时，免疫细胞通过抗病毒免疫反应所产生的一组结构类似、功能相近的低分子糖蛋白。根据氨基酸构成的细微差别，IFN–α 可分为 20 多个亚型，如 IFN–α1b、α2a、α2b、α2e 等。IFN–α 具有抗病毒、抗肿瘤、抑制造血细胞增殖及免疫调节等功能。基因重组人 IFN–α 开始在临床试用，1986 年由美国 FDA 批准用于低度恶性淋巴瘤的治疗，成为第一个进入临床应用的细胞因子药物。IFN–α 对非霍奇金淋巴瘤（NHL）、多毛细胞白血病（HCL）、多发性骨髓瘤（MM）、慢性粒细胞白血病（CML）等恶性血液病具有肯定疗效。IFN–α 可使约 70% 的初治慢性粒细胞白血病（CML）患者取得血液学缓解，其中 20% 的患者可获得完全细胞遗传学缓解。目前，IFN-α 已成为一种标准的 CML 初治措施。在晚期结直肠癌、食管癌、肾细胞癌和泌尿系统上皮癌的治疗中，发现 IFN-α 与 5-FU 具有协同作用。

Taniguchi 等成功克隆出人 IL-2cDNA，并在大肠杆菌中得到高水平的表达。1984 年 FDA 批准 IL-2 进行临床试验。美国国立卫生研究所（NIH）Rosenberg 教授等利用 IL-2 和 LAK 细胞（lymphokine-activated killer cells）治疗 25 例晚期肿瘤患者，有效率达 44%，其中 1 例恶性黑色素瘤患者获得 CR，缓解时间达 10 个月；9 例恶性黑色素瘤、结肠癌或肾细胞癌肝肺转移患者及 1 例肺腺癌患者获 PR。1988 年，Rosenberg 等联合应用 TIL 细胞（tumor infiltrating lymphocytes）、IL-2 和 CTX 治疗转移性恶性黑色素瘤，CR+PR 达 60%，患者最长缓解时间达 13 个月。FDA 批准 IL-2 正式进入临床，主要用于恶性黑色素瘤、肾细胞癌、结直肠癌等晚期恶性肿瘤的治疗。目前，IL-2 已成为临床肿瘤免疫治疗最常用的细胞因子药物。

五、过继输注细胞疗法（ACT）

ACT 即在体外活化制备具有肿瘤杀伤作用的免疫效应细胞，然后将其输注至患者体内，以达到清除肿瘤细胞或控制肿瘤发展的目的。

（一）CIK 细胞

CIK 细胞（cytokine-inducedkillers）是利用 IFN-γ、CD3 McAb 和 IL-2 将 PBMC 进行诱导培养所产生的一种异质性的细胞群，主要效应细胞的表型为 $CD3^+CD56^+$，以非 MHC 依赖性的方式杀伤肿瘤细胞。CIK 细胞的特点是扩增速度快、杀瘤谱广、细胞毒活性强。

斯坦福大学骨髓移植中心利用 CIK 细胞治疗 9 例自体造血干细胞移植治疗后复发的 B 细胞淋巴瘤患者，PR 2 例、SD 2 例，Paola 等利用 CIK 细胞联合低剂量 IL-2 治疗 12 例晚期实体瘤患者，其中淋巴瘤 6 例、肾癌 5 例、肝癌 1 例。治疗后，3 例获 CR，2 例获 SD。

我们在一项利用 CIK 和 DC 细胞治疗 27 例胃、结直肠癌术后患者的临床观察中发现，与单独接受常规放化疗的患者相比，放化疗联合 CIK 与 DC 细胞治疗的患者 5 年生存率和无病生存率显著提高，疾病进展风险显著降低。目前，CIK 已成为非特异性 ACT 抗肿瘤治疗中最常用的一种免疫效应细胞。

（二）TIL 细胞

TIL 即肿瘤浸润淋巴细胞，是指存在于肿瘤组织中的淋巴细胞。从患者新鲜切除的肿瘤组织中分离出 TIL 细胞后，利用 IL-2 进行活化扩增可得到一个异质性细胞群，其中部分 $CD8^+$T 细胞可以 MHC 限制性方式特异性地杀伤患者自体肿瘤细胞。如果先将分离出的 TIL 细胞进行克隆化培养，筛选出患者肿瘤细胞反应性的 CTL 细胞克隆，然后再将其扩增，会得到大量具有肿瘤特异性杀伤活性的 TIL 细胞。大量研究表明，过继输注至患者体内的 TIL 细胞具有抗肿瘤作用。其实，迄今 ACT 最令人振奋的抗肿瘤疗效即出现在利用 TIL 细胞对恶性黑色素瘤的治疗中。

在一项利用 TIL 细胞治疗转移性恶性黑色素瘤的长期系列临床观察研究中，Rosenberg 等首先将能够特异性识别患者自身肿瘤细胞的 TIL 扩增至总量 10^{10} ~ 10^{11} 个。给患者序贯应用环磷酰胺（CTX）和氟达拉宾（FLU）进行非清髓性化疗或进行清髓性放化疗（CTX+FLU+TBI）（total bone irradiation，TBI）以进行淋巴清除，然后将 TIL 和预先采集的 $CD34^+$ 造血干细胞（清髓组）回输患者体内，同时连续静脉滴注 IL–2（720000U/kg，每 8h 一次）。非清髓组、2GyTBI 清髓组、12GyTBI 清髓组的总有效率（CR+PR）分别为 49%（21/43），52%（13/25）和 72%（18/25），各组之间没有显著差异（P =0.08）；三组患者 CR 率分别为 12%、20% 和 40%，12GyTBI 组明显优于其他两组（P =0.007）。三组 CR 患者的最长缓解时间分别超过 82、68 和 48 个月；患者总 CR 率为 22%（20/93），其中 19 例患者缓解期超过 3 年。CR 和 PR 患者的 3 年生存率、5 年生存率分别为 100% 和 93%、31% 和 21%。在治疗有效的病例中，客观的肿瘤消退几乎发生在所有的转移病灶中，如脑、肺、肝、骨、淋巴结、皮下组织等。这是以往单独利用放化疗所远不能达到的疗效。

长期以来，人们一直认为免疫治疗只能对微小肿瘤病灶起作用，可是该项研究却明确、客观地显示 TIL 细胞可使血管化的巨大肿瘤发生消退。同时，该项研究还提示预先进行淋巴清除可以提高 ACI 抗肿瘤治疗的疗效。正常情况下，机体会通过复杂的机制精确地调控各项免疫活动，使之处于适当的强度和范围，以维持机体内环境的稳定。大量研究表明肿瘤患者体内存在免疫抑制性环境，主要表现为 Thl–Th2 平衡向 Th2 漂移，$CD4^+CD25^+$Tregs 数量增多、活性增强，肿瘤组织存在高水平的 IL–10、TGF–β、PGE_2 等免疫抑制因子。这种免疫抑制环境不利于过继输注至患者体内的免疫效应细胞进一步增殖，甚至会诱导其凋亡，缩短其在体内的存活时间，抑制其发挥肿瘤杀伤活性。淋巴清除能显著降低患者体内包括 Tregs 在内的各种免疫抑制细胞的数量，有效改善患者体内的免疫抑制状况，为免疫效应细胞的大量扩增和持续发挥细胞毒作用创造有利条件。

尽管 TIL 细胞具有强大的抗肿瘤能力，可是要推广应用还面临诸多问题。首先，目前还难以从除黑色素瘤外的其他恶性肿瘤组织中分离培养 TIL 细胞；其次，部分患者不具备手术条件，无法从手术切块获得 TIL 细胞；最后，TIL 细胞分离、培养、筛选、扩增过程异常复杂，操作烦琐，质控不易把握。

（三）CTL 细胞

CTL 细胞疗法是在体外诱导培养 DC 细胞，负载肿瘤抗原后刺激患者的淋巴细胞，通过克隆化培养，从中筛选出肿瘤抗原特异性的 CTL 细胞克隆，将其大量扩增后回输患者体内。从理论上讲，利用该疗法进行抗肿瘤治疗潜力巨大，但要成功实施，必须满足 3 个条件。

（1）抗原肽组合必须个体化，选用的靶抗原必须在患者肿瘤细胞中优势表达，靶抗原表位应与患者的 HLA- Ⅰ类分子相匹配。

（2）患者肿瘤细胞必须正常表达 HLA- Ⅰ类分子，并且能有效提呈抗原肽，以保证肿瘤细胞上存在可供 CTL 细胞识别的 HLA- Ⅰ类分子 – 抗原肽复合物。

（3）患者外周血中必须存在能识别相应抗原表位的 T 细胞克隆，否则，将导致对抗原特异性 CTL 细胞的筛选、扩增失败。

其中，从患者肿瘤细胞高表达的众多抗原中选择几个与自身 HLA- Ⅰ类分子相匹配的 T 细胞表位并没有太大的难度。但要满足其他两个条件则会困难得多，因为肿瘤细胞往往低表达 HLA- Ⅰ类分子，使其所表达的肿瘤抗原得不到有效提呈，导致 CTL 细胞找不到攻击的靶点；同时，迄今人们所发现的绝大部分肿瘤抗原为自身抗原，曾经由胸腺上皮细胞异位表达过，作为阴性选择的结果，能识别结合这些抗原的 T 细胞克隆已被清除，因此，很难再把它们从患者外周血中筛选出来。这些问题的存在导致 CTL 疗法在临床实施中面临较大限制。解决的办法是尽量选用突变抗原或胸腺上皮细胞未曾异位表达过的抗原（如 CT 抗原），并且采取措施诱导患者肿瘤细胞恢复表达 HLA- Ⅰ类分子，如肿瘤局部应用 DNA 甲基化转移酶抑制剂 5-aza-CdR 或全身应用 IFN- γ 等。

（四）重定向的 CTL 细胞

重定向的 CTL 细胞（redirected T lymphocytes，red-T）是一类基因修饰的可以靶向新的抗原表位的 T 细胞。在肿瘤抗原特异性免疫效应细胞过继输注疗法中，肿瘤抗原表位特异性的 T 细胞的体外大量制备一直是困扰大家的一个难题，其原因已在前文有关 TIL 和 CTL 细胞的介绍中提及。而 red-T 设计理念的出现有望解决这个问题。根据重新靶向的抗原表位类型的不同，可将 red-T 分为两种：一种是利用肿瘤抗原 B 细胞表位特异性的嵌合抗原受体编码基因修饰的 T 细胞，即 CAR-T（chimeric antigen receptor-engineered T lymphocytes），另一种是利用肿瘤抗原 T 细胞表位特异性的 TCR 编码基因修饰的 T 细胞，即 TCR-T（TCR-recon-structed T lymphocytes）。

将上述基因的表达载体转染患者 T 细胞后，成功表达该基因的 T 细胞将被赋予识别新的抗原表位的能力。鉴于患者外周血中 T 细胞含量丰富，所以能比较容易地大量制备肿瘤抗原特异性的效应性 T 细胞以满足临床治疗的需要。尤为重要的是，针对某一肿瘤抗原的 T 细胞修饰基因构建一旦完成，便可以在表达该抗原的不同肿瘤患者的治疗中广泛地加以应用。

1.CAR-T

用于制备 CAR-T 细胞的基因是一种重组基因，其表达产物是一条可识别某种肿瘤抗原 B 细胞表位的跨膜蛋白。该跨膜蛋白的胞外区为抗原识别结合域，N 末端通常是一个单链抗体可变区片段（scFv），由能特异识别该抗原的抗体轻链可变区和重链可变区（V_H）经一条短肽首尾相连而成。scFv 通过一个铰链区与跨膜区相连。跨膜区常选用 CD4 或 CD8、

CD28 的跨膜序列。胞质区为信号域，通常由 CD28（和 / 或 4-1BB、OX40、ICOS 等）和 CD3 ζ 链（或 FcsRI 的 γ 链）的胞内区肽段顺序连接构成。

CAR-T 细胞用于抗肿瘤治疗具有两方面的优势。首先，CAR-T 能直接识别肿瘤抗原 B 细胞表位，因此，它对靶细胞的识别杀伤是 MHC 非限制性的，能够解决因 MHC 分子低表达所导致的肿瘤逃逸问题。其次，与传统的 T 细胞只能识别蛋白质抗原不同，CAR-T 既可以识别蛋白质抗原，也可以识别糖类和糖脂类抗原，能极大地丰富 ACT 治疗中抗原靶点选择的多样性。

James 等利用针对 CD19 抗原的 CAR-T 细胞联合 IL-2（720000U/kg，每 8h 一次）治疗了 8 例晚期进展性 B 淋巴瘤患者，6 例出现肿瘤消退，其中 CR 1 例，缓解时间超过 15 个月；PR6 例，最长缓解时间超 18 个月；SD 1 例，病情稳定 6 个月。4 例患者体内多系 $CD19^{+}$B 细胞长期缺失，最长达 26 周；CAR-T 细胞可在患者体内长期存活，其中 1 例患者在细胞输注 180 天后，PBMC 中的 CAR-T 细胞比例仍可达 1%。4 例患者血清 IFN-γ 和 TNF 水平显著升高，细胞输注后 8～10 天达高峰；患者不良反应与血清 IFN-γ 和 TNF 水平相关。不良反应除免疫球蛋白缺乏外，还包括低血压、发热、乏力、肾衰及反应迟钝等。该研究表明 CAR-T 具有强大的 $CD19^{+}$ 细胞清除能力，能够介导 B 细胞淋巴瘤的消退或清除，但同时也会引起可逆性的细胞因子相关的毒性不良反应。

目前，有数十项利用 CAR-T 治疗实体瘤的方案已进入到临床试验观察阶段。对 CAR-T 细胞疗法应用安全性的担忧集中体现在两个方面：一是抗原靶点非特异性可能导致患者自身免疫病的发生；二是 IFN-γ、TNF 等细胞因子的集中释放可能引起剧烈的毒性反应。但随着治疗策略的逐步优化，相信 CAR-T 细胞疗法有潜力在抗肿瘤免疫治疗中占据主导位置。

2.TCR-T

TCR-T 细胞是转导了新的 TCRα 链和 β 链编码基因的 T 细胞，这两个基因克隆于人源或鼠源的肿瘤抗原特异性的 CTL 细胞。将 a、β 链编码基因分别插入到表达载体（如质粒、反转录病毒等）中，然后利用该重组载体转染患者 T 细胞，如果 T 细胞能有效表达新的 TCRα、β 链，那么该 T 细胞便具备了识别相应肿瘤抗原的新属性，可对表达该抗原的肿瘤细胞进行特异性杀伤。

与 TIL 和 CTL 细胞相似，TCR-T 细胞识别的是肿瘤抗原的 T 细胞表位，以 MHC 限制性方式杀伤表达 HLA- Ⅰ类分子 - 抗原肽复合物的肿瘤细胞。体外试验研究表明，TCR-T 细胞具有强大的特异性杀伤肿瘤细胞的活性；动物实验结果显示，TCR-T 细胞过继输注可导致小鼠移植瘤的消退。目前，已有多项 TCR-T 细胞抗肿瘤治疗方案进入到临床试验观察阶段。

与 CAR-T 细胞疗法一样，TCR-T 细胞疗法也存在诱发自身免疫病和细胞因子相关的急性毒性反应的风险。除此之外，还应特别注意 TCR-T 细胞的 TCR 的 α 链和 β 链在形成异二聚体时存在不确定性，即新导入的TCR基因编码的α链（β链）有可能与该细胞固有表达的TCR的β链（α链）形成异二聚体，从而导致TCR-T细胞上会再出现两种新的TCR，它们存在靶向患者正常组织而引起严重的自身免疫病的风险。因此，在将一种新构建的TCR-T细胞应用到临床之前，必须在这方面进行充分评估。

第三节　食管癌的生物治疗

一、IFN-α的应用

Walder等利用5-FU与IFN-α2a治疗21例无法手术的局部晚期或有远端转移的食管癌患者，有效率达25%，其中2例达CR的患者缓解时间超过2年。Ilson等利用IFN-α2a（3×10^6U/d×d1～28）、5-FU[750mg/（m^2•d）×d1～5]和DDP[100mg/（m^2•d）×d1]治疗无法手术或已发生转移的食管癌患者，28d为1个疗程，3个疗程后，每隔1个疗程使用DDP1次。27例患者平均每人接受了4个疗程的治疗，可评估疗效患者26例。3种药物联合取得了非常显著的治疗效果，总有效率达50%（13/26），其中CR2例，PR11例，中位缓解时间为29周（11～74周）；对鳞状细胞癌治疗有效率达73%（8/11），优于对腺癌的疗效（33%，5/15）。在一项利用IFN-α2b、DDP和5-FU治疗Ⅲ、Ⅳ期食管癌的临床观察研究中，23例患者中有1例获CR，14例获PR，总有效率达65%；中位生存时间为8.6个月，30个月预期生存率达31%。治疗过程中患者的不良反应主要为白细胞和血小板减少、感染和腹泻等，均比较轻微、可耐受。

Posner等研究发现，应用IFN-α、DDP、5-FU联合放疗可增加食管癌患者获得手术的机会。利用该组合方案治疗41例患者，术前有3例死亡，1例出现病情进展；37例患者顺利接受了手术，其中36例患者的肿块被完全切除，术后病理检查结果显示，10例患者无肿瘤残留，23例仅有镜下残留，治疗有效率约为80%（33/41）。全部患者的中位生存期约为27个月，而治疗有效患者的中位生存期达36个月。

二、TNF-α的应用

肿瘤坏死因子（tumor necrosis factor，TNF）是Garwell等发现的一种能使肿瘤发生出血性坏死的物质。TNF主要由活化的单核/巨噬细胞、T细胞和NK细胞产生，其中巨噬细胞产生TNF-α，淋巴细胞主要产生TNF-β（又称淋巴毒素，LT），二者氨基酸序列同源性虽仅为36%，但却拥有相同的受体。在机体受到病毒感染等刺激所产生的TNF中，TNF-α的活性占70%～95%。TNF受体（TNFR）广泛存在于人体正常细胞和肿瘤细胞的表面，分为两型，Ⅰ型TNF-R（TNFR1）即CD120a，由439个氨基酸残基构成，几乎表达于所有类型的细胞上，主要介导细胞溶解和凋亡；Ⅱ型 TNFR（TNFR2）即 CD120b，由 426 个氨基酸残基构成，仅表达于免疫细胞和内皮细胞上，与信号转导和 T 细胞增殖有关。TNF-α 可通过多种机制发挥抗肿瘤活性，包括诱导肿瘤细胞凋亡、坏死、抑制肿瘤血管形成、免疫调节及直接的细胞毒作用，其中后者是通过在肿瘤细胞内活化磷脂酶 A_2 产生羟自由基而引起 DNA 断裂来实现的。由于 TNF-α 的作用对靶细胞没有严格的选择性，全身应用时不良反应大，所以临床上以局部应用为主。

Kenneth 等将 TNF-α 编码基因与一个辐射诱导型启动子相连接，插入到复制缺陷型腺病毒基因组中，然后将大量制备的重组病毒（TNFerade）在食管癌患者瘤体内注射，接着利用放射线照射肿瘤来活化 TNF-α 基因，控制 TNF-α 分子在肿瘤内部的表达，诱导肿瘤细胞的凋亡与坏死。他们利用 TNFerade（$4 \times 10^8 \sim 4 \times 10^{11}$PU，1次 / 周，连续 5 周）、DDP、5-FU 联合放疗治疗 24 例有手术希望的局部晚期食管癌患者，其中Ⅱ期 5 例，Ⅲ期 19 例，腺癌 20 例，鳞状细胞癌 4 例。患者的不良反应包括乏力（54%）、发热（38%）、恶心（29%）、呕吐（21%）、食管炎（21%）和寒战（21%）等，均与病毒用量无关。治疗后 9 ~ 15 周，22 例患者经评估发现具备手术条件，其中 1 例因术中发现肿瘤不能完全切除而终止手术。患者病理学完全缓解（pCR）率为 29%（6/21），中位生存期为 47.8 个月，中位无病生存期为 26.4 个月；患者 3 年生存率和无病生存率分别为 54% 和 41%，5 年生存率和无病生存率均为 38%。这是以往单用放化疗所远不能达到的治疗效果。

三、食管癌疫苗的应用

Kageyama 等利用 NY-ESO-1 作为肿瘤疫苗治疗了 25 例晚期食管癌患者，其中 13 例为低剂量组（每次 100μg，中位接种次数为 8 次），12 例为高剂量组（每次 200μg，中位接种次数为 9.5 次）。在低剂量组中，治疗前血清 NY-ESO-1 抗体阴性的 10 例患者中有 5 例在治疗后抗体转阳，治疗前抗体阳性的 3 例患者中有 2 例在治疗后抗体滴度明显升高；在高剂量组中，治疗前抗体阴性的 5 例患者在治疗后抗体全部转阳，治疗前抗体阳性的 7 例患者在治疗后其抗体滴度均明显升高。与低剂量组患者相比，高剂量组患者的生存期明显延长。

Wada 等以含胆固醇的疏水性普鲁士蓝（cholesterol-bearing hydrophobized pullulan，CHP）作为佐剂，将 NY-ESO-1 重组蛋白疫苗给 8 例晚期食管癌患者进行了皮下接种（NY-ESO-1100μg+CHP2mg，1次 /2 周，共 4 次），治疗后分别在 7 例、7 例和 6 例患者中诱导出了特异性的抗体、$CD4^+$T 细胞反应和 $CD8^+$T 细胞反应。在可进行疗效评估的 6 例患者中，1 例 PR，2 例 SD。

TTK 蛋白激酶（TTK）、胰岛素样生长因子 - Ⅱ mRNA 结合蛋白 -3（LMP-3）和淋巴细胞抗原 6 复合物 K（LY6K）属于在人 ESCC 细胞中高频表达的 CT 抗原。日本 Yamanashi 大学从这 3 种蛋白中各筛选出 1 条 HLA-2402 限制性抗原肽，分别为 TTK-567（SYRNE1AYL）、IMP3-508（KTVNELQNL）和 LY6K-177（RYCNLEGPPI），将 3 种短肽混合后作为肿瘤疫苗给 60 例晚期 ESCC 患者进行了接种。与 HLA-2402- 患者（25 例）相比，HLA-2402+ 阳性患者（35 例）总生存期没有延长，但无进展生存期显著延长。接种肿瘤疫苗后，分别有 63%、60% 和 45% 的 HLA-2402+ 患者出现了 LY6K、TTK 或 IMP3 特异性的 CTL 反应；出现特异性 CTL 反应的患者生存期明显延长，其中对 2 种以上抗原肽均产生特异性反应的患者生存期延长尤为显著。

四、γδT 细胞的应用

低表达或缺失 MHC-Ⅰ类分子是肿瘤细胞逃避效应性 αβT 细胞免疫攻击的一种常见机制。γδT 细胞可以非 MHC 限制性方式杀伤肿瘤细胞，因此，在对低表达 MHC 分子的食管癌进行治疗时，γδT 细胞可能具有应用价值。

Nagamine 等利用挫来膦酸（zoledronate，ZOL，1 ~ 5mmol/L）和 IL-2（100U/mL）诱导健康供者或肿瘤患者 PBMC 反应 48h，然后单用 IL-2（100U/mL）维持培养 12d，结果发现 PBMC 细胞数量扩增了 200~500 倍；而且，如果患者的 PBMC 在开始培养的 48h 内产生了高浓度的 IFN-γ，那么其扩增倍数更高；在相同的培养条件下，去除贴壁细胞的患者 PBMC 更容易扩增。在收获的健康人的 PBMC 扩增产物中，γδT 细胞占 90%；在肿瘤患者的 PBMC 扩增产物中，γδT 细胞占 20%。γδT 细胞对 $CD166^{+}$ 人 ESCC 细胞系 TE12 和 TE13 表现出强烈的杀伤活性，但对 $CD166^{-}$ 人胃癌细胞系 MKN45 则没有杀伤作用。该研究为从患者 PBMC 中诱导扩增 γδT 细胞进而利用其进行抗食管癌治疗提供了可行性。

五、LAK 细胞的应用

Yamaguchi 等研究发现，过继输注 LAK 细胞可以改善食管癌患者术后的免疫功能，有助于患者的顺利康复。食管癌经胸切除患者术后通常会经历一个免疫抑制阶段，主要表现为患者体内 IL-4、IL-6 和 IAP(immunosuppressive acidic protein)等免疫抑制性蛋白分泌增多，Th 和 CTL 细胞数量下降，以及 ConA 诱导的免疫抑制细胞活性升高。术后输注 LAK 细胞可以纠正这种免疫抑制状态，提升患者外周血中 Th 和 CTL 细胞的数量，显著减少患者术后发生肺炎或手术部位感染的机会。

Ueda 等利用 LAK 细胞与 MAGE-1 和 MAGE-3 相关多肽冲击的 DC 细胞疫苗治疗了 2 例食管原发恶性黑色素瘤患者。患者均先接受了食管癌根治术及随后的辅助化疗（达卡巴嗪 + 尼莫司汀 + 长春新碱 +IFN-α），其中 1 例患者术后 21 个月出现腹部淋巴结转移，接受 LAK 和 DC 细胞治疗后，病情稳定达 5 个多月；另 1 例患者在辅助化疗结束后立即接受了免疫治疗，疗后 16 个月未见肿瘤复发，术后 49 个月时仍存活。细胞治疗后，2 例患者外周血淋巴细胞对肿瘤抗原多肽的反应均明显增强，MAGE-3 多肽特异性的皮肤迟发型超敏反应均转阳。

六、CTL 细胞的应用

Toh 等从晚期肿瘤患者的活检标本中分离培养肿瘤细胞，灭活后用于刺激患者外周血淋巴细胞（PBL），并在 IL–2 存在的条件下将刺激后的 PBL 扩增 2 周，以制备自体肿瘤细胞刺激活化的 CTL 细胞（autologous tumor–cell stimulated cytotoxic T lymphocytes，AuTLs）。他们通过内镜的引导在患者瘤体内直接注射或经动脉局部灌注 AuTLs（0.5×10^9 个 / 次，1 次 /2 周，共 6 周），共有 35 例患者接受了治疗，其中食管癌 13 例。在 12 例患者的活化 PBL 中检测到了自体肿瘤细胞特异性的 CTL 反应，其中 7 例（58.3%）患者获 PR 或 SD。在其他 23 例患者中，8 例（34.8%）获 SD，活检发现这些患者的肿瘤组织中浸润的效应性 T 细胞显著增多。另外 11 例肿瘤患者作为对照，接受了 LAK/NK 细胞过继输注治疗，其中只有 2 例（18.2%）获 SD。该临床观察结果提示，食管癌患者局部应用肿瘤特异性免疫效应细胞是安全、可行的，并且其临床疗效优于非特异细胞免疫治疗的全身应用。

七、TCR–T 细胞的应用

Shirakura 等对利用 TCR–T 细胞治疗食管癌的可行性进行了初步探讨。他们将 MAGE–$A4_{143\sim151}$ 特异性 TCR 的 α、β 链编码基因导入多克隆 T 淋巴细胞，然后将 TCR 基因修饰的 T 细胞输注至接种了 MAGE–A4+HLA–A*2402$^+$ 人食管癌 KE4 细胞的免疫缺陷小鼠体内，结果发现基因修饰的 T 细胞成功浸润到了肿瘤组织中，并以抗原特异性的方式抑制了食管癌移植瘤的生长。

对于表达 MAGE–A4 的 HLA–A*2402$^+$ 食管癌患者来说，过继输注 MAGE–A4 特异性 TCR–T 细胞有可能是一项比较好的治疗策略。

» 第四节　食管癌生物治疗的实施策略

食管癌已成为我国的一种常见病，大多数患者的预后仍不理想，需要积极探索新的有效治疗手段。与传统的放化疗相比，生物疗法最突出的优势体现在两个方面：一是特异性高、不良反应低，患者更容易耐受；二是更有潜力彻底清除肿瘤微小残留灶或转移灶，降低肿瘤复发、转移的机会。大量临床研究已证实，在食管癌的治疗中生物疗法疗效肯定，但与治疗黑色素瘤、淋巴瘤、肾细胞癌等恶性肿瘤时所取得的突出疗效相比，仍有较大的差距。近 30 多年来，人们对肿瘤生物疗法进行了大量有益的探索，取得了许多有价值的研究成果，尤其是随着 DC 细胞疗法和 CAR–T 细胞疗法的逐渐成熟并陆续进入临床应用，肿瘤抗原特异性的生物疗法正展现出前所未有的活力。同时，人们对于机体免疫平衡调控机制、肿瘤免疫耐受机制和肿瘤逃逸机制的理解与认识日渐深入，一批以增强患者抗肿瘤潜能为目的的免疫调节策略应运而生，为进一步提高食管癌生物治疗的疗效开辟了更加广阔的空间。

一、免疫调节策略

大量研究已表明，采取某些措施清除患者体内的免疫抑制细胞或封闭 T 细胞上的活化抑制性受体，可以打破机体对肿瘤的免疫耐受，增强患者抗肿瘤免疫应答，并能提高过继输注的特异或非特异免疫效应细胞的抗肿瘤效果。因此，在进行食管癌主动（如多肽疫苗或 DC 细胞疫苗）或被动（如 ACT）免疫治疗之前，对患者预先进行适当的免疫调节应该是有益的。

（一）清除 $CD4^+CD25^{high}$Tregs

1. CTX+FLU 方案

Dudley 等用 CTX［60mg/（kg · d）× dl ~ 2］、FLU［25mg/（m^2 · d）× d3 ~ 7］对晚期恶性黑色素瘤患者进行非清髓性化疗，以预清除患者体内的淋巴细胞，然后再给患者静脉滴注肿瘤抗原特异性的 TIL 细胞和 IL–2［720000U/（kg · 8h）］，结果发现总有效率（CR+PR）达 51%，尤其是利用该预处理方案使那些原来对免疫治疗不敏感的患者也产生了强烈的抗肿瘤免疫反应；研究发现，化疗预处理导致了 $CD4^+CD25^{high}$FoxP3tTregs 细胞优先被清除。

同时，亦有大量研究发现，在接种肿瘤疫苗前 1 天，给患者单独应用 CTX（300mg/m^2），也可有效减少患者外周血中的 $CD4^+CD25^{high}$Tregs 的数量，显著提高肿瘤抗原特异性体液免疫应答和细胞免疫应答的水平。

2. IL–2– 白喉毒素融合蛋白方案

Dannull 等先将 IL–2 与白喉毒素的融合蛋白 DAB_{389}IL–2（18ug/kg）给晚期肾癌患者进行静脉滴注，4d 后开始皮内注射肿瘤 RNA 转染的 DC 细胞（10^7 个 / 次，1 次 /2 周，共 3 次）。研究结果显示，DAB_{389}IL–2 选择性清除了患者体内 $CD25^+$Tregs 细胞，而对 $CD25^{inter/low}$T 细胞亚群则没有明显影响，该处理措施显著增强了患者体内肾癌抗原特异性的 T 细胞反应，同时患者也没有出现严重的不良反应。

3. 抗 CD25 McAb 方案

Okita 等研究发现，低浓度人鼠嵌合抗人 CD25 单克隆抗体（basiliximab）（≤ 0.1 μg/mL）可选择性去除人 PBMC 中的 $CD4^+CD25^{high}$ 细胞，提高 ZOL 联合 IL–2（100U/mL）活化的杀伤细胞（ZOL/IL–2 activated killers，ZAK）分泌 IFN– γ 的水平。在对 7 例结直肠癌和 2 例食管癌患者的临床应用试验中，第 1 天给患者静脉滴注低剂量的 basiliximab（0.01mg/kg），第 8 天输注 ZAK 细胞，14d 为 1 个疗程，共 3 个疗程。患者没有出现明显的不良反应，2 例结直肠癌患者的 CEA 水平明显降低。

（二）封闭 CTLA-4 分子

美国 FDA 批准完全人源化的抗 CTLA-4 McAb（ipilimumab）用于转移性黑色素瘤的临床治疗。CTLA-4（CD152）是表达在 T 淋巴细胞和单核细胞上的活化诱导的 I 型跨膜蛋白，是共刺激分子 CD80 和 CD86 的抑制性受体，CTLA-4 与这些共刺激分子的亲和力远高于 CD28 分子。在静息 T 细胞接受双信号刺激而活化后，CTLA-4 表达上调，通过竞争性结合 APC 上的 CD80、CD86 分子，抑制 TCR 介导的活化信号转导、IL-2 分泌及 T 细胞的进一步增殖，从而对 T 细胞的活化发挥负向调节作用。另外，$CD4^{+}CD25^{+}$Tregs 细胞组成性表达 CTLA-4，一方面可通过与活化 T 细胞上的 B7 分子结合而直接向 T 细胞内传递一个抑制性信号，另一方面也可以通过与 DC 细胞上的 B7 分子相互作用，在 DC 细胞内诱导产生一种色氨酸代谢限速酶 IDO（indolamine2，3dioxygenase，即躲胺 -2，3- 双氧化酶），使 DC 细胞介导对 T 细胞活化的抑制作用。CTLA-4 对 T 细胞活化的抑制作用是机体保持免疫活动的动态平衡及维持自身免疫耐受的一种内在机制。大量动物试验亦表明，CTLA-4 基因敲除小鼠易患致死性的淋巴细胞增殖性疾病和自身免疫病。同时，有研究表明 CTLA-4 分子的封闭抗体可诱导小鼠对移植瘤的抵抗并产生免疫记忆。Keler 等研究发现，抗 CTLA-4 抗体可以增强食蟹猴对传染病疫苗和全肿瘤细胞疫苗的免疫反应。

在一项利用完全人源化的抗 CTLA-4McAb（CP-675206）治疗晚期恶性肿瘤的初期临床研究中，Ribas 等以逐渐递增的剂量（0.01 ~ 15mg/kg）给 39 例患者（恶性黑色素瘤 34 例，肾细胞癌 4 例，结肠癌 1 例）静脉滴注 CP-675206，发现其在人体内的半衰期约为 22.1d，高剂量组（15mg/kg）患者出现了剂量限制性的毒性不良反应，主要表现为皮炎和腹泻，绝大多数在开始治疗 2 周内出现，持续 2 ~ 3 周后恢复；2 例 CR，2 例 PR，4 例 SD；治疗后 4 周，抗体应用剂量 ≥ 6mg/kg 的绝大部分患者外周血中 CP-675206 浓度高于表现出明显的临床受益倾向。

在另一项 Ⅰ / Ⅱ 期临床研究中，Weber 等以不同的剂量和用药次数给无法手术的 Ⅲ / Ⅳ 期恶性黑色素瘤患者静脉滴注 ipilimumab，结果发现以 20mg/kg 剂量单次用药（A-SD 组）和以 10mg/kg 剂量 4 次用药（分别于第 1、22、43、64 天）（B 组，n =23）时，患者均耐受良好；6 例 B 组患者出现剂量限制性毒性反应；在所有患者（n =88）中，出现 3/4 级或 1/2 级免疫相关不良反应分别占 14% 或 58%；ipilimumab 在体内代谢的半衰期约为 359h；B 组有 1 例 CR（23 余月）、1 例 PR（21 余月）、7 例 SD，疾病控制率（CR+PR+SD）约为 39%，其中 2 例 SD 患者体内的肿瘤在 1 年的观察期内逐渐缩小。

通过以上研究可以看出，单用 CTLA-4 封闭抗体即可以在部分肿瘤患者中取得肯定的疗效。如将食管癌疫苗与 CTLA-4 封闭抗体联合应用，有可能会取得比较好的治疗效果。

二、阻断肿瘤逃逸的策略

（一）诱导肿瘤细胞表达 HLA-I 类分子

HLA- Ⅰ类分子和（或）HLA- Ⅰ类分子加工相关成分的表达下调或缺失是肿瘤逃逸的一种主要机制。IFN-γ 具有活化 NK 细胞、增强机体抗肿瘤免疫的功能；同时有许多研究发现，IFN- Ⅰ还可诱导肿瘤细胞表达 HLA- Ⅰ类分子。另外，众多研究表明，DNA 甲基化转移酶抑制剂 5-aza-CdR 可以增强肿瘤细胞 HLA- Ⅰ类分子和 CT 抗原的表达。

因此，一个包含了 IFN-γ（全身应用）或 5-aza-CdR（局部应用）的食管癌生物治疗方案将是非常有吸引力的。

（二）降低肿瘤负荷

肿瘤细胞漏逸(sneaking through)也是导致肿瘤逃逸的一个重要因素。先利用放疗和(或)化疗尽量降低食管癌患者体内的肿瘤负荷，再施以免疫治疗，可能会减少发生肿瘤细胞漏逸的机会，使患者从免疫治疗中更多获益。

三、食管癌疫苗的应用策略

（一）抗原肽的选择

用于免疫接种的肿瘤抗原肽的正确选择是保证食管癌主动免疫治疗疗效的先决条件，用作食管癌疫苗的抗原肽必须同时满足以下 3 个条件：①在食管癌患者绝大多数的肿瘤细胞中表达。②为组织特异性抗原或 CT 抗原（如 NY-ESO-1、MAGE-A4 等）。③抗原肽的 T 细胞表位与患者的 HLA 型相匹配。

（二）T 细胞表位肽的组合应用

在利用 T 细胞表位肽作为食管癌疫苗时，为提高疫苗的效力，增强患者肿瘤特异性免疫应答的强度与效率，应将多种短肽组合应用，并且最好是 HLA- Ⅰ / Ⅱ类分子提呈的 T 细胞表位肽兼而有之。

（三）免疫佐剂的选择

皮下接种的食管癌疫苗要想在人体内激发起特异性的免疫反应，依赖于 DC 细胞对抗原的有效摄取、处理、加工及 DC 细胞的充分成熟和顺利归巢。为保证 DC 细胞对肿瘤抗原肽的有效提呈，需要为其提供一个适宜的局部微环境。已有大量研究表明，采用含 GM-CSF、CpG-ODN 或抗 TLR9 抗体的不完全福氏佐剂可以增强肿瘤抗原的提呈效率。

另外，利用 GM-CSF 和食管癌抗原肽的编码基因修饰的 DC 细胞进行静脉输注也是一个颇具潜力的主动免疫治疗策略。

四、ACT 应用策略

ACT 包括特异性细胞免疫疗法（如 TIL、CTL、CAR–T、TCR–T 等）和非特异性细胞免疫疗法（如 CIK 细胞、NK 细胞等），从其作用机制上看，前者在杀伤正常表达 HLA– Ⅰ类分子和高表达肿瘤抗原的癌细胞方面具有优势，而后者对于不表达 HLA– Ⅰ类分子和肿瘤抗原的癌细胞的杀伤则更具特色。

鉴于有大量的研究表明，在不同的肿瘤细胞之间及在不同的治疗阶段，食管癌细胞表达肿瘤抗原的类型、强度及表达 HLA– Ⅰ类分子的水平均有所不同，导致它们对特异性或非特异性细胞免疫治疗的敏感性存在客观差异，因此，在利用 ACT 治疗食管癌过程中，将特异性 ACT 或非特异性 ACT（如 TCR–T 细胞疗法和 CIK 细胞疗法）交替进行可能更有利于对肿瘤的控制。当然，在利用 ACT 抗食管癌治疗之前或实施过程中，采取一定的打破肿瘤免疫耐受或阻断肿瘤逃逸的免疫调节措施也是非常必要的。

我们有理由相信，随着更多食管癌特异性抗原的发现及治疗策略的不断优化，食管癌生物治疗一定会取得更加突出的疗效。

第九章　食管癌合并胸膜粘连肥厚的手术治疗

» 第一节　食管癌手术治疗的原则

外科治疗是目前食管癌最主要、最有效的首选治疗手段。其治疗原则必须服从一切恶性肿瘤的治疗原则。外科治疗虽是目前较好的治疗方法，但不是最理想的治疗方法。因为在治疗的同时，也给患者身体造成较大的创伤和打击，更不是一刀即能彻底解决问题的方法。因此，在想方设法为患者进行有效治疗的同时，还应力求减少对患者造成的各方面的创伤，这就是外科总的治疗原则。大体可归纳为三方面内容。

一、以手术为主的多学科、多方法的综合治疗

这是目前治疗癌肿必须充分考虑和遵循的。事实已经证明，单一的学科或单一的治疗方法不能彻底解决癌肿的治疗问题。但如何做到多学科和多方法的有机综合治疗，这就必须根据具体情况分别对待，很难有一个统一不变的方法。不断丰富自己的经验和改进技术，才能做到心中有数，得心应手，有的放矢，取得治疗的最好效果。决不能满足于自己的一得之见和有限经验。

二、手术应以最大限度切除癌变组织

手术应以最大限度切除癌变组织，包括癌变上下足够长度的正常组织和可清扫的淋巴组织，以达到根治的目的。但同时必须最大限度地保留健康组织，尽量减少对正常器官和组织的损伤，减少对正常器官和组织功能的影响。总之，既要做到对肿瘤进行彻底切除，又要尽可能保证患者术后的生活质量，做到矛盾的统一。

三、手术应以最大限度切除癌变组织

施行食管癌外科手术，必须对食管的生理学和解剖学知识有很好的了解和掌握，虽然食管与其他器官同属消化道，但有其不同之处。

（1）食管由咽至胃的全程与很多重要结构，如气管、喉返神经、胸导管、奇静脉、心脏、主动脉及其分支和肺门都密切相关，食管周围的淋巴结极其丰富，与颈部、纵隔、上腹部的淋巴结相连，因此做食管外科手术，必须首先熟悉其解剖特点，才能在手术中采用相应

的外科操作方法。

（2）食管无浆膜层，而浆膜层为最有力的愈合组织，对胃肠手术极其重要。加之食管肌层脆弱，大部分为纵行纤维，环行纤维较稀薄，所以缝合后不耐拉力，愈合延迟。食管的血液供应是分段的，有时若将食管带游离至吻合处 3～9cm，其血液供应即会发生障碍，这一点很重要。故在切断处的下方，应尽量少游离食管。

（3）食管有独特的生理特性，它可沿周径膨胀或后缩变短，但极难伸延长度，故做吻合时，在缝线上绝不可有张力。剥离食管不可过长，除下段外只能向上牵拉，因食管血管越斜行向下，迷走神经支从上向下紧贴食管壁，故较难将食管下拉；如切断所有的迷走神经，下拉食管时也只可下移少许。

因此，如果只有一段食管被切除，对端吻合是可能的，如果切除超过 3cm 的食管，则应该将病变下方的食管全部切去，并将胃拉至胸腔内，与食管上段的残端吻合。食管壁纵行的切口仍应做纵的缝合，除非切口极短，事实上很难做横的缝合或缝合的张力极大，这与肠管的切口不同。但食管能向周径扩张，纵的缝合并不致造成狭窄。

（4）食管与口腔连接，吞咽时食管上下滑动，自己也有蠕动功能，会增加吻合口的张力。唾液随时下咽，口腔致病菌的种类繁多，因此除了在食管外科手术前要应用有效抗菌素外，术中应尽量注意防止污染，操作时尽量做到无菌，采用敷料保护切口，将有菌与无菌操作步骤所用的教料与器械分开等，并尽量防止胃及食管内分泌液流入胸、腹腔，造成胸、腹腔感染和吻合口周围的感染，否则将会影响吻合口的愈合。术后抗菌素的应用、有效通畅的胸腔引流和胃肠减压对食管外科手术的成功也有至关重要的作用。

第二节　经胸膜外间隙食管癌切除术

一、手术方式的理论基础

胸膜粘连是由于纤维蛋白沉着于胸膜上，或有肉芽组织增生，可导致胸膜增厚，若有相对两层胸膜粘着就成胸膜粘连。胸膜增厚和粘连是胸膜炎和胸腔积液的结果。胸膜增厚可为局限性或广泛性的，广泛的脏层胸膜增厚会影响肺的呼吸功能，广泛的壁层胸膜增厚可使肋间隙变窄，胸廓缩小。所以只要胸膜腔内有渗出的积液，积液中的纤维蛋白沉着在胸膜上，便可导致胸膜增厚，如果纤维蛋白不断沉着，相对的两层胸膜就逐渐粘着了，或者胸膜腔内有肉芽组织增生，也可导致胸膜增厚以致粘连。

严重胸膜性疾病导致壁层胸膜和脏层胸膜之间广泛的粘连以及胸膜明显的增生肥厚，致使部分食管癌合并胸膜肥厚粘连的患者无法进入胸腔达到手术区域而不能进行手术治疗，胸内筋膜和壁层胸膜之间有一层疏松的结缔组织构成的胸膜外间隙，我们通过对胸膜外间隙的研究发现，在壁层胸膜和脏层胸膜广泛粘连和增生肥厚的患者，此间隙仍然存在，而且胸内筋膜和壁层胸膜之间粘连较轻，通过分离此间隙可以到达后纵隔，将食管切除。且由于壁层胸膜增生肥厚，分离时不会因牵拉、切割而伤及肺组织。

食管癌的淋巴引流：食管黏膜及黏膜下层淋巴管形成一个复杂的互联网络，黏膜下淋巴管主要为纵行，其纵行淋巴管的数量是横行的6倍，并断续穿过肌层，回流到局部淋巴结，部分患者可直接回流到胸导管，而纵隔淋巴管可直接回流到胸导管或奇静脉，食管纵向引流大于横向环形引流，食管的上2/3主要引流向口侧，下1/3主要引流向肛侧，故食管癌多纵向远处淋巴转移。

清除区域淋巴结：按常规方法清扫食管旁及肺门隆突下气管旁淋巴结。

奇静脉和淋巴导管的处理：结扎奇静脉及胸导管。

二、手术方法

采用颈胸腹三切口。沿第5肋间用龙胆紫溶液画出切口线，前自肋弓绕过肩胛下角，在肩胛与脊柱间向上止于第4后肋部。沿切口皮下及皮内均匀注入200mL生理盐水加1∶1000的肾上腺素2mL混合液，切开皮肤可以完全不用止血。胸壁肌层用粗丝线在切口上下缝扎切断，或用大弯止血钳分束钳夹切断后缝扎。在骶棘肌外缘剪断第5肋骨，切开第5肋间肌及壁层胸膜进胸，肋间血管及肋间神经钳夹切断结扎，如果壁层胸膜和脏层胸膜粘连较轻，则分离粘连进入胸腔，按常规方法行食管癌切除术。如果粘连严重、增生肥厚明显，无法进入胸腔，则分离胸内筋膜与壁胸膜之间的疏松结缔组织构成的间隙达后纵隔，将食管肿瘤切除。颈部切口是一个常规的切口。因颈段食管稍偏左侧，左侧切口对食管的显露和游离操作均较右侧切口方便，故一般多采用左侧颈部切口。颈部切口方法：患者头稍后仰使颈部延伸，面部偏右侧，沿胸锁乳突肌前缘，上起自甲状软骨上缘，下至胸骨上切迹，切开皮肤、颈阔肌及颈深肌膜，将胸锁乳突肌及颈动脉向外牵拉。在切口下部切断肩胛舌骨肌及胸舌骨肌，沿气管及甲状腺外缘分离即可显露食管。游离胃的目的是在保证有充足的血液供应的前提下，使之能够替代已切除的（或未切除—短路术）食管，以重建消化道。首先自横结肠中部开始向两侧解离结肠—大网膜。也可用切除胃—结肠韧带来替代结肠—大网膜的解离。通常应在胃—网膜血管弓外侧的2cm或3cm处结扎、切断胃—结肠韧带，应特别注意，切勿损伤血管弓。解离循胃—网膜右动脉的走行向右延伸，直至幽门下方。同时应适当游离或松解幽门及十二指肠的第1～2段，这样有利于胃向胸腔或颈剖的提升。右侧的解离完毕之后再转向左侧，为了避免因过度牵拉而损伤脾脏的内侧面，可于脾脏后面的脾窝内垫一纱布垫。依次结扎、切断胃—网膜左动、静脉和胃—脾韧带及胃短血管。胃—脾韧带较短时，自上方解离胃的悬韧带或自上而下打开小网膜腔，更有利于结扎胃短血管。

胃大弯侧游离完毕之后，再自肝动脉左缘开始，于肝脏的附着处，自右向左切断小网膜。解离过程中，如果出现肝左动脉支，应先用血管夹临时性阻断。当阻断后出现肝脏大面积脱色，则应保留该动脉。于膈肌食管裂孔前面向左侧延长后腹膜切口，暴露食管和左膈肌脚。然后再切开覆盖于右膈肌脚前面的腹膜，充分游离腹段食管并置一牵引带。

三、食管癌的淋巴结清扫术

食管癌的淋巴结清扫包括颈、胸、腹三区域清扫。一般认为下咽颈段食管癌的淋巴结转移以颈部、上纵隔为主，腹部的淋巴结转移较少；而胸段食管癌的淋巴结转移情况，各家报告略有差异。但总的来说，胸上段食管癌主要转移至颈部、上纵隔和胸段食管旁淋巴结。胸中下段食管癌则主要转移至上纵隔、胸段食管旁和腹部淋巴结。另一方面，淋巴结清扫的范围越大，手术创伤就越大，手术时间越长，因而术后并发症的发生率越高，尤其是呼吸道并发症和喉返神经麻痹。早期的病例，三区域淋巴清扫的5年生存率明显高于二区域（胸腹）者。但近年二区域淋巴清扫的范围较前更为广泛，以及随着影像学诊断水平的提高，术前淋巴结有无转移的诊断正确率亦相应提高。所以，多数学者主张，胸中下段食管癌患者术前无明显淋巴结肿大者，只需行二区域淋巴清扫，无须常规进行颈部淋巴清扫术，为胸段食管癌根治术不同术式的淋巴清扫范围。自胸骨后用手钝性分离做一隧道至颈部切口，将胃自此通道提至颈部与颈部食管残端吻合。胸膜外间隙放置胸腔闭式引流。术后常规防止感染和营养支持疗法。

四、治疗结果

对于严重胸膜粘连肥厚的食管癌因无法进入胸腔的患者，通过此间隙可以完全行食管癌切除术，手术及术后并发症及5年生存率较常规的食管癌切除术无统计学差异。我们认为对于严重胸膜粘连肥厚的食管癌因无法进入胸腔的患者是一种值得推广应用的手术入路。

» 第三节　常规手术入路

食管癌和贲门癌切除手术的开胸切口，主要根据病变部位、病变长度、吻合部位及食管的重建方式来选择。目前，对食管中段、下段癌和贲门癌切除，仍多采用左胸后外侧切口。对食管中段癌，有术者提倡用右胸后外侧切口及腹部切口。也有术者对上段食管癌切除采用颈胸联合切口，对贲门癌切除采用胸腹联合切口。以上这些切口对食管的显露和手术操作各有利弊，手术者可根据个人的经验和擅长，结合人员和设备条件选择应用。食管癌切除术，不论病变部位高低，都需要作食管、胃或结肠的游离，胸腔和腹腔都要剖开。因此，不仅要求患者有合适的体位，更需要手术野充分暴露以便于手术操作。

一、左胸后外侧切口

这是食管癌或贲门癌切除，胃移植重建食管的理想切口，也是多数术者常用的切口。由于下段食管的位置偏向左前方，左胸切口对下段食管和胃底显露最好，便于手术操作。可以通过一个左胸切口，切开膈肌，将胃游离后提到胸腔内任何部位与食管吻合。对上段食管癌切除，也可以经左胸切口，将胃提至颈部与食管吻合。在肾脾胃韧带内的胃短动脉、胃网膜左动脉分束切断结扎，膈肌角钳夹切断后，胃左动脉可以得到较好的显露。所以，这种切口对胃左动脉的处理及其周围淋巴结的清除，远较其他切口方便。对于食管癌或贲门癌，经过探查癌不能切除者，依据病变部位，做主动脉弓上或弓下食管胃转流吻合术，也以左胸切口最方便。

在中段食管癌与主动脉弓或降主动脉有粘连的分离过程中，如遇到主动脉或主动脉弓损伤处理时，左胸进行操作远比右胸切口方便。左胸切口的唯一不足之处，是对主动脉弓平面上下的中段食管癌，显露操作不便。特别是癌瘤与奇静脉有粘连，需要结扎切断奇静脉切除癌瘤时，左胸切口操作没有右胸切口方便。左胸后外侧切口开胸方法，左侧开胸方法，目前常用的有两种。

（一）切除肋骨由肋床进胸法

对食管癌切除需做主动脉弓上或颈部食管胃吻合者，沿第 6 肋切口，前自肋弓绕过肩胛下角向上止于第 4 后肋部。切开胸壁肌层，分离肋骨骨膜，将第 6 肋骨全部切除，然后切开肋骨骨膜及壁层胸膜进入胸膜腔。

贲门癌切除，食管胃主动脉弓下吻合者，如上法切除第 7 肋骨进胸。有的术者对胸腔顶食管胃吻合或主动脉弓位置较高的病例，还主张切除第 5 肋后部一小段，或切断第 7 肋软骨，以求扩大切口，得到胸腔顶和腹腔的良好显露。这一开胸方法，不仅费时间较长，且失血较多，术后由于肋骨骨膜骨化及切口的瘢痕形成，患者常有较长时间的切口疼痛及不适感觉。

（二）由肋间进胸法

现多数学者常规采用这种开胸方法。食管癌切除手术，沿第 6 肋间用龙胆紫溶液画出切口线，前自肋弓绕过肩胛下角，在肩胛与脊柱间向上止于第 4 后肋部。沿切口皮下及皮内均匀注入 200mL 生理盐水加 1 ∶ 1000 的肾上腺素 2mL 混合液，切开皮肤可以完全不用止血。胸壁肌层用粗丝线在切口上下缝扎切断，或用大弯止血钳分束钳夹切断后缝扎。在骶棘肌外缘剪断第 6 肋骨，切开第 6 肋间肌及壁层胸膜进胸，肋间血管及肋间神经钳夹切断结扎。贲门癌切除行食管胃主动脉弓下吻合者，如上法由第 7 肋间进胸。对个别病例需做胸腔顶吻合或胸腔上部显露不满意时，待食管下段和胃完全游离后，在游离主动脉弓后食管时，可将第 5 肋后部剪断。

这种开胸方法，不仅失血很少而且缩短了开胸时间，一般 5 ~ 10min 即可顺利进入胸腔。采用左胸后外侧切口开胸时，患者取右侧卧位，于右胸腋下垫一长方形薄枕，上铺一巾单，前方用一较粗、后方用一较细的沙袋卷固定。右上肢伸直固定，左上肢自然屈曲放于右侧，不做悬吊。右下肢伸直，左下肢屈曲，左膝下垫一厚的棉枕，患者髋部用固定带固定于手术台。如预行颈部食管胃吻合，体位同上，应同时准备颈部及胸部皮肤，左上肢消毒后，用无菌巾裹起置于手术野内。

二、右胸后外侧切口

对中段食管癌或胸上段食管癌切除，右胸后外侧切口比左胸切口，对食管的显露和游离都要好得多。但其突出的缺点是没有一个合适的体位和单一的切口，可以得到胸腔和腹腔的良好显露，便于食管和胃的游离操作。右侧胸腹联合切口或在半左侧卧位的腹部切口，对胃底和胃左动脉的显露和处理都很不方便。由于主动脉弓和降主动脉部位于左侧胸腔内，右侧切口暴露比较困难，术中一旦主动脉或者其分支发生意外损伤出血，在处理上远较左侧开胸困难。

右侧开胸方法：患者取与手术台成 45° ~ 60° 的半左侧卧位。如左胸后外侧切口开胸法，沿第 5 肋间或第 6 肋间切口进胸。

经过探查癌瘤可以切除，决定胃移植做胸内食管胃吻合者，可自胸部切口的前端向左下方延长，切开腹壁，切断肋弓直达左上腹部，完成胸腹联合切口。或另做腹正中或左腹直肌切口，进行胃的游离。

对上中段食管癌切除，预定做胃或结肠颈部吻合者，患者可取右背部垫高 15° 的仰卧位。由右侧第 3 肋间或第 4 肋间前外侧切口进胸，切断上、下两肋软骨探查食管，如经探查癌可以切除，再做腹部切口游离胃，然后做颈部切口完成食管胃吻合。

这种右胸前外侧切口，因患者是仰卧，食管显露比较困难，对食管的游离常需做盲目的钝性分离。因此，癌瘤及其周围转移淋巴结不易彻底清除，有时可能发生出血等意外。这种颈、胸、腹三切口创伤较大，术后并发症较多。故这种切口，只在高位中段食管癌或癌瘤恰在主动脉弓后的病例应用。

三、颈部切口

颈部切口是为了食管胃颈部吻合而做。在食管癌和贲门癌不开胸食管拔除法的手术中，颈部切口是一个常规的切口。因颈段食管稍偏左侧，左侧切口对食管的显露和游离操作均较右侧切口方便，故一般多采用左侧颈部切口。

颈部切口方法：患者头稍后仰使颈部延伸，面部偏右侧，沿胸锁乳突肌前缘，上起自甲状软骨上缘，下至胸骨上切迹，切开皮肤、颈阔肌及颈深肌膜，将胸锁乳突肌及颈动脉向外牵拉。在切口下部切断肩胛舌骨肌及胸舌骨肌，沿气管及甲状腺外缘分离即可显露食管。

四、左侧胸腹联合切口

左侧胸腹联合切口，适用于腹段食管癌、食管癌累及贲门、贲门癌切除。膈肌切开对食管下段及胃底部显露清楚，手术野较浅，操作方便是其优点。但切口大，需切断肋弓，术后患者咳嗽时切口疼痛较重，切断肋软骨有时愈合不良。这种切口较左胸后外侧第 7 肋间切口，不仅创伤大且费时间较长，故现在较少应用。

左侧胸腹联合切口方法：患者取半右侧卧位，与手术台面呈 45° 切口自肩胛间沿第 7 肋向下，经肋缘达左侧腹直肌外缘，再向下延长至剑突与脐之中点，切开皮肤及胸腹壁肌层，经第 6 肋间或第 7 肋间开胸，切断肋弓，切开腹膜及膈肌。国外有学者从第 8 肋间或第 9 肋间开胸，因胸部切口过低，对下段食管部分切除后，食管与胃吻合显露不好，操作比较困难。

五、颈、胸骨、上腹正中联合切口

对于上段食管癌，有的临床医师采取颈横切口联合胸骨及上腹正中切口，以取得良好显露。这种切口的优点是患者仰卧，不打开两侧胸膜腔，因而手术负担较轻。术时气管显露好，易于保护两侧喉返神经。对胸廓入口显露很好，便于清扫该处淋巴结及颈部淋巴结。在颈部进行食管或下咽部与胃或肠管吻合术，操作甚为方便。由于切开了胸骨，手指可以经气管后方游离食管，同时心脏因胸骨劈开而可以向前移动，便于经膈肌食管裂孔钝性游离下段食管，这样术者两手可以上下游离全部食管而不需开胸。但此切口无法清扫气管隆突下及食管旁可能有转移的淋巴结，因而达不到根治切除的目的。此外，这种切口创伤大、出血多，术后颈胸都留有较显露的瘢痕。

手术方法：患者取仰卧位，颈部取横切口或胸锁乳突肌前缘切口，沿胸骨正中劈开，上腹正中切开至脐，能得到较好的显露。

六、单纯腹部切口

单纯腹部切口主要适用于贲门癌和腹部食管癌较早期的患者。其优点是创伤小，手术后恢复块，腹部淋巴结清扫彻底，不足之处在于食管癌断端切缘容易残留癌，切除食管过长时吻合困难。

（1）患者取仰卧位，经上腹正中切口，必要时可切除剑突或向脐下延长，以扩大手术视野。

（2）患者取仰卧位，左胸部垫高 25cm，经上腹正中切口（达脐下 2cm），将左侧第 6 肋软骨用刀切断，于左肋软骨切断和对侧腹壁处放置开胸器，再切断肝左叶三角韧带，即可将前纵隔及上腹部充分暴露。

（3）患者取仰卧位，胸背部稍垫高 25cm，先取上腹正中切口，探查确定肿瘤可以切除后将切口向上延长至第3肋骨平面。于第3肋间处切断胸骨，再将胸骨自上向下纵行锯开，即使胸骨呈“T”字形切开，胸骨骨膜及骨部分别用电灼及骨蜡止血。于胸部及腹壁处分别放置开胸器及开腹器，即可将前纵隔及上腹部充分暴露。

七、非开胸食管拔除术

此术式不合乎肿瘤外科原则，对已外侵癌和附近淋巴结均不能彻底清除。而且由于拔脱挤压有增加瘤扩散的危险，因此要严格掌握手术适应证。此术式的适应证为下咽、颈段食管癌，对于胸段的食管早期癌，其病变限于食管黏膜及黏膜下层，而肌层正常且无淋巴结转移，以及全身情况不良、年老体弱、心肺功能差，不能耐受开胸手术者。采用此术式较常见的并发症是食管床出血、喉返神经损伤和拔脱食管时左主支气管膜部的撕裂。

» 第四节　食管癌外科手术的基本技术要点

一、探查

对于食管癌手术，首先应进行仔细探查，以明确是否有不能切除的病变及腹膜、肝、肺和远处淋巴结转移等。如果探查认为可能存在腹腔动脉干区淋巴结转移，应先于近结肠侧剪开大网膜，进行更全面的探查。食管鳞癌较少发生腹腔转移，而食管下段腺癌则较常见。根据术前病理检查结果或术中探查结果来选择和确定手术的方案。

探查过程中对肿瘤的解离应尽最大的努力，不应只凭自己对肿瘤的印象而随便放弃手术。放弃手术的标准为：患者本身条件处于“临界状态”，且只能姑息性切除或肿瘤侵犯气管、支气管和（或）胸主动脉。

二、食管癌的淋巴结清扫术

（一）颈部淋巴结清扫术

患者取仰卧位，肩下垫枕，颈部“U”形或“T”形切口。切开皮肤、皮下组织及颈阔肌。游离皮瓣上至下颌骨，下至锁骨上缘，外至斜方肌前缘。解剖、显露颈外静脉，于腮腺下极清扫颈浅淋巴结，切断结扎面动静脉，向外清扫颌下淋巴结。于胸锁关节处切断胸锁乳突肌、胸骨舌骨肌和胸骨甲状肌。切开颈浅筋膜向上剥离至下颌骨，外侧至斜方肌前缘。将胸锁乳突肌完全游离向上牵拉，显露锁骨上窝，自颈内静脉外侧外上方分离，清扫该处淋巴脂肪组织。显露前、中斜角肌，清扫颈深淋巴结和副神经周围淋巴结。

以纱布带将颈内静脉向外侧牵拉，辨认迷走神经，清扫其周围淋巴脂肪组织。于颈内静脉下显露甲状腺下动脉，将其切断结扎。清扫颈部气管旁和气管前淋巴结，肿瘤侵及甲状腺时，行一侧腺叶切除。

（二）胸部淋巴结清扫术

患者取左侧卧位，右后外侧切口第5肋间进胸。沿上腔静脉后缘与脊柱之间，自胸顶至奇静脉弓上缘剪开上纵隔胸膜。游离、切断、双重结扎奇静脉弓。解剖分离右侧迷走神经并将其牵向后外侧，沿上腔静脉后缘向上分离至右锁骨下动脉下缘，清扫气管右前方脂肪组织及淋巴结。沿右迷走神经周围分离，找到右喉返神经并牵向前方，解剖右甲状腺下动脉的下支，切断结扎该血管，清扫周围淋巴结（即为右最上纵隔淋巴结）。将胸上部食管旁淋巴结向食管侧分离，沿食管和脊柱之间游离达食管左侧，沿气管食管间隙游离达左侧。为方便操作，可于肿瘤上方5cm处切断食管，远端向右下牵拉，气管向前轻拉，清扫气管左侧淋巴结。解剖左侧喉返神经并牵开，清扫气管与主动脉弓间的淋巴结，以及主动脉弓下淋巴结。于脊柱前解剖胸导管，将其周围淋巴结清除。若与肿大淋巴结粘连，应将其结扎切除。继而清扫隆突下淋巴结，自右侧肺门向左侧清扫气管上淋巴结，将其整块切除。隆突以下的中段、下段食管旁淋巴结向食管侧分离，结扎切断食管固有动脉，将食管周围脂肪组织和淋巴结随同食管标本整块切除。最后清扫膈肌食管裂孔周围淋巴结。至此胸部清扫完成。

（三）腹部淋巴结清扫

腹部淋巴结的清扫范围包括胃的1组、2组、3组、7组、8组、9组和11组的一部分（脾动脉根部）淋巴结。其中腹腔动脉干区的淋巴清扫较复杂困难，但必须彻底细致地进行清扫，这对患者的预后及术后的病理分期有重要的意义。将已游离的胃向上方翻转提起，切开胰腺上缘的腹膜，解剖腹腔动脉干及肝总动脉、脾动脉、胃左动脉三个分支，分别于根部双重结扎切断胃冠状静脉及胃左动脉，清扫胃左动脉旁淋巴结（7组）。沿脾动脉解剖，清扫周围的淋巴结（11组），结扎、切断胃后壁的血管及脾血管的分支。解剖肝总动脉，清扫其周围淋巴结（8组）。然后清扫腹腔动脉周围淋巴结（9组）。继续向贲门方向清扫至膈肌脚，清扫贲门右、贲门左淋巴结。

三、胃管成形术

胃管成形术即切除胃小弯侧的软组织及部分胃壁，纵行缝合胃的切缘，使之成为一个管状胃。用所有胃管替代已切除的食管重建消化道较应用全胃有诸多优点：能较彻底地切除胃小弯侧的软组织和淋巴组织；由于切除了部分小弯侧胃壁，减少了胃酸的分泌，不易发生术后返酸；缩小了胃的体积，上提至胸腔后，对肺功能的影响较小等。这种方法在西方国家的应用较我国广泛。

胃管成形术可手法完成，也可借助于机械性切割缝合器来完成。机械性切割缝合器具有切割和缝合的双重功能，临床上常用的有GIA型、PLC型、ILA型等。另外，还有TA30型、TA55型，TA90关闭器也很常用。

胃管的设计主要取决于所需要的长度。如果需要一个很长的胃管，应于距幽门2cm处开始胃管成形，只需保留分布于幽门管前面的两个血管分支。胃壁切开线基本上与胃小弯平行，需切断进入胃壁区的血管。

如果拟用吻合器进行食管—胃吻合，腹腔操作时胃的上部不应完全切断，这样牵拉食管可使胃上升并可将需要和食管一起切除的部分胃壁导入吻合器。注意，不应经所成胃管的壁上做切口导入吻合器，也不应经所成胃管的末端导入合器，因为可影响胃壁，尤其是吻合口的血运。用细线连续或间断包埋缝合胃的切缘和缝合钉。如果需要较长的胃管，缝合时应轻轻拉紧胃管，以减少回缩。

（一）胃管的延长

在某些情况下（如需行颈部吻合），所需胃管较长，普通的的胃管往往难以满足需要，这时便需采取一些相应的措施，以增加胃管的长度。常用的方法主要有以下几种：①充分解离胰腺和十二指肠，可使幽门部靠近（上提至）膈肌食管裂孔附近。②在胃管成形的过程中，牵托胃管有缝合钉一侧的末端，因该侧总是胃管最短的部分。③改变胃管成形顺序，即先切断食管，充分游离贲门和胃底部，用GIA自上而下纵行切开胃壁。④在某些罕见的情况下（如胃过小但需颈部吻合），可采用下面的方法延长胃管的长度，即充分解离十二指肠和胰头的后方，切断回盲部至十二指肠第三段的无血管走行的肠系膜根部，再解离胰腺峡部，直至肠系膜上动脉起始部，这样可增加胃管长度3～4cm。

（二）胃管过短时的处理

手术过程中，如果所成胃管过短，这时应采用下列处理方法：①用吻合器于胃管前壁行垂直的食管—胃端—侧吻合。②行手法食管—胃管端一端吻合或在可能的情况下，于食管和胃管前壁之间行手法端一侧吻合。③有些日本学者采用节段性胃壁肌肉横断术（即横行切断胃壁的浆膜层和肌层），利用黏膜层和黏膜下层的伸展性来增加胃管的长度。④如果是十二指肠限制了胃管的上升，可于幽门处切断胃管，然后行胃—空肠“Y”形吻合。

（三）胃管血运不良的处理

如果所成胃管呈紫蓝色和无活力状态，通常表示有静脉淤滞存在。这时应仔细核查有无胃管静脉回流障碍或血管张力过高。

尤其应通过确认下列因素，以排除胃管扭转的存在：胃切割—缝合器的缝合钉在所成胃管的右侧；腹部操作时留置于胃管前壁的标记线仍在前面；用手指循胃管右侧的包埋缝合线探查，确认上、下两端无扭转。

如果缺血只局限于所成胃管的末端，可切除缺血而不影响吻合；如果整个胃管均血运不良，则应全部切除，再用结肠代替食管重建消化道。

四、幽门成形术

有的研究表明，在食管外科手术中再施行幽门成形术，对术后的近期和远期结果无明显影响。

但也有研究认为不施行幽门成形术，虽然不增加术后吻合口瘘的发病率，可临床上确实存在需再次手术治疗的幽门痉挛。传统的幽门成形术通常有理想的效果，但需完全切开幽门处的胃壁，操作相对较麻烦且有一定的并发症，可用黏膜外幽门成形术或幽门扩裂术取代之。

五、食管胃吻合方法

食管癌、贲门癌切除，食管重建术所用器官的选择是手术者应该重视的问题，也是多年来国内外学者研究的课题。

以胃代替食管是目前采用最多的方法，主要是在胃的黏膜下层有丰富的血运供应。只要保留好胃网膜右血管及胃右血管，就足以供应全部游离的胃进行颈、咽高位移植，而不发生血运障碍。

手术者在操作时要注意以下几个问题。

（1）在进行游离胃的操作时，第一助手提拉胃壁应动作轻柔，避免过多揉挤、牵拉，造成胃壁的挫伤缺血，特别要避免静脉的损伤，以免影响血运的回流。应谨慎小心地保护胃右网膜动、静脉和胃右动、静脉，使之不受损伤或压迫。尤其是在准备选择做吻合口的胃壁部位要特别注意，否则将会造成吻合口由于血运障碍而愈合不良。术后有时也会出现大片或部分胃壁坏死穿孔，也有可能是局部缺血性坏死。作者认为，这一点与术者及第一助手的操作手法有密切的关系。

（2）食管由于缺乏浆膜层，且其肌层比较嫩弱，在游离时要尽量轻柔，以避免食管外膜的损伤和肌层的撕裂，因为这段食管是作吻合用的。虽然食管的血运供应是节段性的，其黏膜下层有丰富的血管吻合网，但在操作中仍必须避免对需用作吻合的食管段过长的游离，一般不超过 3cm，以保证食管、胃吻合口最佳的血运供应。

（3）要注意食管与胃的吻合方法。由于手术者不同的经验，会产生不同具体细节的吻合方法，如单层吻合、双层吻合、套叠吻合等，虽然都有良好的效果，但这些方法的实验和临床经验都证明了吻合口的愈合与缝线的种类、缝合的方式如间断缝合、褥式缝合、连续缝合等的关系不大，而是与食管和胃的血运供应、吻合张力的避免、相应组织层次的对拢（特别是黏膜之间的密切对拢而不留下黏膜缺损或形成黏膜外翻）、组织创伤的减轻、炎症和感染的防止等有密切的关系。

需要强调的是，虽然吻合方法对减少吻合口的并发症来说有一定关系，但不要过分强调某种方法优越。必须了解，不论使用哪种手术方法，如手术者掌握得好，操作熟练，并发症就少，反之就多。食管胃吻合可以分为手法吻合和机械吻合两大类，采用什么吻合方法应由手术者自己掌握体会为好。下面介绍手法吻合的方法，供参考。

食管—胃吻合包埋缝缩法：

在选定切除食管的平面夹 1 把食管钳（可用带齿的直气管钳代替），残留食管长 2.5 ~ 3cm，在钳的远侧切除带病变的食管。

将游离的胃稍上提，胃大弯转向右侧，小弯在左侧术野做吻合。食管—胃第 1 排缝合 3 针（前、后、右各 1 针），应尽可能往高处缝，以便可将食管多套入胃内，一般可套入 2.5 ~ 3cm。

套入食管残端有防止胃液反流的瓣膜作用，因食管肌层脆弱，不耐拉力，易撕脱，故这 3 针不可缝穿肌层。

具体操作：

前侧 1 针缝在食管外膜和与之相连的结缔组织及纵隔胸膜上，右侧 1 针缝在与食管相连的右侧胸膜下结缔组织上，后侧 1 针缝在与食管相邻的脊椎前筋膜上。胃侧缝线应穿过浆肌层，避免穿透黏膜层、用纱垫遮盖，保护周围组织。在胃大弯侧距食管、胃第 1 排缝线 2.5 ~ 3cm 的胃壁处，做一与食管等宽的横切口，出血点用细丝线结扎，助手随时吸净胃液及食管内容物，将 3 针缝线分别结扎。食管残端在此排缝线之上。可用无损伤钳夹住，以防食管残端回缩及食管内容物外溢。

然后打开食管钳，对食管断端与胃切口做吻合，用细丝线做全层缝合，先将两侧角各缝 1 针做牵引使胃切口与食管断端口径相对拢，以便于操作。由第一助手和第二助手将两侧缝线分别牵引，再在中点缝 1 针，结扎后交助手提起。

后壁第 2 排缝线用全层间断贯穿缝合，使食管与胃的切缘有良好的组织对拢和最小的组织绞窄，特别要注意保证食管和胃黏膜的准确对合，为促进最佳的组织愈合，缝线的结扎不宜过紧，也不宜过松，一般边距和针距应适当放宽，利血运，并保持吻合口的密封。缝合深度应距切缘 0.5cm，拔针时应随针的弧度出针，避免针尾切割组织，吻合口后壁缝完之后，可松开无创钳。

为了减少污染，可将手术台上已准备好的消毒的胃管及十二指肠营养管系在食管内的胃管前端，再从鼻孔拉出，然后分别送入胃及十二指肠。

吻合口前壁的两个角分别用细丝线做间断内翻缝合 1 ~ 2 针，线结打在腔内。其余均不做内翻，线结打在腔外，只要食管与胃的黏膜对拢满意，不会影响愈合。

此时再用 4 号丝线穿过吻合口两侧的胃壁，同时穿过纵隔切口上角黏膜（不缝穿食管肌层）。再结扎紧，让吻合被胃壁包埋形成套，这样既可免除吻合口承受张力，也可形成单向活瓣，防止术后胃液反流，然后将胃体沿胃小弯折叠缝合成管状。

» 第五节　食管癌、贲门癌根治术

一、经左胸切除食管后食管—胃主动脉弓下吻合术

（一）手术的优点、缺点和适应证

（1）手术是经左胸–膈联合切口完成食管的切除和同期施行食管—胃主动脉弓下吻合，是食管外科的经典手术之一，目前仍经常应用。该方法的优点是用单一左胸切口可充分游离和切除胸腔内主动脉弓水平以下的全部食管，并能同时完成腹腔内胃的游离和淋巴结清扫，同期完成胸腔内食管—胃吻合（即一期完成手术），术中不需变换患者的体位，明显缩短手术时间，对患者的损伤较轻，尤其对高龄和身体状况较差者更为有益。

（2）缺点：由于主动脉弓的存在，这种经左胸的食管切除手术中不可能真正的“打开”纵隔，从而很难施行彻底的纵隔淋巴结清扫，经左胸施术在解离食管下段时对心脏常有挤压作用，严重时可引起心律失常。另外，对于高位食管癌，根据肿瘤学原则，应行超越主动脉的广泛切除，但由于主动脉弓上间隙狭小，胸腔顶部的解离和吻合较困难并且吻合后主动脉弓对替代食管的胃（或结肠等）的位置有一定的影响。

（3）适应证：该手术主要适用于胸下段食管癌的外科切除及希望通过一个切口迅速完成主动脉弓下吻合的高龄或身体状况较差的患者；也适用于左肺功能极差而不得不保留右肺功能或需同时切除左肺的患者。

（二）体位和切口

患者呈右侧卧位。经左侧后外侧切口入胸，置入开胸器后，切开膈肌（详见手术路径）。用非吸收性线缝合膈肌切缘止血，尤其应注意左膈下动脉的缝扎止血。放射状膈肌切开术多需切断膈神经的后支，而弧形膈肌切开术可保留膈神经的分支。后者从理论上讲有利于术后膈肌呼吸功能的恢复，但对于腹腔内的操作有一定的影响。虽然该手术通常不需切开腹壁，但也应特别注意保护暴露于术野中的上腹部器官，以免术后发生并发症。

（三）术野的准备和腹腔探查

经胸部切口入胸后，于近左肺处结扎、切断肺下韧带，向上一步解离至左肺下静脉，使左肺下缘完全游离，用一湿的盐水纱布垫包裹左肺并牵向胸腔的前上方。经打开的膈肌切口进行腹腔探查，依次探查肝脏的左、右两叶及上、下两面、贲门周围、胃小弯、胃左动脉周围及腹腔动脉干区的淋巴结。如果存在肝转移和（或）不能切除的胃左动脉周围、腹腔动脉干区淋巴结转移，应视为放弃常规根治术的定界。

有的学者认为如果胸下段食管癌累及贲门及胃小弯，此时胃已不宜再用于替代食管，应施以食管及全胃切除，用结肠代替已切除的食管重建消化道。

（四）胸部操作

循纵隔胸膜前、后两条汇合于主动脉弓下缘的角分离线纵行剪开左侧纵隔胸膜。食管的解离首先自前方开始，沿其解离线—心包—左肺门后面至主动脉弓。由于食管的血运主要来自后方，如果经前方解离发现肿瘤已失去切除的可能性，部分被解离的食管仍有充足的血供，不会因为缺血而坏死。

对于食管癌可切除性的评估应充分全面，边解离边确定，只有确实证明现有的技术水平难以施术时，方可放弃切除术。这种情况对于胸下段食管癌已较罕见，胸膜和心包受累可与肿瘤一起整块切除。通常影响食管癌切除的障碍是肿瘤广泛侵犯胸主动脉、肺静脉和（或）气管—支气管树。

如果经解离探查证实无手术禁忌证，再完全游离食管及其周围软组织，食管被充分游离之后，置一食管牵引带向外侧牵拉，解离继续向周围扩展。

食管后方的解离循胸主动脉外膜进行，该处通常有一明显的解离层，操作多无困难。解离过程中，可结扎、切断 3 ~ 4 根发自胸主动脉的食管动脉支，必要时可切除深部的胸导管，但应仔细缝扎上、下两切端，以免术后发生乳糜胸。食管向上方的游离应尽可能高，上切端距肿瘤上缘应至少 5cm。分别切断左、右两侧的迷走神经。食管解离完毕之后，重新仔细止血，置一湿盐水纱布垫于解离区内。

（五）腹部操作

经放射状或弧形膈肌，经探查确认无切除禁忌证时，进一步打开膈肌至食管裂孔。如果裂孔已被肿瘤侵犯，应于裂孔周围做一整块环形切除。于近脾门处结扎、切断胃短血管，将胃向上方提起，可清楚显露沿胃大弯侧走形于胃—结肠韧带内的胃网膜右动脉。循该血管弓外侧依次结扎、切断其血管分支及大网膜直至幽门下方。再于近肝脏处结扎、切断小网膜的游离缘。

胃大、小弯侧解离完毕之后，开始施行胃左动脉和腹腔动脉干区的淋巴结清扫。于胃左动脉的起始部结扎、切断该血管。清扫以充分暴露腹腔动脉干及其分支为度。将胃上提至胸腔内，如果张力过高，可解离下腔静脉右侧的粘连和胰十二指肠区。此时可依据术者的习惯施行幽门成形术或扩裂术。

于胃小弯侧已被结扎、切断的胃左动脉处分别向上、下游离 2cm，充分止血，于肠系膜上区内留置一湿纱布垫。胃的切除可用手法，也可借助于 Nakayama 钳来完成。手法切除是经胃大弯侧，于胃底隆突部置一胃钳，切开胃壁至黏膜下层，远侧切端用细线缝合止血，然后切开胃黏膜层，缝合胃的切端。Nakayama 钳切除是分别于胃小弯的解离处和胃大弯胃网膜上置一 Nakayama 钳，用手术刀在缝合钉之间切开胃壁，切端用电灼仔细止血，包埋缝合胃的切缘。仔细核查确认胃可毫无张力地上提至食管上切端水平，重新暴露吻合区以准备吻合。

（六）吻合

食管—胃吻合的手段和方法详见有关章节，此处不再详述。吻合完毕之后，将胃引流管经吻合口降入胃内，末端应达膈肌裂孔水平以下。

如果还有营养管，则应置入空肠的起始部，以便于术后给予肠道内营养。重新关闭被剪开的膈肌，应留有一个较大的膈肌裂孔，将胃的周边悬吊于新的裂孔边。于腋后线切口的下方置一闭式引流管于肋膈角内，逐层缝合胸壁。

（七）手术的难点及注意事项

1. 胸膜粘连

胸膜粘连经常存在。如果为疏松性可用剪刀和纱布拭子解离，一般多无困难。如果为致密性粘连，按常规方法解离，有时比较困难，必要时可经胸膜外进行解离。解离过程中，如果肺有撕裂，应及时用细线缝合裂口。另外，还应注意尽量避免损伤对侧的纵隔胸膜，尤其对于肺功能较差者更应注意。

2. 肿瘤粘连或浸润

肿瘤粘连是食管癌外科一个很常见且非常重要的问题。不可解离的肿瘤粘连或浸润，应在未施行不可再修复的外科操作（如全部结扎切断食管的血运等）之前尽早发现。

3. 出血与止血

出血与止血是食管外科的一个基本问题，最常见又较难处理的出血为胸主动脉侧支起始部撕裂，甚至伤及胸主动脉本身的出血。如果经右胸路径施术，这种出血很难处理，而左胸切口则相对较易。

如果裂口较小，出血不多，可在吸引器吸引的同时，用血管线缝合止血；如果出血较多，不要试图钳夹止血，应立即用手指按压出血部位暂时止血，再根据需要解离胸主动脉，扩大止血野，从侧面置一 Satinsky 钳缝合止血。

比较危险的出血为右侧胸腔内大量渗血。如不注意，有时可达数百毫升而不被发现。这种出血的意义不在出血本身，而在于影响术后肺的完全膨胀。在手术过程中，应及时发现及用吸引器清除右胸腔内的积血和积液。必要时可留置一引流管。

4. 吻合

手法吻合过程中，如果吻合部位较高，在吻合尚未完全结束前，吻合处很容易退缩到主动脉弓后方，尤其是患者突然苏醒牵拉食管时更容易发生。因此，应尽量长时间地保留食管钳。必要时可在切除食管的同时，在食管前壁缝合数针牵引线。

二、经左胸切除食管后食管—胃主动脉弓上吻合术

（一）手术优点、缺点和适应证

1. 优点

（1）只需一个左胸切口施术，简单方便。

（2）术中不需变换患者的体位，大大缩短了手术时间。

（3）可立即进行胸、腹腔探查，及时了解其手术禁忌证，减少不必要的操作。

（4）可充分显露整个胸主动脉，有利于控制大出血等意外情况。

（5）灵活性大，可通过一个切口施行多种手术（如 Belsey 手术等）。

（6）切除范围相对较广，更符合肿瘤的外科切除原则。

2. 缺点

该方法有与经左胸切除食管后食管—胃主动脉弓下吻合术相同的缺点。

3. 适应证

对于根治性食管外科手术，这种方法主要适用于胸下段食管肿瘤的切除。对于胸中段食管癌，切除往往难以完全彻底。

基于食管癌有黏膜下远距离淋巴转移的特性，以及胸内吻合口瘘极其凶险，死亡率高，目前有的学者主张不论哪一段食管癌切除后，均应行颈部吻合。

（二）体位和切口

患者呈右侧卧位。循左侧第 6 肋床做后外侧切口（详见食管外科的手术路径）。也有的学者（Lortat–Jacob）采用同一皮肤切口双路径法入胸，即经第 5 肋间隙入胸，以完成胸内操作；经第 7 肋间隙入胸，再剪开膈肌以完成腹部操作。

（三）胸下段食管的解离和腹部操作

胸腔内胸下段食管的解离及下纵隔的清扫和腹腔内胃的游离及腹腔淋巴结清扫等，与经左胸切除食管后食管—胃主动脉弓下吻合术相同。

（四）“越弓”技术

这里所说的“越弓”技术又称为食管—主动脉弓的“去交叉”技术，主要包括食管、主动脉弓及气管分叉后方的解离和隆突下淋巴结的清扫。

食管的解离自食管前面开始。先解离左主支气管的后面，循此间隙向上、向深部延伸至气管和右主支气管的后面，这时应清扫和切除隆突下淋巴等。于左主支气管上方继续向上方解离至肺动脉和喉返神经水平。如果需要可一并切除主侧的喉返神经及其周围的淋巴组织。

在施行上述操作的同时，可发现切除的禁忌证：气管受侵或隆突下存在不可切除的转移性淋巴结等。解离向上扩展至主动脉弓上方，在该处于前方的锁骨下动脉和后方的脊柱之间纵行切开主动脉弓上的三角筋膜和纵膈胸膜。有时需结扎切断左上肋间静脉干。胸导管位于该三角区的下部，一般情况下应予保留，但如果需要也可切除并缝扎两切端而不会产生任何后遗症。

食管后方与左侧的解离，通常循主动脉外膜外侧进行解离。一般需结扎、切断 1 ~ 3 根或更多的发自胸主动脉、营养食管—支气管的动脉支。这些动脉支称为“交叉动脉”。置一动脉弓牵引带，有利于主动脉弓及其分支和食管左后方的解离。在解离的过程中可随之发现切除的另一禁忌证：胸主动脉壁广泛受累。

食管右侧的解离由于位置较深且有奇静脉弓的存在，往往较困难，也比较危险，如果广泛切除右侧的纵隔胸膜，有时可能撕破奇静脉弓。为了避免发生意外情况，食管右侧的解离应于胸膜下紧贴食管进行。

食管被完全解离之后，轻轻向外侧牵拉，分离并切断两迷走神经干，这时“越弓”的条件已成熟，于贲门部切断食管，闭合上切端，将食管连同肿瘤一起经主动脉弓后方、自弓上三角区拉出，这时“越弓”便告结束。

于肿瘤上缘上方尽可能高处切断食管，于主动脉弓的左侧或上方行食管—胃吻合。当胃较短时，可将其置于主动脉弓右侧的食管床内，这样可减少胃上提的距离。吻合完毕之后，将胃固定于周围的组织上，以防止对吻合口产生继发性牵拉。

（五）引流和关闭胸腔

胸腔引流和关闭与经左胸切除食管后食管—胃主动脉弓下吻合术中的方法相同。

（六）其他可选用的方法

1. 改良“越弓”法

循脊柱前广泛游离主动脉弓，结扎、切断 1 ~ 2 根肋间动脉，置主动脉弓牵引带，这样可降低“越弓”的难度。

2. 改变左胸切口的位置

经左胸第 5 肋床和第 8 肋床的双重胸部切口施术。这种方法由于操作较麻烦，对患者的损伤较大，应用者较少，多以左胸—膈—腹联合切口取代。

经上腹正中加左胸切口施术。患者呈右侧 45° 卧位，经上腹正中切口完成胃、十二指肠及胰腺的解离和幽门成形术。再经左侧第 5 肋床或第 6 肋床做胸部切口入肋，切开膈肌。完成肿瘤及食管的解离和食管—胃吻合。

这种体位和切口，对于“越弓”较困难，多用于身体较弱和呼吸功能不全的患者，但对肺功能的影响是否较其他方法小，尚无定论。

三、经左胸切除食管后食管—胃颈部吻合术

上段食管癌，经左胸食管癌切除，颈部食管—胃吻合手术，患者的体位、颈部及左胸切口操作方法，步骤已如前述。对胸腔入口以上的颈段食管癌，可先做颈部切口探查。经探查肿瘤能够切除，再开胸游离胸段食管及胃。对主动脉弓上胸内段食管癌，先进行开胸探查。颈部食管—胃吻合，胃需要做较胸内主动脉弓上吻合更广泛的游离。胃大小弯要全部游离接近幽门，以便胃能提到颈部与食管吻合。如先做开胸探查，胸腔切开后，在主动脉弓上切开纵隔胸膜探查肿瘤。如经探查肿瘤可以切除，再依照前法进行主动脉弓下食管及胃的游离。完成食管及胃的游离以后，撤去胸腔撑开器，将胸腔切口暂用肋骨拉拢器关闭，用无菌纱布垫覆盖，做颈部切口游离颈段食管。如颈段食管已经游离，术者可用右手食指自颈部切口伸入向下分离，左手食指由胸腔顶向上分离食管，两手指会合后，食管即达到全部游离。继续扩大食管周围间隙。在胃底的最高位缝合两针，缝线打结，两针缝线用黑白不同颜色标出胃的前后位置，以免胃由胸腔盲目拉出时造成扭转。将两针缝线由颈部切口送出，借助左手在胸腔内向上推进和牵引线向上牵拉，将胃底部拉出颈部切口，用组织钳夹持牵引。在肿瘤上方 5cm 处，用大直角钳钳夹切断食管，移去食管切除部分，进行食管—胃吻合。由于胃在颈部切口暴露较少，因此不宜做围巾式吻合。在食管后壁距断端 1.5cm 处，用细丝线将食管肌层和胃浆肌层，做横排 3 ~ 4 针间断缝合。在距后壁缝线 1.5cm 处，胃做 3cm 长的横切口。去除食管切端的直角钳，如前法做食管—胃后半周全层缝合，放置胃减压管及十二指肠营养管，亦如前法前半周全层缝合，先在中间缝合一针作为牵引。全层缝合完毕，在距吻合线 1.5cm，做 3 ~ 4 针食管肌层和胃浆肌层缝合吻合口。吻合完毕后，手术人员洗手，嘱巡回人员清点纱布垫，将胃纳入食管床内，胃与周围组织做数针缝合固定，逐层缝合颈部切口。在颈部切口下部放一橡皮引流条，该引流条一般术后 48h 拔去。颈部切口缝合完毕，暂用无菌纱布覆盖进行关胸操作，将胸腔扩大撑开后，清除胸腔积血，将胃放置妥善后，胃底与胸腔顶缝合固定数针，胃不再缝缩。将十二指肠营养管前端的糖球，通过幽门推送入十二指肠，依照前法缝合膈肌，放置胸腔引流管，逐层缝合胸壁切口。

四、经右胸切除食管后胸内或颈部食管—胃吻合术

（一）手术的优点缺点及适应证

1. 优点

（1）经右胸切口施术，解离食管的优点是可以结扎切除的奇静脉弓，能够真正“打开”纵隔，充分显露整个胸段食管进行彻底的纵隔清扫和施行胸腔顶部吻合。

（2）食管的解离和吻合较经左胸切口施术更为方便。

2. 缺点

（1）手术过程中需变换患者的体位，从而延长了手术时间。

（2）难以充分显露胸主动脉，一旦发生胸主动脉撕裂出血等意外情况，很难处理。

（3）胃的提升较左侧困难，发生胃扭转的危险性较大。

（4）对于晚期食管癌，往往难决定手术的先后顺序：如果先行探查胸廓切开术，肿瘤可切除时，则只能通过颈部吻合重建消化道；如果先完成腹部操作，变换体位剖胸探查后发现肿瘤不能切除，这时须施行姑息性切除术或包括胃管成形术的胸、腹双切口探查术，这也同样具有较高的危险性和死亡率。

（5）采用右侧开胸切除食管癌病变，进行胸内吻合或颈胸吻合术，若无主动脉遮挡，游离食管较为方便，手术可分为上、下两组同时进行，缩短时间。步骤如下所述。

（6）体位和切口如前面章节所述，患者取平卧位，右侧胸部垫高 30cm，右上肢外展，若颈部切口在左侧，头转向右侧，若颈部切口在右侧，头转向左侧。

（7）胸部切口沿第 4 肋间或第 5 肋间进胸或切除肋骨从肋床进胸。

（8）入胸后，助手将肺向前方推开，掀露后纵隔。剪开纵隔胸膜，经探查决定肿瘤能切除时，先结扎切断奇静脉，沿肿瘤周围进行锐性分离，并逐一结扎食管的营养血管，气管分叉下、食管旁及心包旁的淋巴结均清除。胸段食管全部游离之后，食管下段于膈上平面切断，食管上残端包一胶皮套结扎，食管下残端用硫酸汞或碘酒消毒缝扎，从裂孔推到腹腔。若做颈部吻合，从胸顶用手指将颈下部食管充分游离，减少从颈部解剖食管的操作。若在胸内吻合，于拟定切除的平面处夹一支气管钳，从钳下切除带病变的食管。腹部做正中切口，探查腹腔。如决定继续手术时，切断肝韧带，将肝左叶向右翻转，开始游离切断胃大弯血管，在分离胃短动脉时，因位置较深显露不好，易损伤脾脏，可先将贲门断端结扎线经膈裂孔向腹腔牵拉，有助于胃小弯及胃底的解剖游离。胃大小弯游离之后，切开十二指肠右上方腹膜，使胃有充分的长度提到高处。术者用手指扩张膈裂孔，大约能容纳 4 个手指，最后经膈裂孔将胃上提到胸腔，与胃在脚内或在顶部吻合。其吻合方法与经左胸颈部吻合法相似。最后将胃缝合固定在胸顶出口的胸膜上，以防颈部吻合口发生瘘时污染胸腔。多余的胃送入腹腔，右胸安放闭式引流管，分别缝合颈、胸、腹的切口。

» 第六节　结肠代食管术

Kelling 报告用结肠移植代食管手术，近年此手术已被广泛采用。其优点是：①有足够的长度可以移植至任何高度与食管或咽部作吻合。②结肠系膜长，血管弓发育比较恒定、完全，单独的结肠动脉可供给从升结肠到降结肠的全部血运。③结肠抗酸性强，不易发生消化性结肠炎。④原胃不动，保存胃的正常消化功能。其缺点是：①由于结肠本身疾病及肠道细菌污染较重，术前必须做必要的检查和准备，因而增加患者的负担。②手术较繁杂，手术后并发症及死亡率高，比用胃代食管手术危险性大得多。因此，有必要严格掌握手术的适应证。

一、结肠的应用解剖

成人结肠长约150cm，分为盲肠、升结肠、横结肠、降结肠、乙状结肠及直肠等。根据Beek的研究，升结肠平均长度为22.5cm，横结肠约44cm，降结肠为22cm。结肠的血液供应分为两部分，右半结肠、横结肠由肠系膜上动脉供血，左半结肠由肠系膜下动脉供血。

（一）肠系膜动脉的具体分支

（1）结肠中动脉为肠系膜上动脉的第1分支，在稍偏右侧进入结肠系膜内供应横结肠的血运，其血动力学压力、血流量均比左、右两结肠动脉为大，甚至当左、右两侧动脉的血流被阻断之后，结肠中动脉也能迅速予以补偿。但平均有5%的人无结肠中动脉，其分布范围不甚恒定。主干常分为2支，2支以上或多干者占8.6%。

（2）右结肠动脉为肠系膜上动脉的第2分支，供应结肠肝曲和升结肠上半部的血运。有时可起源于结肠中动脉或回结肠动脉，解剖发现缺如者占12.6%，多干变异者占9.4%，常呈网状多支发出，血管较脆弱，其边缘血管也不紧靠结肠。

（3）回结肠动脉供应部分结肠、盲肠及回肠的血液。

（二）肠系膜下动脉的具体分支

（1）左结肠动脉为肠系膜下动脉的第1分支，主干分出后在4~8cm处分为升、降两支。升支粗大，紧靠降结肠上升达结肠脾曲，与结肠中动脉于脾曲处吻合，形成粗大的边缘吻合弓，降支向下与乙状结肠动脉吻合。左结肠动脉的主干、动脉分支和分布形态均保持恒定。

（2）乙状结肠动脉有1~6个分支，呈扇状分布于乙状结肠，有时乙状结肠动脉可直接起源于左结肠动脉。

一般认为，结肠脾曲处的血管系由结肠中动脉左支与左结肠动脉升支吻合而成，Drumnwud将其定名为边缘动脉。结肠边缘血管由回盲部起，沿升结肠、横结肠、降结肠边缘，直至乙状结肠及直肠上端，成为各结肠动脉间的吻合链。只要边缘血管无缺如或狭窄，则结肠左、中、右动脉的任何一支都可提供从升结肠至降结肠的全部血运，边缘动脉弓可粗可细，吻合弓处动脉可为单干，多于网状，大约5%的病例边缘动脉的连续性不佳，这种情况常见于右结肠动脉与回结肠动脉的血管弓处。

二、移植肠段和血管的选择

在结肠移植代食管的临床应用中，移植肠段和营养血管的选择是手术成功的关键，这取决于手术者的习惯和对肠段及营养血管的解剖结构、生理功能的认识。

目前，国内采用结肠移植代食管有 3 种方法。

（1）以结肠中动脉供血，取用横结肠右半部加部分或全部升结肠甚至部分回肠末端作移植肠段，行顺蠕动方向吻合。这一术式的优点是结肠长度充分，食管可与回肠吻合口径接近，回盲瓣可能有助于防止反流。但结肠中动脉不够恒定，变异较多，而右结肠动脉到达升结肠往往要经过 2～3 级血管弓，血管分布范围小，其起始部主干分支变异大使血运不畅。再者，此种术式，在结肠的延续性中失去了功能活跃的升结肠，可能会使结肠的功能发生紊乱。

（2）以结肠中动脉供血，取用横结肠，可以包括部分升结肠或部分降结肠，进行吻合。这一术式中，横结肠的游离比较方便，其口径也比升结肠小。但由于结肠中动脉部分常偏于右侧，因此逆蠕动移植比较方便，顺蠕动移植较困难，术后常有反逆和呃臭气现象，进食时吞咽功能欠佳。

（3）以结肠左动脉供血，取用横结肠，可以包括部分升结肠或部分降结肠，顺蠕动移植，这是目前临床应用最多的术式。

结肠左动脉为肠系膜下动脉的第 1 分支，血流量大，其分出的升支粗大，与结肠中动脉主干的口径相近。横结肠系膜长，边缘血管弓发育较好，单一、恒定，紧贴肠段，不呈网状结构，脾曲处边缘血管紧挨结肠，有利于肠段伸展。

无论平卧位采用正中切口还是右侧卧位采用左侧胸腹联合切口，手术操作均较方便，肠段多作顺蠕动移植，吻合口张力较逆蠕动者低，有利于吻合口愈合，符合生理要求，无反逆和呃臭气现象。

三、结肠代食管手术的适应证

（1）颈段和胸中、上段食管癌。

（2）喉癌和下咽癌侵及食管，需做全喉及食管切除者。

（3）用空肠或胃代食管失败或发生吻合口瘘者。

（4）吻合口复发，需要再次手术者。

（5）胃部有病变或过去做过胃大部切除者。

（6）胃或贲门癌做全胃切除，用移植结肠段代替胃者。

（7）梗阻的晚期食管癌或食管良性疾病，为解决进食问题，做结肠、食管分流术者。

四、移植结肠段的路径

结肠移植的常用路径有胸骨前皮下、食管床及胸骨后 3 种。

（一）胸骨前皮下路径

胸骨前皮下隧道，适用于患有食管恶性病变、心肺功能不全或全身情况较差的老年病例。

该手术操作简便，涉及层次浅，不影响呼吸和循环功能，术后便于局部观察。一旦移植肠发生坏死或感染，在处理上也比较容易，但外观不理想。

制作皮下隧道时，要做到隧道宽度至少为 8cm，保持正中位，上、下开口通畅。防止分离到深部肌层以致损伤血管，应严密止血，切口中段侧方可加 1~2 个切口引流减张，防止皮下积血。

（二）食管床路径

结肠段经原食管床路径，符合生理要求，路程最短，且结肠与食管通道成一直线，适合食管病变切除而不能以胃建食管的病例。尤其对采用左胸腹联合切口、移植横结肠及左结肠动脉供血的病例，手术操作较为方便。为了防止结肠坏死或感染，应多采用食管、结肠颈部吻合。

（三）胸骨后路径

胸骨后路径移植是现在常用的手术方式，适用下咽癌、食管颈段、胸上中段病变或梗阻的晚期食管癌。手术沿胸骨后、前纵隔路径游离，避免分破纵隔胸膜。上、下两端是在直视下的手指分离，中段借助金属鱼头钝性分离器游离，或用卵圆钳分离，通道宽度以 7 ~ 9cm 为宜，对于个别病例，可锯开胸骨，直视下制作隧道，以保证纵隔胸膜的完整性和结肠的血供。

五、术前准备

一般的术前准备同食管癌术前准备。但应重点做好下列结肠的准备。

（1）充分了解患者是否有结肠疾病史，行钡剂灌肠或纤维结肠镜检查以明确结肠无病变。

（2）术前 3 天进少渣流食，常规用温盐水或肥皂水灌肠每天 1 次，术前 1 日晚宜进食流质排除结肠内粪便，以防术后发生粪石梗阻。

（3）术前 3 天给肠道消毒剂，如新霉素 1g，每日 3 次；甲硝唑（灭滴灵）0.4 g，每日 3 次。静脉补充液体及电解质。肌内注射维生素 K。

六、手术方法

手术操作包括胸颈部食管的游离、食管结肠吻合术及腹部结肠段的选择、游离，结肠与结肠和结肠与胃的吻合。胸部操作可选用左第 6 肋间后外侧切口及左颈斜切口，手术由一组手术人员完成。另一方法是手术分两组进行：患者取仰卧位，前组游离食管，并从左颈部斜切口拉出；后组进行腹部操作。不管哪种方法，食管的检查、游离均同食管切除术。

现重点介绍胸骨后结肠移植食管重建术。

仰卧位手术时，手术人员分为胸颈及腹部两组，分工进行操作。前组开胸游离食管和切断，待结肠送到颈部后，做食管结肠吻合；后组主要是在腹部操作，包括结肠—胃吻合及结肠—结肠吻合，其手术步骤如下。

开腹后先将结肠拉到切口外并展开，观察肠管有无疾病及血管的分布情况，决定结肠的移植方式。若结肠脾曲血管弓发育完整即利用左半结肠。先沿横结肠边缘切断胃—结肠韧带、脾—结肠韧带及剪开降结肠的后腹膜，将结肠充分游离至肠系膜根部，并注意勿损伤血管弓。测量所需肠管的长度，用一条 2～3 mm 粗的电线从肠系膜根部经胸骨后到颈部吻合处，以此长度从肠系膜根部沿边缘血管弓测定切断结肠的部位，一般使结肠宁长勿短。从移植肠段切断端送入胃管及十二指肠营养管，一半留在外边，断端用丝线进行暂时缝扎，并用胶皮套包裹，结扎一粗丝线作为牵引之用。与此同时，胸颈部手术组已将胸段食管游离完，并从颈部切口拉出。两组人员再分别从上、下作胸骨后隧道，上端切开附着在胸骨柄上缘的颈深筋膜，用手指紧贴胸骨后面向下及两侧分离，下端切断附着在剑突上的膈肌，用手指紧贴胸骨后面向上及两侧分离，推开左右胸膜，其宽度大约为 5cm。若上、下两手指不能相接触，可用卵圆钳夹纱布球进行钝性分离，分离时注意勿撕破左右胸膜造成气胸。前纵隔为疏松结缔组织间隙，比较宽阔，结肠不会受压，但在胸腔入口处，胸锁关节与食管之间较窄小，用手指向两侧分离，一般通过结肠是无问题的。但有胸锁关节肥大者，需做部分胸锁关节切除，扩大胸腔入口，以防止压迫结肠发生坏死。胸骨后隧道完成后，移植结肠从胃后经小网膜切口通过，牵拉牵引线将结肠经胸骨后隧道上提到颈部。向上拉结肠时，边牵拉边推送，并注意结肠方向勿扭曲，勿使血管弓承受过大的张力，以保证移植肠段的血运，到达颈部后要仔细观察肠段断端的颜色及小动脉有无搏动，如发现血运不好，要将肠管退回，肠管摆顺后再上拉。做食管结肠对端吻合时，一般采用两层间断缝合，大体与肠—肠吻合相似。在吻合过程中，从吻合口将已放入结肠管内的胃管及十二指肠营养管留在外边的一半从鼻孔拉出，因结肠比食管粗，食管可多套入结肠管内以防瘘的发生。如移植肠管过长则食物存留，常会引起食后呕吐，所以颈部吻合后，腹组要向下拉直肠管再切断结肠，于胃小弯处做结肠—胃吻合。用环形钳从吻合口伸到移植肠管内，拉出胃管及十二指肠营养管分别送到胃及十二指肠内。移植肠管越往下拉直，血管蒂越松弛，供血越好。一般需要切除移植肠管多余部分约 10cm 才便于做结肠—结肠吻合，吻合结束，要严格缝合肠系膜切口以防发生术后内疝。

上述操作全部结束后，分别缝合颈、胸、腹切口，在颈部切口上方放胶片引流，并由腹部切口上方放到前纵隔 1～2 条胶管引流，注意有无气胸，必要时放置胸腔引流管。

» 第七节　空肠代食管术

这一术式能得到临床应用，是因为空肠有血管弓，血运丰富，可以替代食管上提到颈部做食管—空肠吻合，也可以替代胃。空肠是唯一的无先天性疾病而可供移植的器官。空肠肠腔的污染机会较结肠少，但其耐酸性差，不能耐受胃酸的侵蚀，术后容易发生吻合口溃疡。空肠的血管弓短并且细小，距肠管边缘较远，解剖变异较多，因此难以提供长段空肠移植时所需要的血管弓。空肠屈曲较多，伸展性差，高位移植可导致末段肠管坏死，所以空肠移植代食管手术的临床应用受到一定程度的限制。但对不能用胃或结肠替代食管的病例仍可采用。

近年来，由于显微血管外科的发展，国内外均有报告，用一段游离的空肠做血管吻合移植来治疗高位食管缺损，或移植带血管蒂的空肠段，其高位端肠系膜血管再与相邻部位血管吻合，以加强其末端的血运，扩大了空肠代食管的手术适应证。

一、空肠的应用解剖

空肠位于腹上部偏右，上自十二指肠空肠曲、十二指肠悬韧带，下端移行于回肠，故空肠与回肠之间并无明显界线，都为腹膜所包裹，于腹腔内可自由活动。

空肠肠管较回肠稍宽而厚，肠系膜血管弓较大而稀，脂肪沉积不如回肠多，手术时可根据肠管粗细和厚薄、肠系膜血管弓的多少和大小判定。空肠动脉弓的级数大致有如下的规律：将全部空、回肠均分成 4 段，近侧 1/4 段只有 1 级动脉弓，中间 2/4 段依然有 2 级和 3 级动脉弓，远侧 1/4 段只有 4 级甚至 5 级动脉弓。空肠的血液供应来自肠系膜上动脉，向左分出 4 ~ 5 支血管到达空肠，在小肠系膜内形成动脉弓。血管弓动脉初由肠系膜上动脉分出时较长，在距肠管 3 ~ 4cm 处分支互相吻合，构成肠管的第 1 层血管弓。从此弓再分支，各支再互相吻合形成第 2 层弓，从此弓分出许多小血管进入肠管。

空肠的系膜血管，形成 1 级或 2 级血管弓到达肠壁的终支较长，数目相对少而口径粗，愈靠近肠壁，其血管弓的结构愈密集复杂。空肠肠管边缘不像结肠那样有明显的边缘血管弓。空肠动脉弓细小分支直接进入肠壁，供应相应肠管血运，在肠壁内吻合不够丰富。所以，若要移植高位较长一段空肠，至少要分断 3 ~ 4 个血管弓的供血支，而只能保留 1 条血管弓的供血支。因此，供给全肠段的血管支较细，供血量常常不够充足。

二、空肠代食管手术的适应证

（1）颈、胸段食管病变切除后的食管重建，可采用带蒂空肠移植术。

（2）全胃及大部分食管缺损或狭窄，尤其是结肠代替食管失败或结肠本身病变、结肠肠管变异等，可采用空肠部分带蒂、远端肠系膜血管吻合术。

（3）因各种原因造成颈段及下咽部局限性食管缺损、狭窄，或胸中、上段食管及上半胃次全切除后直接吻合有困难者，可采用游离空肠或空肠片加肠系膜血管吻合术。

三、空肠移植手术方法

空肠移植代食管，目前临床应用较多的有 3 种方法，根据需要，移植肠管可从胸骨前、胸骨后或食管床置入，下面分别予以介绍。

（一）短段空肠胸内移植术

患者取平卧位，左侧胸腹部垫高 30cm，经第 6 肋间或第 7 肋间胸腹联合切口，游离食管下段、贲门，包括肿瘤，清扫胸腹腔肿大的淋巴结，游离胃，结扎及切断胃左、胃短及胃网膜左动脉。保留胃右及胃网膜右动脉。按肿瘤大小和部位决定上方切断食管的部位，胃大部分切除，胃断端做小弯侧关闭，于大弯侧留置 3 ~ 4cm 不予关闭，以备与空肠移植段的断端做端端吻合。

以十二指肠悬韧带为标志，提出空肠上段，并确定移植肠段的范围和营养血管的供血状态，用纱布条测量食管切缘至胃残端的长度，即移植空肠段的长度。

游离肠系膜，保留供血动、静脉支和空肠边缘血管吻合网，结扎切断其余的血管支，于距十二指肠悬韧带 15cm 处切断空肠，经横结肠后提至胸内，与食管做端端吻合。

食管、空肠吻合分 2 层，内层用细丝线做食管全层与空肠全层间断缝合，再用空肠浆肌层包埋吻合口。按移植空肠段的长度切断远端空肠，与胃大弯侧行端端吻合，在吻合口前壁外层可将吻合口两侧的胃壁行纵行对拢缝合，将此吻合口包埋于胃壁之中，可以防止胃内容物反流至移植空肠段，减少术后反流性食管炎和空肠炎的发生。

（二）长段空肠移植，颈部食管—空肠吻合术

由于长段空肠血运不好，此方法目前临床应用较少。患者取仰卧位，头转向右侧，取上腹部正中切口进腹，找到十二指肠悬韧带后上提空肠，检查其血管分布及肠管本身有无异常情况，在悬韧带 10cm 处切断空肠，保留空肠动脉第 1 支。自第 2 支起在其血管环的近侧切断，注意保全其血管交通环，继续分断以下 3 ~ 4 支即可。

剪开其血管环表面的浆膜，有助于血管吻合环和相对空肠段的伸展，到获得足够的肠段，估计能上提到颈根部为止。

在左颈部胸锁乳突肌前缘做斜切口，逐层进入，暴露并游离出颈段食管。尽量用手指分离达下纵隔，在可能达到的最低平面切断食管，缝合关闭其远端或视病变性质和患者全身情况进行切除、拔脱或者旷置。

食管近侧断端准备做食管—空肠吻合术。分离做胸骨后隧道。空肠段的上口用丝线缝合，用牵引线经胸骨后隧道上提至颈部切口，与食管近侧断端做端端吻合或端侧吻合。在颈部吻合口处放置橡皮引流条，缝合颈部切口。

在上腹部适当部位切断空肠，移植空肠段的下端与胃前壁近胃底部做端侧吻合。将空肠远侧段的切口与最初切断的空肠断端做端端吻合，闭合肠系膜间空隙，安放引流管后逐

层关腹。

为了加强移植肠管末端的血运，文献报告可采用空肠部分带蒂、远端小血管吻合的长段空肠移植术。Ahgpocoh 曾提出用部分空肠带蒂、远端空肠吻接血管的术式来进行修复，但未能得到推广。

目前由于显微外科技术的发展，这一术式才有可能开展，手术可分 2 组同时进行。腹部组取腹部正中切口进入腹腔后，在十二指肠悬韧带下方 6cm 处切开肠系膜。暴露肠系膜动、静脉通往肠段的第 1 直支到第 4 直支或第 5 直支，解剖和观察此段肠系膜血管弓。这段第 4 ~ 5 支血管，可滋养 40 ~ 50cm 的空肠组织，视需要可结扎和切断其第 1 ~ 3 支。保留第 1 直支和第 2 直支血管，以备吻接于颈部或胸部血管。保留第 4 直支，作为空肠近端段的滋养血管，逐步结扎和切断肠系膜的侧方分支，而保留通向空肠的最后一级动、静脉弓，以拉直肠袢。如肠段长度仍嫌不足，可切断和结扎第 4 直支而使第 5 直支作为空肠近端段的滋养血管。

待颈部手术区准备完毕后，即将空肠在十二指肠悬韧带下 6cm 处及作为血管营养的第 1 直支、或第 5 直支的下方将空肠分别截断，随即在胸部膈肌前打一隧道，经胸骨后的前纵隔上达到胸骨柄上方，从而和颈部切口打通。空肠移植段即经此隧道而到达颈部。随即做空肠的端端吻合，以恢复肠道通畅。

颈部组手术主要在于选择受区的动静脉血管和暴露食管的上端残口，一般以甲状腺上动脉和颈外静脉为最好的选择。但在修复胸部食管缺损时，也可以胸廓内动静脉作为吻接的血管。肠系膜血管则依具体需要而选择第 1 直支或第 2 直支作为吻合动、静脉，这样加强了远端肠段的血运，防止其发生坏死。

将空肠段上口与食管上残断端做端端吻合或端侧吻合，放置橡皮引流条后，缝合颈部切口，腹部组将移植空肠段的下口与胃体小弯部下方切口做端侧吻合，放置腹腔引流管，然后逐层关腹。

（三）空肠游离做血管吻合移植术

空肠游离作血管吻合移植术是指用一段肠管连同血管移植至新的部位，以替代食管的缺损。

此术式的优点在于，空肠肠腔口径较小，与食管口径相似，适宜于做端端吻合；肠系膜动脉多在 2 mm 左右，与颈部或其他受区的血管口径大致相同，吻合易于成功。

缺点在于：需要具备显微外科技术，吻合具有一定的失败率（16%）；术后发音质量差，在颈段食管病变较长（接近胸骨上切迹）时下端吻合困难，如劈胸骨则将增加手术并发症的发生机会，不能切除未发现的食管多发病灶。因此，手术应严格掌握适应证。

具体手术操作方法如下。

行气管切开，全麻，分颈胸、腹部 2 组同时进行。

颈胸组按常规行胸锁乳突肌前缘切口，游离食管肿瘤。确定食管肿瘤可以切除后，腹部组做腹正中切口或旁正中切口，于十二指肠悬韧带下方 10cm 处暴露肠系膜动脉、静脉通往肠段的血管支。选择一段空肠及营养血管支较多较粗大的肠段，一般在距十二指肠韧带下方 20 ~ 30cm 处取肠，按颈部实际需要移植空肠的长度外加 5cm 长，即为取下空肠段的长度。颈部食管肿瘤切除后，选择受区动、静脉血管的供吻合小血管。

最后清理出 1 条小动脉和 2 条小静脉，以甲状腺上动脉或颈横动脉中任选一支和颈外静脉为最佳。但还要视其体情况而选择其他血管，如甲状腺下动脉、颌下动脉及面静脉、甲状腺中静脉或颈中静脉等。必要时，可选用对侧的动、静脉，或做静脉移植来增加血管长度。

血管吻合方法以端端吻合较为常用。如口径相差过大，不相适应，也可采用端侧吻合法。将小动脉做显微外科血管吻合技术的最后修整，以准备小血管吻合。

腹部组切取、游离空肠段。先切断相应支的空肠动脉，将小动脉做显微外科血管吻合技术的修整，要求切缘略斜，断面平整。1min 后切断并行的静脉支及近空肠端的动、静脉，均用微型无损伤血管钳钳夹。

用无损伤肠钳钳夹移植的空肠段，并予以切断。因空肠系膜呈扇形，肠管弯曲不能伸直，因此制备肠管的长度应以伸展后肠系膜的长度为准，肠管过长时应予切除，以防肠袢扭曲，并立即做空肠—空肠对端吻合。

把切取的空肠交颈胸组做移植用。先在移植空肠与食管上、下端各做 4 针固定缝合，然后在显微外科镜下做空肠静脉与颈外静脉端端吻合，用 10 号显微外科缝线间断缝合，一般 10 针左右。再用同法吻合空肠动脉与甲状腺上动脉或颈横动脉，若有可能，再吻合 1 支空肠静脉。

此时移植空肠的血运立即恢复，颜色转红，动脉支吻合口两端有血管搏动，可见肠蠕动。如果颜色尚暗和肠蠕动较差，可用立体灯光加热，同时检查吻合口血管是否畅通，发现并纠正甲状腺上动脉不畅通的因素，必要时重新吻合。

离体肠段可用 0.5% 新洁尔灭溶液及新霉素溶液进行肠腔清洗，但注意不要将肠系膜血管蒂浸泡在上述溶液内，以免造成刺激性损伤。

为了把移植空肠段缺血时间缩短，离体肠段的肠腔可不作灌洗处理，而立即交给颈胸组做小血管吻合为好。

为防止静脉内小血栓形成，也可采用在空肠动脉切断后、静脉切断前用微细导管插入移植空肠动脉支内，以生理盐水肝素液灌洗，用量一般为 20 ~ 50mL。然后再阻断静脉并予以切断，此时移植肠管的微血管网内已不含血液而代之以生理盐水肝素溶液，能防止血管内细小血栓形成。

空肠游离移植手术后应按照显微血管外科手术常规给予抗凝药物 7 ~ 10d。

» 第八节　非开胸食管切除术

一、非开胸食管内翻拔脱术

（一）适应证

（1）较局限的早期贲门癌。

（2）食管原位或早期癌、下咽部癌。

（3）颈段食管及贲门部良性狭窄性病变。

（二）手术步骤

（1）体位及切口：仰卧位，取左颈部斜行切口及腹部正中切口。

（2）手术分颈部组和腹部组：如为颈段或下咽部癌，颈部组人员先施行手术。切开颈部，探查确定肿瘤可以切除后，腹部组再开腹。可按常规方法游离胃，如胃的长度不足或血运欠理想，可改做结肠或空肠代替食管术。切开腹段食管周围的腹膜，游离出腹段食管，绕一布带向下牵引，于中线位将膈食管裂孔的肌层剪开少许，用手指钝性向两侧扩大裂孔显露心后间隙。胃的游离应达到十二指肠球部，大弯侧尽量少留网膜，以免上移颈部时发生困难。

（3）颈段食管游离好后，在病变上方将食管纵行切开一小口插入子弹头式食管拔脱器，沿食管腔进至贲门部，用双粗线将食管牢固地绑扎在剥脱器上，在贲门处用一把 Kocher 钳离断食管，分别用酒精擦拭。贲门处行粗丝线全层间断“8”字缝合几针，再间断将肌层加固缝合予以封闭。

（4）拔脱器前端利用结扎线绑一长约 50cm，直径 4cm 用副肾素浸泡过的宫纱，术者双手持拔脱器把柄轻稳用力向颈部牵拉，腹组人员帮助理顺宫纱，使食管翻入腔内由颈部拉出的同时，宫纱也一同进入纵隔食管床内。在拟做吻合的食管处上一心耳钳，切断肿瘤段食管，移除标本。纵隔食管床内的宫纱起止血和扩张作用，一般留置 5 ~ 10min 即可。

（5）将游离好的胃或结肠最高点拟做吻合处缝 4 ~ 5 针标记线，并与宫纱下端绑扎在一起，术者由颈部向上牵拉宫纱，助手显露腹腔，摆顺胃或结肠的位置，并轻柔向上推送，使胃或结肠提至颈部与食管或咽部做吻合。胃与食管吻合可用吻合器，也可用手缝。咽部吻合只能手缝，第一层应黏膜对黏膜缝合，第二层为胃浆肌层对咽部肌层。

（6）若癌瘤在贲门部或食管下端，应先开腹探查，确定肿瘤可以切除，胃能满足上移至颈部高位吻合的需要，采取下行拔脱切除食管。在胃周围垫好纱布垫，在肿瘤下缘胃壁上切一小口，吸净胃内容物，或上一肠钳暂时夹闭胃体部，以免胃内容物溢出污染腹腔。将拔脱器经食管腔向上送至颈部，固定后切断食管，绑好宫纱，向下将食管经胃壁切口处拔出，宫纱被一并带入纵隔食管床内，以压迫止血，切除贲门部肿瘤，封闭切缘，将胃绑在宫纱下端，随宫纱牵拉至颈部，在颈部行食管胃端侧吻合。

（三）术中注意要点

（1）放入拔脱器时，一定要轻柔、缓慢，防止因暴力穿透食管或纵隔胸膜或捅破大血管，造成大出血、气胸及纵隔污染。拔脱器通过食管腔较困难处为第二个生理狭窄区（主动脉和气管分叉处）。

（2）拔脱时用力要均匀，牵拉要慢，以防拉断或撕破食管。

（3）用以压迫止血的宫纱粗细要适度，过细起不到止血和适当扩张作用，过粗进入纵隔困难，且易造成纵隔内重要组织结构的损伤。

（4）无论用胃或结肠替代食管，在通过纵隔食管床上移至颈部时，需注意不可用力牵拉或扭转，以防拉伤或血运障碍，导致吻合口瘘或坏死。

（5）当术中发现替代食管的胃或结肠血运差时，应及时寻找原因，予以解除，对找不到原因，血运不能改善的宁可改做颈部食管外置和腹部胃造瘘，也不可勉强吻合口。

二、胸腔内食管内黏膜拉脱术

正常食管和胃肠道其他部位不同之处为：①食管有一层坚韧不易撕破的复层鳞状上皮细胞。②有相当厚度和松动的、无脂肪的黏膜下层。③有能膨胀的肌层，却无拘紧的浆膜层。胸腔内食管内黏膜拉脱术正是利用以上特点而行的颈段和食管末端或贲门切除后消化道重建的方法，这个手术和从裂孔切除食管末端癌相似，不需开胸。不同之处是这个方法仅仅是黏膜层而不是全层食管拉出。食管黏膜层切除后，还保留食管肌层成为能膨胀的隧道，胃或肠管通过这个隧道拉到颈部做吻合术。

胸腔内食管内黏膜拉脱术只适用于很局限的肿瘤，包括以下几个步骤。

（1）黏膜剥脱：不论食管上端或是食管下端癌都不需要开胸。患者取仰卧位，颈、腹分别切口，同时进行，若为贲门癌或胃底癌，即需做长的上腹正中切口。切开膈肌顶以扩大膈裂孔，垂直向上游离约5cm，达心包后面。向下拉食管，食管双侧纵隔胸膜用纱球轻轻推开，避免撕破进胸膜腔。如此，食管下段、贲门、胃及肿瘤完全从腹腔游离出来，这样就能够摸到肿瘤边缘以上 8 ~ 12cm 正常食管的长度。从腹腔开始做黏膜剥离，抓住胃的近端和肿瘤部分并拉住，在肿瘤以下约 5cm 的食管前壁做横切口，露出苍白的黏膜层，用食指尖从肌层切口轻轻插入，进到黏膜下层，向头侧分离。探查的手指经松软的黏膜下层摸到鼻胃管，作为引导，此时手指环绕黏膜管进行全周剥离，但要保持肌层的完整。

（2）胃壁距肿瘤边缘 5cm 切断，黏膜管与瘤部相连，上端手指盲目分离达上纵隔，剩余的胃作为代替食管用，在胃底部吻合。

（3）食管并器官拉出：经颈部切口操作，患者头转向右侧，在胸锁乳突肌前缘的切口解剖出颈段食管，绕以带子牵拉。在颈部低位环行切断食管肌层，肌层远端两侧缝合牵引线牵拉张开，食指进入黏膜下层向远端分离达胸腔中部，与从腹腔向上分离处沟通。于颈部将剥脱的黏膜管缝扎在鼻胃管上，切断黏膜管。然后再从腹腔病变处上方切口将鼻胃管从黏膜管中拉出，继续向下拉即将全部黏膜管拉出。拆除黏膜鼻胃管固定线，黏膜管与鼻胃管脱离，再将食管代替器官缝扎在鼻胃管尖端。一手从颈部向上拉，一手推送，并用鼠齿钳拉住肌层管下缘，以免回缩。食管代替器官进入肌层管内，经纵隔上达颈部与食管做吻合术。如肿瘤侵犯喉部及颈段食管，即将喉切除，气管外置。中段食管癌必须经右胸腔做黏膜拉出。如肌管痉挛收缩，可用手指从两端伸入扩张。

三、疗效评价

综上所述，不开胸食管摘除术，是利用食管位于后纵隔内解剖上的特点将胸段食管病变作钝性解剖，或用翻转拔脱的技术，摘除食管。实践证明，这是一种切实可行的方法，有下列优点：①不开胸创伤小，患者术后恢复顺利，年老体弱，心肺功能差者，易于耐受此手术。②不放置胸腔引流管，术后无开胸术及胸腔引流产生之痛苦，有利于患者早期康复。③不开胸时胸腔无感染机会，胸内及肺并发症明显减少。④能做全食管切除，合乎肿瘤治疗原则。⑤把食管—胃或食管—结肠吻合置于颈部，不引起致命的胸内食管—胃吻合口瘘的并发症。

但是，亦有学者持有不同看法，一些学者认为此技术违反某些基本原则，如暴露不好，无止血机会，不能摘除局部淋巴结及侵蚀病变，从而使这些患者错过根治手术的机会。不开胸无机会摘除胸内肿大淋巴结，而且由于拔脱术挤压操作是否增加肿瘤的扩散尚无定论。因此，其适应证和手术方法应该在实践中进一步总结和改进。

第九节　食管癌术后并发症

一、吻合口瘘

吻合口瘘是食管切除、食管重建术后最多见和死亡率较高的并发症。在食管癌和贲门癌切除术后，吻合口瘘这一并发症已成为极其严重的问题，也是术后死亡的主要原因之一。

（一）发生率及发生原因

吻合口瘘的发生原因比较复杂，一般来说与年龄、全身情况、吻合时操作技术的熟练程度、吻合方式、损伤食管或胃壁血运程度、术后消化道梗阻、呕吐、胸胃扩张、剧烈咳嗽、胸内或食管腔内感染等许多因素有关。概括有以下几点。

（1）食管—胃吻合时，胃游离不充分，或既往有腹部手术史，胃周围有粘连，游离胃有困难，勉强吻合后吻合口张力大，术后吻合口被撕裂开。

（2）食管穿孔多为缝线切割，食管残端留得过长，以及游离食管时损伤食管的营养血管等。

（3）胃壁坏死穿孔常是游离胃时捏挤过重或撕拉胃壁，损伤胃壁血管，胃壁黏膜下血管网及胃的动脉解剖变异，被切断后可能造成胃壁缺血。个别病例由于在食管胃吻合后将胃壁与纵隔胸膜缝合悬吊或闭合膈肌时误伤胃的主要营养血管。

（4）缝合不全。做食管—胃吻合时，有一侧或一处以上缝合不全，缝线疏密不均，过紧或过稀，滑结脱落，黏膜对合不佳，尤其是缝合第二排、第三排吻合口缝线时，漏缝食管黏膜，以及吻合后用胃壁包套吻合口不足等。

（5）术后处理不当，如胃肠减压管不通畅，造成胸胃过度膨胀；胃管或十二指肠营养管误缝于吻合口外，术后强力拔管撕破吻合口；过早进食等。术后胃胀也可以使胃扭转，引起幽门梗阻而招致吻合口瘘。

（6）吻合口周围感染。术后发生脓胸，脓液浸泡吻合口，或缝线感染溃烂，在吻合口部位形成脓肿，继之穿破形成吻合口瘘。

（7）其他因素如食管—胃吻合器失灵，术中未予发现，引起吻合口瘘；蛔虫钻孔穿破吻合口；患者贫血，营养极差及术后应用肾上腺皮质激素等，引起吻合口愈合不良而形成吻合口瘘。

严格地说，以上所列举的吻合口瘘的成因中，食管壁穿孔和胃壁坏死穿孔不应算是吻合口瘘，但在临床工作中，若非二次开胸进行修补，很难将其与吻合口瘘进行区分，因其临床表现与吻合口瘘并无不同之处。吻合口瘘的发生时间早晚与发生原因有一定的关系。

（二）分类

1. 根据瘘发生的时间不同分为以下三种

（1）早期瘘：术后 5 天内出现者，其发生多因手术时操作不当，吻合口封闭不严或吻合器械失灵未及时发现，术中即有瘘口存在，以及食管或胃壁大块死等。瘘口大者术后 12 ~ 24h 即有症状；瘘口小者可持续到术后 48 ~ 72h，才出现吻合口瘘的典型症状。早期瘘占吻合口瘘的 10%。

（2）中期瘘：术后 6 ~ 14d 出现，其主要发生原因系食管或胃壁小的坏死穿孔，缝线感染，以及气胸、脓胸或大量胸腔积液未得到及时处理等，也与组织愈合能力低下有关，中期瘘约占吻合口瘘的 80%。

（3）晚期瘘：术后 2 周以上发生者，常系局部缝线慢性感染，形成吻合口周围小的脓肿，引起继发性吻合口瘘。这种瘘口较小，临床上表现为长期持续性弛张热。X 线及物理检查常不易确诊。治疗上亦较困难。当吻合口被腐蚀穿破有小脓气腔形成时，经口服亚甲蓝或碘油方可明确诊断。晚期瘘的发生约占 10%。此种按时间分期并非十分准确，因为可能已发生瘘而发现较晚。

2. 根据瘘发生的部位不同可以分为以下三种

（1）颈部吻合口瘘：颈部吻合口瘘，无论是食管—胃吻合、食管—结肠吻合、食管—空肠吻合，均不致对患者的生命造成威胁。其主要表现为颈部皮下感染、蜂窝织炎，局部红肿、压痛或有轻度皮下气肿，很少有全身中毒症状。一般诊断不难，戳开切口可有含气脓液或食物残渣流出，偶可见瘘口所在。颈部吻合口瘘的处理不难，一般经拆开部分缝线充分引流后，多可在 2 周左右愈合，不需特殊处理。如有较广泛的移植肠管坏死，则需切除其坏死部分才能控制感染，然后再设法连接代食管的缺损部分。

（2）胸内吻合口瘘：胸内吻合口瘘一旦发生，食物及消化液流入胸腔，造成脓胸，引起严重的全身中毒症状，消化液的大量丢失，导致水电解质代谢障碍、酸碱平衡失调、肾衰竭（氮质血症）。若病情得不到及时有效地控制，患者最终因中毒休克、全身衰竭而死亡。

胸内吻合口瘘患者多有严重的中毒症状，表现为发热、心率增快、胸闷、胸痛、呼吸困难，严重者可产生中毒性休克及突然死亡。体格检查及胸片可见胸内积液或液气胸。胸腔穿刺可抽出浑浊臭味液体，有的可能含有少量漂浮的黏液或食物。口服亚甲蓝（美蓝）溶液后进行胸穿，穿刺液呈蓝色可确诊。晚期胸内吻合口瘘可表现为吻合口附近的局限性脓肿或纵隔脓肿。临床主要表现为持续性发热或胸背痛及吞咽不畅。X 线检查可见吻合口周围有块状影或纵隔阴影增宽，或吻合口附近包裹性积液或气液面，或有较重胸膜反应表现。

（3）腹部吻合口瘘：多见于经腹贲门癌切除，食管胃或空肠、结肠吻合术，吻合口位于膈下者。治疗原则应根据瘘口大小、是否局限化、腹膜炎严重程度及患者全身情况而定。瘘口小且周围粘连，消化液漏出不多者，应行双套管引流术，同时在瘘口周围放置大网膜。瘘口较大，发现较早，患者一般情况良好，余胃能行再吻合时，可根据情况选择吻合口切除再吻合术。

（三）症状和体征

1. 临床上吻合口瘘的表现

（1）体温增高：食管—胃吻合术后体温升高，在术后 1 周以内多为手术反应，若无其他征象，很难考虑有吻合口瘘的可能性。若有吻合口瘘发生，除体温升高以外，还应有其他症状与体征。晚期瘘者亦常表现为持续性低热，一般降温药物效果多不明显。

（2）全身中毒症状：常表现为脉搏增快、细弱无力、呼吸急促、面色潮红、口干舌燥、烦躁不安、尿少、腹胀及白细胞增多等。

（3）胸闷疼痛：患侧胸部闷痛，呼吸时加重；有时向肩背及上腹部放射。

（4）呼吸困难：吻合口瘘的出现均伴有气胸，一开始就表现为呼吸困难、咳嗽、咳痰无力。重症者可以出现口唇及指端发绀，甚至呼吸衰竭征象。气胸很少为张力性。

（5）循环系统症状：患者常表现为脉快，或有心律不齐、或有端坐呼吸和血压下降等心力衰竭症状，重症者很快出现休克，以至死亡。

2. 诊断

（1）症状和体征：胸内液气胸较重时，多有纵隔向健侧移位，胸壁薄者患侧胸壁皮肤有压痛，叩诊上胸部有鼓音，下胸部浊音，语颤消失。听诊呼吸音减弱或消失。

（2）胸部X线检查：吻合口瘘出现的早晚不同，故X线表现有所差异。一般在7d内出现吻合口瘘者，因胸腔内尚未形成广泛粘连，肺被压迫萎陷，则可见多个液气平面，亦可为一个大的脓腔，纵隔移向健侧。患者胸片可见普遍密度增加，肺纹理不易辨认。有些晚期吻合口瘘患者的胸片仅出现纵隔阴影增宽，无明显液气平面。

（3）胸膜腔穿刺：穿刺可抽出带粪臭味的混浊液体及气体，其臭味甚重，全室均可闻到，更有甚者患者呼出气体也带有同样的臭味。有经验的临床医师凭借其臭味即可初步判断有吻合口瘘可能性。有些患者由于吻合口瘘较大或胃壁坏死穿孔，胸液常呈胃液状或混有食物残渣，则诊断即可明确。

（4）口服亚甲蓝：口服亚甲蓝后观察胸腔穿刺液，或胸腔引流液中是否出现蓝色，这是诊断吻合口瘘的常用方法。但是有些瘘口小者，不一定一次口服亚甲蓝，即使胸液变蓝色，往往需要口服2～3次后方可出现。

（5）口服碘油检查：常用于晚期吻合口瘘。患者症状可能不十分明显，液平面位于纵隔内，或呈多囊状液平面，胸腔穿刺较困难。此种情况，口服亚甲蓝无法判定是否有瘘发生，可口服碘油在X线下透视，以观察碘油是否溢出。此法还可确定瘘孔的大小与方向，对进一步采取治疗方法也有参考价值。有的吻合口瘘在术后20余天才出现，此时胸片往往表现正常。如为主动脉弓上食管—胃吻合口瘘，吻合口可直接破溃到胸部切口后上端。

（四）治疗

根据病情发展情况，对吻合口瘘的部位、瘘孔的大小，应作及时适当的处理。颈部吻合口瘘容易处理，瘘口小者局部切开引流，勤换敷料，局部加压包扎，仍可从口进食；或用小口径塑料管或硅胶管从瘘孔处放入胃内，采取静脉外营养法（如滴入配制的十二指肠液或要素合剂，以及口服氨基酸等）维持营养，多可自行愈合。对瘘口大者，尤其是部分胃壁坏死者，可用颈部食管外置及空肠造瘘术，延期行食管结肠重建术。对胸内吻合口瘘的处理，可依据病情，迅速决定是否二次开胸探查或保守治疗。

1. 保守疗法

此疗法必须做到以下三点。

（1）控制感染，充分引流，应用大量广谱抗生素，保证闭式引流管的通畅，要经常冲洗更换引流管，以免食物残渣阻塞。已分隔的脓腔可做多管引流，或在后背接近吻合口部位另做“开窗引流”，即从切口后端打开切口各层组织，直接进入吻合口部位。

（2）维持营养甚为重要，可通过静脉输血或血浆、输氨基酸等，以及静脉外输液或空肠造瘘进行管饲。吻合口瘘与游离胸腔不通而是直接通至切口外者，可用盐水纱布填塞吻合口部位，继续由口进食。尽早从口进食以维持较好营养，有利于瘘口愈合。近年采用中心静脉管供给高营养液亦获得较好结果。

（3）纠正水电解质紊乱，防止其他并发症的发生。

患者经行胸腔闭式引流后，如脓液不多，空肠管饲情况良好，患者处于正氮平衡状态，体质会逐渐改善，经 1 ~ 2 个月，吻合口瘘即可愈合，治愈率可达 50% ~ 60%。相反，患者如管食频频引起腹泻，食物不易吸收，甚至空肠内食物反流入胃和胸腔，由引流管排出，或胸腔引流量大，一般情况差，空肠造瘘管口周围糜烂感染等，此时吻合口瘘难以愈合，最终患者极度衰竭死亡。

2. 再次手术治疗

对早、中期发生的吻合口瘘，如果患者情况允许且发现及时，胸腔感染不重者，可行二次开胸探查，对吻合口能修补者则修补，这种做法多用于吻合时缝合不当或吻合器失灵的早期瘘。不适合修补者力争切除吻合口部位的组织，重新行食管—胃吻合术。如上述两种方法难以实施，则由原切口前端向腹部延长（左侧开胸者）做胸腹联合切口，利用左半结肠行食管原位移植术，但需术前做结肠准备工作。如术中发现患者病情危重，不能继续手术，则可拆除吻合口将食管行颈部外置、胸胃外置，或胃残端封闭还纳腹腔，以及空肠造瘘术，或在还纳腹腔内胃壁上做造瘘也可，待病情好转后，行结肠代食管术。至于个别病情较重者，亦可仅行吻合口插管引流及空肠造瘘术。

吻合口瘘二次开胸手术的适应证：①患者一般情况较好。②吻合口瘘发生时间短，胸腔感染轻。③胸胃的长度能再次行高位吻合（原主动脉弓下吻合则改为弓上吻合，原弓上吻合则改为颈部吻合）。④估计瘘口大，胸腔引流量多，或疑有胃壁坏死和穿孔（碘油造影从吻合口处漏出），保守疗法难以愈合者。然而，由于绝大多数患者为中、晚期吻合口瘘，临床上又未能及时诊断，失去二次手术时机，则只有采取保守疗法。

（五）预防

吻合口瘘的原因是多方面的，很难提出整套行之有效的预防措施来达到降低吻合口瘘发生率的目的。但以下几点预防意见值得重视。

（1）严格选择病例，充分做好术前准备。中、晚期癌，营养较差，有的梗阻严重，瘤体有感染坏死，其上端食管炎症水肿，组织脆弱是影响吻合口愈合的主要因素。因此，手术前应严格选择病例，术前改善营养状况。对食管管腔梗阻严重者，应行食管冲洗和应用消炎药物，术中应尽量在无炎症或水肿的食管部位做吻合，或尽量做颈部吻合。颈部吻合虽有一定的吻合口瘘发生率，但瘘的死亡率较低。

（2）注意手术操作和改进吻合方法。临床经验证明，发生吻合口瘘的因素虽然复杂，但主要与手术操作关系密切，所以必须重视下面几个问题：首先，要有良好的切口显露，这是保证吻合时顺利操作的首要条件，主动脉弓上吻合可离断切口上 1 ~ 2 根后肋。对下段食管癌不宜勉强行主动脉弓下吻合，否则，往往由于主动脉弓的障碍暴露不好，操作困难。其次，手术操作要轻柔仔细，勿损伤吻合部位的血运，胃的游离要足够，确保吻合后无张力。避免过度牵拉地揉搓胃，以免引起胃壁血肿或血栓形成。在缝合膈肌与胸胃时要特别注意保护胃网膜右血管。最后，良好的吻合是手术的关键。选好吻合部位后，胃与食管的切口口径相称，食管套入约 3cm，可减少吻合口里层的张力。吻合时黏膜对合整齐，避免用力钳夹黏膜。用纱布轻擦吻合口部位，代替直接不断地吸引，以免引起黏膜出血水肿。结扎缝线以两面三黏膜对拢为宜，不要过紧或过密，以防切割而影响血运及缝线感染。缝合外层及胃的固定线时，切勿穿透黏膜层，否则易发生穿孔。

为避免吻合口瘘的发生，有人不断提出新的吻合方法，包括食管—胃吻合器。任何方法虽可使吻合口瘘发生率有所下降，但均不能完全杜绝。

（3）术后处理。术后及时处理胸腔积液、气胸、脓胸和肺不张等并发症，促使肺尽早复张，特别要注意及时处理吻合口附近的积液和感染。

二、乳糜胸

食管切除术后乳糜胸（chylothomx）是另一重要外科并发症，发生率为 0.6% ~ 2.5%，若采取保守治疗，死亡率在 50% 以上。因此，现代对食管癌术后并发乳糜胸患者的治疗主张以手术治疗为主。

（一）病因与病理生理

1. 病因

乳糜胸系来自胸导管瘘口或其主要分支破裂处的大量淋巴液在胸膜腔内潴留而形成。各种胸部手术（包括食管、肺、纵隔、心脏、主动脉及胸交感神经链等部）都有可能损伤胸导管及其分支而在术中未能发现，术后便并发乳糜胸。胸导管与食管解剖关系密切，在施行食管中、上段癌或其他食管恶性肿瘤切除术时，最容易损伤胸导管或其主要分支，术后容易发生乳糜胸，属于手术后创伤性乳糜胸。

2. 胸导管的大体解剖

胸导管起始于腹后壁的乳糜池，沿脊柱上行，经膈肌的主动脉裂孔再上行进入后纵隔内，全长 30 ~ 40cm，是人体最粗大的淋巴管，直径在 0.2 ~ 0.3cm。全身的淋巴管汇合成两个主干，在右侧的称为右淋巴导管，左侧的称为胸导管，分别开口于左、右无名静脉。胸导管收集下肢、腹部、左半胸、左上肢和头颈部左侧的淋巴。胸导管进入胸腔后，先位于脊柱的右前方，不久走行于脊柱的左前方，经主动脉及左锁骨下动脉的后方至左侧颈根部，继而呈弓状斜向外侧而汇入左侧静脉角。

胸导管为肌性管腔，管壁组织分 3 层，但不如静脉清楚，内膜由内皮细胞、薄层结缔组织及不明显的内弹性膜形成。在第 6 胸椎以上，胸导管内有瓣膜；在注入左侧静脉角处的胸导管内有成对的瓣膜，可防止静脉血向胸导管内反流。食物与体液经人体吸收后进入乳糜系统形成淋巴；胸导管本身有自发性及节律性的收缩功能，每隔数秒钟将其内的乳糜液注入左锁骨下静脉。

胸导管与淋巴系统之间有很多交通支，通过肋间淋巴结、纵隔淋巴结、气管支气管淋巴结及连接这些淋巴结的淋巴管形成侧支循环。胸导管还与肋间静脉、腰静脉及其静脉之间有吻合支。因此，结扎胸导管不会引起淋巴淤积。

3. 乳糜胸的病理生理

食管切除术后乳糜胸是一种严重手术并发症，其保守治疗的死亡率很高。近些年来，由于对乳糜胸的病理生理的研究及其诊断和治疗方面的认识不断提高，胸部手术后乳糜胸的手术死亡率已从 50% 下降到 10% 左右。在左侧上胸部进行手术时，特别是分离食管癌与主动脉弓的浸润粘连时，必须高度警惕损伤胸导管的可能，二者之间分离的组织应一一进行结扎或缝扎。胸导管受累时更应如此。在第 5 ~ 6 胸椎平面以下损伤胸导管，乳糜胸常发生于右侧胸腔，在此平面以上损伤胸导管，术后乳糜胸多见于左侧胸腔。

食管切除术后乳糜胸多出现在术后第 4 ~ 5 天患者开始进餐时，有的患者在术后 24h 之内便发生乳糜胸。据有些学者的报道，胸主动脉区、食管或后纵隔区手术后创伤性乳糜胸，发生于术后第 7 ~ 14 天。有胸导管瘘时，乳糜液的流量很大，24h 乳糜液的丢失量在 2000 ~ 3000mL。

胸部手术后乳糜胸发生，引起一系列的病理生理改变。①大量乳糜液在胸腔内潴留不但导致患者的心肺功能发生严重紊乱，还会引起代谢、营养和免疫系统功能的严重障碍和缺陷。②蓄积在胸腔内的乳糜液使术侧胸腔内的压力增加，压迫肺与纵隔，使纵隔向对侧移位或引起纵隔摆动。③乳糜液中含有大量蛋白质、脂溶性维生素、脂肪、胆固醇、糖、酶、电解质、各种淋巴细胞和抗体等。乳糜液的成分与血浆相似，90% 是水，8% 为同体成分；75% 的脂肪在最后经胸导管注入血液循环。如果食管切除术后乳糜胸得不到及时治疗，则由于大量水分、营养物质、电解质、各种淋巴细胞和抗体等的不断丢失，使患者的免疫功能在短期内降低，加之全身消耗及衰竭而死亡。

4. 乳糜胸的诊断和鉴别诊断

（1）将胸液涂片后在显微镜下进行检查，可见清亮而呈碱性的脂肪滴；或用苏丹瓜染色后在显微镜下观察，胸液中有脂肪滴，乳糜实验阳性，可以诊断为乳糜胸。

（2）将典型的乳糜液 5mL 装入试管内，加少许乙醚进行震荡，乳白色“牛乳”状颜色旋即消失，胸液转变为澄清液。

（3）乳糜液在显微镜下检测，可见其含有大量淋巴细胞。

（4）胸液培养无细菌生长。

（5）淋巴管造影可以显示胸导管损伤而发生乳糜漏的准确位置，亦能发现胸导管的解剖异常或畸形。但由于这项检查方法比较费时，而且容易失败，因此在临床上很少采用。一般对胸液标本进行化验便能确诊。

乳糜液的漏出量和性状常与患者所进饮食的性质及量有比较密切的关系，在诊断术后乳糜胸时应加以注意。

假性乳糜胸腔积液多见于胸部恶性肿瘤和胸部感染。因其胸液内含有卵磷脂—蛋白复合物，所以外观呈乳状。但所含脂肪极少或微量，这种胸液用苏丹瓜染色后在显微镜下检查，看不到脂肪滴。

乳状胸腔积液也可继发于结核病和类风湿性关节炎患者。胆固醇性胸腔积液也可见于这两种疾病，因其胸液中含有高浓度的胆固醇结晶，胸液外观呈乳状。

如果假性乳糜胸、胆固醇性乳糜胸与食管切除术后的乳糜胸的鉴别诊断仍有困难，可嘱患者服用6号绿染料着色的脂肪餐。进食后约1h，若发现胸液绿染，提示为术后乳糜胸，有助于鉴别诊断。

对胆固醇性胸液，通过测定胸液中的胆固醇和甘油三酯的水平，便能作出鉴别诊断：乳糜液中胆固醇与甘油三酯之比＜1，但非乳糜液中胆固醇与甘油三酯之比＞1。此外，如果检查证实胸液中甘油三酯的水平高于110mg/mL，这种胸液99%为乳糜液而非胆固醇性胸液。测定胸液（乳糜液）在胸腔内的漏出速率，也是诊断乳糜胸的一个有意义的指征。例如，体重为70kg的成人在接受胸部手术后损伤胸导管，每天乳糜液在胸腔内的潴留量或速率超过400mL，平均为700～1200mL/d；幼儿和儿童乳糜液在胸腔内的漏出速率则按比例减少，取决于其体表面积。

5. 治疗

食管切除术后乳糜胸，至今尚无理想的治疗手段。目前常用的方法为保守治疗、外科手术治疗及放射治疗。其中外科手术治疗最为有效和可靠。

（1）保守治疗。食管切除术后乳糜胸的保守治疗要保证有效的胸腔闭式引流及肺充分膨胀，尽可能使胸膜壁层与脏层发生粘连，缩小胸膜残腔，以便达到封闭胸导管瘘口或其分支瘘口。保守治疗中，除了禁食、服用含有中链甘油酯的饮食之外，还要常规进行静脉高营养，纠正因大量乳糜液丢失而造成的水电解质紊乱与营养不良，使乳糜的产生与漏出减少，如果术后乳糜胸的保守治疗无效，就应该进行积极的外科手术治疗。乳糜胸保守治疗时间的长短及何时施行手术治疗，尚无较客观的标准。Williams和Burford及Selle等建议术后乳糜胸的保守治疗最长期限应该规定为14d。若保守治疗14d无效，就应该进行手术治疗。经保守治疗后，近50%的胸导管瘘可以自然愈合，另有约50%的病例需要手术治疗。术后乳糜胸的患者，在14d内每天的胸液量在500mL以上，就有手术治疗指征，除非患者有剖胸手术禁忌证。如果患者的肺被纤维组织包裹，而且因胸膜粘连，虽经胸腔闭式引流，但肺已无法膨胀，这类术后乳糜胸患者也需要手术治疗。

（2）外科手术治疗。现在认为食管切除术后患者一旦发生乳糜胸，每天 24h 的乳糜液丢失在 1000mL 以上，无减少趋势者要尽早采取手术治疗，继续“观察”是不可取的、有害的。食管癌患者在接受肿瘤食管切除术后并发乳糜胸的，其术前全身营养状况大多数都比较差，而且胸导管损伤的部位常在主干，侧支循环在术中被破坏，胸导管瘘口自行愈合的机会不多。

目前，在临床工作中处理胸部术后乳糜胸的主要外科方法为直接结扎胸导管和胸导管大块结扎术。

1）手术切口的选择，要遵循以下两条基本原则：①原剖胸切口为标准后外侧切口的患者，不论其乳糜胸发生于单侧或双侧胸腔，亦不论其发生于左侧或右侧胸腔，手术一概经原剖胸切口进胸。②原剖胸切口为胸骨正中劈开切口或左侧前外侧切口者，应选择右侧标准剖胸切口进胸。必要时，亦可以考虑选择左侧标准剖胸切口，经第 6 肋间或第 6 肋床进胸。

直接结扎胸导管或胸导管大块结扎术的具体操作方法如下：术前 2 ~ 3h，可以经胃管向胃腔内注入橄榄油 100 ~ 200mL。橄榄油被消化道吸收后，使胸导管被乳状乳糜液充盈，术中容易辨认、解剖与结扎。若无橄榄油，也可以用牛奶代替，或不用任何高脂肪饮食。

2）进胸后，用吸引器吸除胸腔内的胸液及乳糜液，同时清除脏层胸膜与壁层胸膜表面的纤维素沉淀物，沿胸导管的解剖位置和走行方向详细、耐心检查（食管切术后乳糜胸要显露食管床并仔细观察乳糜液漏出的部位），往往在胸导管损伤瘘口处有乳状液体或清亮透明液体不断流出。

3）在找到胸导管瘘口后，在其瘘口上、下两端用粗丝线双重缝扎两道，只要缝扎的位置正确，胸导管瘘口处的乳糜漏出液立即停止。再用干净纱布擦干瘘口处后观察 10min，证实瘘口处及胸导管的其他部位无乳糜液漏出，即可用常规方法关胸。

4）假如术中找不到明显的胸导管损伤漏口或有可疑之处，就应该在膈上结扎胸导管。75% 左右的患者其胸导管在 $T_8 \sim T_{12}$ 水平为单根结构，所以在右侧或左侧膈上 5cm 处左右结扎胸导管最为便利和可靠。胸导管在无变异的情况下，位于右侧膈肌脚上方和椎体表面的降主动脉与奇静脉之间。在这一部位结扎胸导管，便称为低位结扎胸导管术。

5）切断下肺韧带，并将主动脉前方的纵隔胸膜分离到下肺静脉下缘水平，然后在 $T_8 \sim T_{12}$ 椎体前方的胸导管区将胸导管及其周围组织进行分离后用粗丝线予以双重结扎。大块结扎胸导管时要紧靠椎体，注意不能损伤主动脉与奇静脉。

6）一些学者认为治疗术后乳糜胸的最好方法是在术中找到胸导管瘘口的确切部位，并用非吸收缝线与补片关闭瘘口，使瘘口邻近的组织挤压在两块补片之间。如有可能，尽可能使胸导管的主要部分或主干保持通畅。Jose 和 Miller 介绍的隔上胸导管结扎术也是在隔上奇静脉和主动脉之间大块结扎胸导管，再将两块补片用非吸收缝线缝合、挤压在胸导管的下端。奇静脉和主动脉之间的所有组织都要予以大块结扎。为使胸膜腔粘连闭合，可切除壁层胸膜。

（3）放射治疗。多用于恶性乳糜胸的治疗。

综上所述，治疗食管切除术后乳糜胸的最为有效的手段仍然是外科手术。

三、术后出血

食管癌、贲门癌切除术后出血主要有三种。

（一）上消化道出血

食管癌、贲门癌切除术后上消化道出血是较为常见的并发症，其发生率为 1%～5%，死亡率亦较高。常见的有吻合口出血、胃出血、十二指肠出血等。另有极少见的胃主动脉瘘等极度危险的大出血。

1. 发生原因

（1）吻合口出血：①术后早期出血，是由于吻合口胃端黏膜下血管结扎止血不可靠，缝合过稀，结扎线松脱，组织水肿致缝合时黏膜撕裂，手术时患者血压较低，或使用钳夹；因出血未被发现，术中未予以处理所引起。②术后延迟性出血；原因较复杂，一种说法认为是吻合口黏膜缺血、坏死或吻合口裂开所致；另一种说法则认为是吻合口感染，黏膜下脓肿腐蚀血管所致，多在术后 1 周左右发生。吻合口炎症、溃疡也是延迟性出血的常见原因。

（2）急性胃炎出血：其原因尚不完全明确，可能与十二指肠液反流入胃，破坏了胃黏膜屏障作用，氢离子弥散作用，而使胃黏膜糜烂引起出血。这种出血多于术后早期发生。

（3）贲门癌切除后，胃残端黏膜下止血不彻底，遗漏小血管未予结扎，缝合过稀，结扎线松脱而致胃出血。

（4）吻合口张力过大，故有胃壁血运障碍，胃壁坏死穿孔而致术后胃出血。

（5）胃内遗漏病灶，多发性胃黏膜浅表溃疡，黏膜皱襞小息肉或小血管瘤，因手术检查不易发现，术中又因局部浆膜未见异常，即使手术时探查有时也不易发现。

（6）应激性溃疡。

2. 临床表现

（1）胃肠减压管持续吸出胃内容物为血性或鲜血。若同时有呕血者，说明出血速度较快，出血量较大，应密切观察脉搏、血压等生命体征变化。出血早期血红蛋白未必下降，因此不能依赖于血红蛋白的指标作为观察出血的标准。出血早期，血液浓度没有改变，所以血红蛋白无明显变化。补充血容量后，血液被稀释，此时血红蛋白下降与出血量成正比。

（2）胃管拔出后反复呕血或黑便，均提示出血速度快、量较大。有些患者临床上无急性呕血表现，而是持续性柏油样粪便，应注意观察，此类患者出血较慢，多能自行停止。由于麻醉及手术创伤，术中有无血容量绝对或相对不足等因素的影响，使术后胃出血量难以估计，主要依据生命体征进行综合分析。

3. 诊断

食管癌、贲门癌切除术后一般 24h 内吸出胃液开始转清或呈黄绿色。如有出血 2～3d 后胃液转为血性且量较大，需要输血 400mL 以上者，即可诊断为术后胃大量出血。与手术操作有关的出血多发生在术后 1～3d，迟发性出血也可发生在术后 3 周左右。

出血原因应根据病史，出血发生时间、出血速度，以及结合化验检查、纤维内镜检查等，进行综合分析。

（1）化验检查：主要为红细胞计数、血红蛋白、血细胞比容等。

（2）纤维内镜检查：对食管胃吻合后出血有重要诊断价值，可以明确性质、部位，同时还可以做一些有效的治疗；应于出血早期进行，以增加其阳性检出率；但应注意对术后不久的吻合口有一定的危险性，注气不宜过多，操作必须轻柔。

（3）估计失血量。

4. 处理

术后上消化道出血的处理原则与一般上消化道出血相同，在严密观察下先行保守治疗无效时，再考虑手术治疗。

（1）保守治疗包括 4 点。①抗休克治疗：首先要补充血容量，可在中心静脉压监护下补足血容量。对老年患者应给予吸氧，烦躁、焦虑者可给予镇静剂，有肝病史者可给予维生素 K，大量输血者应给予葡萄糖酸钙，以对抗枸橼酸钠的毒性作用。②止血：经胃管注入冷盐水去甲肾上腺素液。动物实验表明，去甲肾上腺素注入胃内，可迅速由门静脉系统吸收，使内脏血管收缩，从而达到止血目的。静脉给予止血药物：垂体后叶素 20U 加入 5% 葡萄糖注射液 100～200mL 中静脉滴注，对小动脉性出血效果良好，但有高血压、冠心病者应慎用。此外，应适当使用促进血液凝固的药物，如卡巴克洛（安络血）、酚磺乙胺（止血敏）、6-氨基己酸、立止血、维生素 K 等，以及 H_2 受体拮抗剂。③抗生素的应用：食管癌、贲门癌术后，机体抵抗力降低，易发生继发性感染，特别是吻合口周围感染更为重要，应给予广谱抗生素，防止感染出血。④饮食：出血停止 2～3d 后，可给予营养丰富易消化的流质饮食，特别是高蛋白等高营养食物，维生素等亦尤为重要。

（2）手术治疗：对术后胃出血的手术指征，目前尚无统一标准，一般经保守治疗多可达到止血目的，但对短期内发生休克、出血凶猛、保守治疗无效者，应迅速果断手术止血，否则将延误抢救时机。

（二）胸腔内出血

食管癌和贲门癌切除术后胸腔内出血比较少见。只要在术中仔细严格止血，关胸前反复检查有无出血点，术后胸腔内出血是可以避免的。

1. 病因

（1）食管床出血：胸段食管癌行全胸段食管切除，创面大，纵隔清扫淋巴结范围广，小血管遗漏未结扎，或结扎线松脱，术中患者因血压低及暂时性凝血，出血停止。术后血容量恢复，凝血块脱落，而继发出血。

（2）肋间血管出血：经肋骨床进胸，切除肋骨时损伤肋间血管，或扩大切口时损伤肋间血管，术中用胸廓撑开器拉开胸廓，出血暂时停止，而于术后继发出血。

（3）引流口出血：手术结束时放置胸腔引流管，损伤了肋间血管，由于引流管支撑作用，血管在无压力情况下向胸腔内出血。

（4）粘连的胸膜面剥离后未彻底止血：关胸后，因胸内负压恢复，可继续渗血。

2. 诊断

少量出血（引流量略多，但引流通畅，胸腔内无积血），以及中等量出血（500～1000mL），可出现急性出血性休克症状；如面色苍白、口干、脉搏快、血压不稳定、脉压减小；胸片示术侧胸腔明影，纵隔移位。持续性出血，病情可逐渐恶化。胸导管引流量每小时超过 100mL，引流液血红蛋白浓度超过 60g/L，提示为胸内持续出血。

3. 处理

大量出血应立刻再行手术处理。凡是术后胸腔引流量每小时超过 100mL，引流液血红蛋白测定在 50g/L 以上，经输血后贫血症状无改善，或暂时改善而又出现休克者，均应探查止血。经积极术前准备输血，血压维持在 12/8 kPa（90/60 mmHg）左右，可再次开胸寻找出血点，如有活动性渗血，可在创面上仔细缝扎，或用电凝止血，经反复检查确认无出血之后再予关胸。

有人积极主张再次早期开胸止血，认为手术治疗并未较非手术治疗增加死亡率，反而避免了在血胸的基础上发生脓胸。

4. 预防措施

（1）手术时严格要求，仔细止血。关胸前认真检查有无活动性出血点，若发现出血点，应给予相应处理。

（2）出血点贯穿缝扎可避免结扎线松脱而再出血。创面有活动性渗血，可用电凝止血。

（三）腹腔内出血

食管癌、贲门癌手术不仅开胸，而且部分操作需要在腹腔进行，涉及腹腔诸多脏器。由于自胸进行腹腔操作位置较深，显露不清楚，止血不彻底或操作不当，均会引起术后腹腔内出血。其发病率虽低，但多需再次手术止血，应予以重视。

1. 病因

（1）分离胃结肠韧带时，由于网膜组织大块结扎，结扎不牢固或结扎线松脱，以及遗漏血管未被结扎，术中因低血压或凝血块堵塞，出血暂时停止，而手术后继发出血。

（2）手术中清扫腹腔动脉周围淋巴结，胃左动脉残端留置过短，结扎线松脱而致出血。

（3）分离脾胃韧带时致脾包膜脱落，或脾脏挫伤，包膜下血肿，术后脾包膜破裂出血。

（4）经胸缝膈肌时，刺破腹腔膈面血管而致术后腹腔内出血者。

（5）手术创面大量渗血，腹腔内感染侵蚀血管破裂而致出血。

2. 诊断

腹腔内出血主要表现为脉搏细弱，血压下降，面色苍白。大血管出血则可以短时间内出现休克。术后低血压可见于很多情况，因此腹腔出血的诊断并非容易。在无术后胃出血、胸腔出血的情况下，血压逐渐下降，脉搏细快，进行性休克，腹部膨隆，压痛（有时可能出现反跳痛），腹腔穿刺抽出血液，即可明确诊断。

3. 处理

腹腔出血一旦明确诊断，应立即考虑手术止血。一方面积极做好术前准备，如输血、输液、纠正休克；另一方面尽可能及早剖腹探查止血。有些学者认为保守治疗即使血止，血块在腹内日后机化，也将引起腹腔广泛粘连。因此，仍以尽早手术为宜。

4. 预防措施

腹腔出血是可以预防的，措施包括：术中操作轻柔细致，止血彻底；大束结扎时组织不宜过多；结扎主要血管时，应贯穿缝扎或双重结扎，以防滑脱；关胸及关腹前应全面认真细致检查，发现活动出血及器官损伤，应及时予以处理；剥离创面大时，可放置腹腔引流，术后应注意观察有无活动性出血。

四、肺部并发症

食管癌患者多数年龄较大，常合并有肺气肿、慢性支气管炎或慢性阻塞性肺疾病（COPD）等疾病，加之许多患者有吸烟嗜好及食管癌切除术本身的一些特点（如手术时间较长，手术创伤较大，术中术侧肺容易受到挤压与挫伤等），因而肺部并发症的发病率较高。食管癌切除术后肺部并发症以肺不张、肺炎、肺脓肿、肺水肿和哮喘等较为常见。肺部并发症是食管癌术后患者死亡的一大因素，必须高度重视。

（一）原因

（1）术前患者可能就合并有慢性呼吸道疾病，或患者年老体弱、呼吸功能欠佳。

（2）开胸手术创伤大、时间长，尤其需颈部吻合者，刺激气管使分泌物增加，以及手术需切开膈肌和肋间肌，破坏了呼吸肌等。

（3）麻醉时气管内插管刺激，术中吸痰不彻底。

（4）术后因胸腔、胃的压迫，限制了肺完全膨胀，减少肺活量。

（5）伤口的疼痛，影响了呼吸运动和有效排痰。

（6）有时合并喉头水肿或痉挛，尤其是颈部操作时，因干扰喉部较重所致。

（7）术后由于痰液堵塞气管、支气管导致肺不张，易并发肺炎、肺化脓症。

（二）临床表现和诊断

肺部并发症的种类较多，其中较常见者为气管炎、肺炎、肺不张、肺化脓症有肺栓塞等，以肺炎为多见。它们的临床症状均相似，主要表现为咳嗽、咳痰、痰量增多、体温增高、呼吸短促、肺部出现啰音，严重者可有发绀。如发生较早，常与术后反应相混淆，不易及时诊断。术后患者均应早期在床边拍胸部 X 线片。如系体积小的肺不张，且发生在术侧，常不易察觉，对此应仔细观察，并及时协助排痰。

（三）治疗

食管重建术后呼吸道的护理尤为重要。合并有肺部并发症时，护理和有效治疗就显得更为重要。痰多时可鼓励患者咳嗽、协助排痰，包括雾化吸入，口服或营养管内注入祛痰剂，必要时支气管镜吸痰或做气管切开；喉头水肿或喉头痉挛经保守治疗不能缓解，应尽早做气管切开；大剂量广谱抗生素应用，防止肺化脓症发生；肾上腺皮质激素短期、突击剂量，长期应用有致吻合口愈合障碍之嫌，应尽量避免；对于广泛小支气管哮喘史术后有发作者，应给予解痉药物；持续胃肠减压，可以减少因胸胃过度膨胀而压迫肺组织，病情十分严重时可考虑使用人工呼吸机。

（四）预防

为了进一步减少肺部并发症的发生，以下的预防措施值得重视。

1. 术前准备

加强营养，改善一般情况。认真做好肺部检查，对食管癌手术患者术前进行详细的肺功能检查。

（1）肺活量（vital capacity，VC）：反映肺容积，表示肺腔最大扩张和最大收缩的呼吸幅度。VC 降低主要是由限制性通气障碍引起。慢性阻塞性肺疾病（chronic obstructive pulmonary disease，COPD）患者呼吸功能严重障碍时，VC 可轻度下降。

（2）最大通气量（maximal voluntary ventilation ，MVV）：反映肺的通气功能。气道阻力增高，如 COPD，是 MVV 下降的主要原因。呼吸肌功能不全、限制性肺疾病，也可使 MVV 下降。

（3）最大呼气流量（peak expiratory flow，PEF）：反映肺的最大通气功能。气道气流阻塞，呼吸肌力减弱，PEF 下降。

（4）最大呼气中段时间（maximal midexpiratory time，MET）：实测 / 预计值＞1.35 即为延长。延长表明气道阻塞，随 COPD 的严重程度而递增，是诊断小气道气流阻塞的敏感、准确而简便的肺功能指标。

（5）用力肺活量第 1 秒率（forced expiratory volumein one second，FEV_1）：第 1 秒时间用力肺活量，反映肺的通气功能。

阻塞性肺疾病对手术患者是一个重要的危险因素，阻塞的程度与术后并发症的发生和手术风险程度直接相关，而限制性肺疾病患者由于呼气功能和气道自洁机制较好，其手术耐受性要强于阻塞性肺疾病患者。

血气分析：可作为其他肺功能检查的辅助判断指标。其重要作用在于评价手术前后患者肺功能的变化，可作为行机械通气及脱机的判断指标。

对已有呼吸道慢性疾病的患者，术前 3d 或更长时间，开始使用抗生素及解痉、祛痰剂，必要时每天行雾化吸入，劝其戒烟。向患者说明术后咳嗽的重要性，教会如何咳嗽，解除患者术后对咳嗽怕疼、怕刀口裂开的思想顾虑。合理选用麻醉药。

2. 手术操作

食管切除术不论从何侧进胸，手术操作是防止或减少肺部并发症的一个重要环节。术时注意保护肺组织，轻柔操作，防止粗暴牵拉或挤压肺组织。肺与胸腔粘连时，要认真仔细分离，一旦肺被损伤，应及时缝合修补。肿瘤位于食管胸中段时，往往与肺门或对侧胸膜粘连，在操作上更应轻巧，尽量减少对肺门神经丛的刺激或损伤，并应防止损伤喉返神经。肿瘤切除吻合时，严格无菌操作，用棉垫将肺包盖好，并吸净食管和胃的内容物。膈肌以后外侧弧形切口切开，避免全部切断膈神经分支，因为保存膈肌运动功能有利于术后咳嗽排痰。麻醉医师对萎陷的肺组织要间断复张，随时吸出呼吸道分泌物，以保持呼吸道通畅，防止缺氧。手术结束前后，更应彻底地吸痰。胸腔引流管安放在腋后线膈上两肋间处，以防术后膈肌上升顶撞引流管产生疼痛，限制呼吸和咳嗽排痰，并能充分引流，排出胸内积液积气，促进肺扩张。

3. 术后处理

食管癌开胸手术为一大手术，手术创伤大，手术时间长。术前肺功能异常者，术后应给予短期呼吸机支持，一般为 6 ~ 12h，即所谓“over night”，以利于麻醉恢复，改善通气量和肺不张，防止肺间质水肿，纠正低氧血症，帮助患者度过危险期。其原因是：①由于麻醉药物的残余效应，导致患者意识状态波动很大，有些麻醉药物会引起患者术后烦躁，对呼吸循环不稳定的患者非常不利。②手术创伤和疼痛的打击，使患者在术后 12h 不能获得满意的休息，充分的镇痛和镇静都需要机械通气的保证。③术后 FRC（functional residual capacity）降低，导致低通气、低氧血症和肺不张。循环呼吸功能不稳定的患者以术后早期的低氧血症、肺不张常不能耐受。对手术创伤小，术前心肺功能较好者，应早期拔管，给予鼻导管和面罩吸氧。

如患者痰较多而黏稠，不易排出，且主动排痰能力差，应行气管插管。气管插管的指征：①上呼吸道梗阻。②气道保护性机制受损，防止误吸和分泌物潴留。③清除气道分泌物。④为机械通气提供通道。若为短期机械通气，可行无创通气（鼻罩或口鼻面罩）。

术后前 3 天，密切观察患者并给予半卧位，有利于呼吸、咳嗽排痰及胸腔内液气体引流；还可以预防胃内容物反流而误吸入气管，发生窒息或吸入性肺炎，并随时改变体位，防止坠积性肺炎的发生。持续胃肠减压，防止胃扩张压迫肺组织。对呼吸道分泌物多的患者，医护人员要积极鼓励或协助咳嗽排痰。适当应用止痛剂减轻患者术后疼痛，敢于咳嗽。合理应用抗生素，是预防和治疗肺部感染的一个重要手段。对术中污染较重者，可采用静脉输入或肌肉注射广谱抗生素。对已经做气管切开者，亦可采用气管内间断滴入抗生素。对有严重呼吸困难、缺氧及发绀经用气管切开仍无好转者，可立即使用人工呼吸器。

实践证明，如果按照以上预防措施进行处理，食管切除后肺部并发症的发生率及死亡率将会进一步降低。

五、感染

（一）切口感染

食管切除是一种污染类手术，手术时胸膜腔及刀口往往受到不同程度的污染。常见于术者忽视无菌操作原则，刀口受到明显的污染而未加处理，刀口缝合时留有死腔，器械及缝线消毒不严格。也偶有因皮肤切口部位误用去甲肾上腺素做封闭而致术后广泛缺血坏死感染（正确的是使用肾上腺素稀释液做封闭）。处理主要为伤口充分敞开引流，勤换药，全身应用抗生素，必要时脓液做细菌培养加药敏试验指导用药。一般情况可望较快愈合。

（二）单纯性脓胸

所谓单纯性脓胸不包括术后吻合口瘘所引起的脓胸。食管癌和贲门癌手术虽然波及胸腹两腔，但术后发生化脓性腹膜炎者较脓胸者少见，这可能与腹腔中的操作损伤和污染不如胸腔严重，以及腹腔抵抗力大于胸腔有关。

1. 发生率及发生原因

随着抗生素的广泛应用及手术操作上的不断改进，近年来单纯性脓胸的发生率已有明显的降低。但在食管癌和贲门癌切除术后并发症中仍居第二位。

食管癌和贲门癌切除术中、术后感染来源是多方面的，如食管中段癌行主动脉弓上吻合的操作比较困难，手术时间长，食管—胃开放式吻合污染胸腔的机会多。另外，患者年老体弱，抵抗力较差，以及与术后胸内积液及气胸、肺萎陷等处理不及时亦有关。

2. 临床表现与诊断

食管癌和贲门癌切除术后体温一般在 3～4d 开始下降，至 1 周左右恢复正常。同时，因开胸引起的气短症状亦逐渐减轻，胸腔内积存的液体和气体经胸腔闭式引流 36～48h 后基本排除，肺组织完全复张。但术后早期并发单纯性脓胸者，多在引流管拔除后 1～2d 体温又升高，脉快，气短；有的发生呼吸窘迫现象。因脓液量的多少，可出现不同程度胸腔积液的体征，X 线所见。此时相当于脓胸渗出期，如行胸膜穿刺，则可抽出淡血性稍浑浊液体。如果脓胸发展到纤维素期，胸液则逐渐变成黄白色而浓稠。有的患者术后长期持续发热，拖延至术后 1 ~ 2 周，经反复胸腔穿刺才证实为脓胸。对脓液做常规细菌培养及敏感试验，不仅有助于诊断（尤其对渗出期者），而且更有利于选择有效的抗生素。然而，由于有的患者手术前后应用了大量抗生素，即使细菌培养阴性亦不能否定诊断。此外，在脓胸证实后，应立即口服美蓝以鉴别有无吻合口瘘的存在。同时，还应确定脓胸是弥漫性还是局限性，是单侧还是双侧，以便采取相应的治疗措施。

3. 治疗

（1）胸腔闭式引流是行之有效的方法，尤其对弥漫性脓胸，更应及早地进行插管引流，管腔宁粗勿细，以利通畅。经常行胸部 X 线检查，随时调整胸管位置，使其保持在脓腔的最低位。对局限性脓胸，有人主张行间断性胸穿。作者认为胸腔闭式引流仍是较好的手段，既可减少患者因多次胸穿的痛苦，又可避免脓液较稠时堵塞针头，还可每日观察脓液的引流量。局限性脓胸的定位可借助 X 线或超声仪。

（2）抗生素应用：脓胸一经确诊，即应尽早做细菌培养及药敏试验，做到有的放矢。

（3）全身支持疗法：给患者高蛋白、高热量、易消化食物，必要时口服助消化药物及静脉补充营养。

4. 预防

食管—胃吻合属于污染手术，为了预防术后脓胸的发生，注意以下三方面。

（1）术前准备：食管高度狭窄长期不能正常饮食者，往往有脱水或营养不良现象，为此应注意术前增强体质，纠正水和电解质紊乱，增强抵抗力，必要时予以输血。对有明显梗阻的患者，除术前每日冲洗食管做准备外，术日晨置胃管时应彻底冲洗，防止术中切开食管或胃壁后，其内容物溢入胸腔内。

（2）手术操作：手术全过程要注意无菌操作。首先，术者对洗手、准备皮肤和手术器械及敷料的无菌要求是必不可少的。而且术中操作要轻柔细致，尽量以锐性剥离减少组织损伤，切断食管前用食管钳在吻合口上方暂时钳闭食管，在胃壁切开前应以无菌纱垫遮盖胸腔，切开后间断吸引其内容物，减少对胸腔的污染。其次，食管—胃吻合完毕及时更换手术器械，手术者洗手或更换手套，再进行无菌操作部分。在膈肌切口关闭后，以温生理盐水冲洗胸腔，也可向胸腔内放入适量抗生素。但抗生素代替不了严格的无菌操作。

（3）术后处理：术后应经常挤压胸腔引流保持其通畅。术后多鼓励或协助患者咳嗽排痰，促进肺尽快扩张，减少胸内积存的液体和气体，这不仅有利于防止脓胸，也对防止肺部并发症有好处。引流管拔除后及出院前，应行胸部透视，一旦发现有积液，应及时抽出，以免一般性积液，久之变为脓胸。对胸腔内仅有少许积液（肋膈角模糊阴影），可在 B 超定位下进行穿刺。否则不必要或过多地进行胸腔穿刺，过多穿刺亦是造成术后胸腔感染的一个原因。

六、心血管并发症

患有高血压或动脉硬化性心脏病的患者，在患食管癌或贲门癌时，只要心血管病不十分严重，仍可以耐受外科手术治疗，术后也不一定引起心血管并发症。但有的患者术后早期出现症状，如心律不齐、心动过缓或过速等，重症者出现心源性休克。另有一些患者术前无心血管病史，也可出现心血管并发症。

（一）发生原因

食管切除术后心血管并发症的发生率在国外较高，而国内发生率则较低。心血管并发症的发生原因主要是由于手术创伤大、术中长时间低血压、麻醉药物刺激、失血、缺氧、输血输液不足，输液过快、过多，以及电解质紊乱等。有些患者术前系隐性冠心病，心电图及其他心脏检查均未查出，而术后早期出现症状，严重者可致心肌梗死、心脏骤停死亡。

（二）诊断

心脏病患者行非心脏手术前，对心脏病病变的性质、严重程度、术中可能遇到的情况，应有充分的了解及估计，制定处理方案。术前应常规拍胸片、做心电图、动脉血气分析，了解心率、心律、心脏大小及肺充血程度和血液的酸碱状态，以及氧分压、二氧化碳分压情况，便于术中、术后比较，出现问题及时处理。

（三）治疗

必须强调术前准备和对危险性有一个客观的评价。心脏病患者行食管癌手术后，应与心脏内科医师共同商定合理的处理方案，必要时应将患者置于监护病房，密切观察与治疗。

（四）预防

对术前已查出有高血压或高血压心脏病的患者应及时给予降压药物，注意饮食，适量活动，有心律不齐者可选择适当药物内服。有些学者主张对老年食管癌和贲门癌患者术前常规给予洋地黄，以预防术后出现心力衰竭。目前有西地兰类药物，术后如发现心力衰竭可以快速洋地黄化，因此，术前给予洋地黄似无必要。

关于血管方面的并发症，如血栓性静脉炎，常因局部静脉反复输液所引起，如每次输液选择不同部位，静脉插管不要维持过长时间，常可避免发生这种并发症，出现此种并发症只要及时处理，多数不会带来严重危害。较严重的血管并发症如肺栓塞，发生在较大的肺动脉，可以猝死；脑血管意外出现肢体偏瘫、昏迷等。Vantrappen 认为，肺栓塞和心肌梗死在食管—胃吻合术恢复期造成死亡者并不少见。

七、膈疝

食管癌及贲门癌术后膈疝在胸外科临床工作中常能遇到。据国内文献报道，其发病率在 0.28% ~ 0.84%。但实际发病率估计高于这些统计数字，因为有的患者在发生术后膈疝后临床症状不重或无症状而未到医院就诊，而有的患者在发病后未得到正确的诊断和治疗而死于急性肠梗阻。

（一）发生率及发生原因

食管癌切除、食管—胃胸内或颈部吻合术后并发膈疝的最主要的原因，是由于在缝合膈肌切口、固定胃及重建食管裂孔时膈肌切口缝合不牢固，膈肌与胸胃之间的缝合过于疏松或缝线结扎不紧而脱落，或膈肌与胸胃之间的缝合深度不够等手术技术操作不良所致。有时，膈肌切口愈合不良，亦能导致术后膈疝。此外，术后患者因剧烈咳嗽与腹压增加也是诱发膈疝的因素之一。

为预防食管癌切除术后并发膈疝，术中在缝合膈切口、固定胸胃时要注意胸胃与膈肌切口前端三角区的缝合固定。缝针与缝线要穿过胃壁浆膜肌层，膈肌切缘要缝合 1cm 左右，缝合间距要保持在 0.5 ~ 0.6cm，以不通过食指尖为限。在缝合结束后，要用手指仔细触诊一遍膈肌切口与胸胃的缝合固定处，尤其要注意膈肌切口的前端缝合、固定是否牢固，必要时补充加强缝合。

（二）临床表现和诊断

术后膈疝的临床症状表现不一，主要决定于裂孔大小，腹腔脏器进入胸腔的多少及有无并发肠梗阻、肠扭转或肠坏死。主要临床症状为术后突然发作阵发性腹痛（隐痛或绞痛），有的无排气，无排便，恶心，呕吐，肠坏死时可呕血，常误诊为单纯性肠梗阻，或认为切口疼痛。疝孔大者腹腔脏器大量进入胸腔，压迫心、肺，引起呼吸困难、气短、缺氧、心悸、发绀等呼吸、循环系统症状。疝孔不大者，疝入胸腔的内容物不多或逐渐地增加，则临床症状较轻，而且出现较晚，此时如再有胸部并发症，则消化道症状常被忽略掩盖，延误诊断。

如疝内容物不多，常无明显体征，如大部分结肠或小肠进入胸腔，则手术侧叩诊呈浊音，如肠胀气则为鼓音。听诊呼吸音减弱，有时可在胸部听到肠鸣音。

X 线检查可见胸内有单一或多数大小不等液气平面，可见“空圈”（即肠袢影）。这种 X 线下所见，在未行胸腔穿刺情况下，液平面或“空圈”的形状及位置时有改变。腹部 X 线透视或拍片，可见肠腔充气及大小不等液平面。钡灌肠检查可发现横结肠或结肠脾曲疝入胸内。X 线检查是诊断膈疝的主要依据。

（三）治疗

术后膈疝一经确诊应立即手术。术后早期（2 ~ 3 周内）发生的膈疝，经短时间准备，从原切口进胸，进行修补，手术操作简单，效果满意；对远期（半年以上）发生的膈疝因肠袢粘连，则以胸腹联合切口显露较好。近期膈疝如无肠切除用肠吻合术，如患者条件极差则行肠造瘘术，尽快结束手术。远期膈疝，由于粘连较重，在操作上应细心剥离，防止撕破肠壁。膈肌切缘的瘢痕组织应彻底切除后再缝合加固，防愈合不良。

（四）预防

重建膈裂孔的设计和妥善缝合很重要，缝合前，将胃大弯侧血管弓稍向纵隔内旋转，以解决血管弓靠前，缝合膈肌左右切缘与胃的固定缝线甚为重要。缝针不宜过粗，缝胃时既不穿透黏膜，又不因过浅而切割胃壁浆肌层，采用“8”字或褥式缝合膈肌切缘。术中充分游离胃结肠韧带，防止胃上提后将结肠带入胸内发生膈疝。

八、喉返神经损伤

食管切除术中，喉返神经的损伤多发生在一侧，造成一侧声带瘫痪。术后，患者除有说话时声音嘶哑之外，术后早期进食时常因误吸而有呛咳。同时，患者因声门关闭不全而影响患者进行有效咳嗽与排痰，增加了肺部感染性并发症的发生率。但一侧喉返神经损伤很少直接造成患者死亡。

据文献报道，左侧喉返神经损伤的发生率较右侧高 1 倍，单侧损伤的发生率较双侧损伤高 1 倍，单侧喉返神经损伤后，患侧声带不能外展，居近中线位。吸气时患侧杓状软骨超越中线，位于健侧前方，发音时由于健侧喉内收肌的代偿作用，声门仍可紧闭，但健侧杓状软骨位于患侧前方，患侧杓会厌襞向下、内塌陷。一侧喉返神经损伤及声带瘫痪在检查时除有上述改变及声音嘶哑、误吸之外，患者多无其他不适症状。若术中两侧喉返神经损伤，则患者有窒息的危险。

（一）喉返神经的解剖

左右喉返神经之径路不同，右侧喉返神经于右锁骨下动脉之前自右侧迷走神经干分出，绕此动脉之下后方，沿气管食管向上进入喉部。上行中较左侧喉返神经稍离气管，到达甲状腺腺体时，则位于甲状腺被膜之后方，但仍沿气管食管沟上行。左侧喉返神经是在左侧迷走神经进入胸腔后，越过主动脉弓横行部之前方时，才自迷走神经干分出。其分出部位之高低各不一致，分出后经动脉韧带之外侧绕过主动脉弓上升，再斜过颈总动脉后侧，达气管食管沟内上行。有报告称双侧喉返神经并不常在气管食管沟内，特别是右侧。左、右喉返神经在气管食管沟内者仅占 37%，神经可在沟的前方，离气管的距离可远至 1cm 左右。

双侧喉返神经在上行过程中分出 3 ~ 6 小支：①心下支；②气管支；③咽支；④食管支，分布于食管胸上段和颈部食管的黏膜和肌层；⑤喉下神经。当喉返神经受压或遭受损伤时，外展肌最早出现麻痹，其次为声带张肌、内收肌麻痹，但 3 组肌肉也可同时受累，也可一部分受累，如外展肌麻痹后，内收肌可以幸免，Evoy 称喉返神经损伤时，依损伤神经纤维数及其性质可产生各种喉部障碍，如神经全部受损，将导致同侧除杓状肌以外的全部喉内肌功能丧失，使声带麻痹在中间位，以后声带逐渐移至旁正中位或中线，若神经为永久性损伤则声带不再移位。William 进一步提出，喉返神经在喉外可以分出多个小支，因而损伤了一个或多个小支，以致单一的喉肌，或肌群的功能受到影响。喉上神经的内支变有分支进入杓间肌，解剖证明，喉肌是受双重神经支配的。

喉返神经上行甲状腺两叶的背部，在上行中与甲状腺下动脉关系密切：常在甲状腺下动脉之后方上行，占 61.5%，位于甲状腺下动脉之前占 13.75%，在分支间者占 24.8%。喉返神经除两侧分支数目不一致外，在喉外甲状腺区分支的高低位置并不一定，神经与血管分支相互交错，或神经主干被动脉盘绕，因此，在此危险区结扎甲状腺下动脉时易误伤喉返神经（6.5% ~ 10%）。手术时必须靠近颈总动脉，远离腺体的背面，分离结扎甲状腺下动脉主干。在局麻下施行手术，可随时重复检查患者的发音功能。故有人主张在颈部手术时常规暴露喉返神经，术后声带麻痹的发生率大为降低。

（二）喉返神经损伤的原因

（1）在解剖、游离食管中段癌或其他食管恶性肿瘤时，如过度牵拉迷走神经，或进行非开胸食管内翻拔脱术时，由于食管的游离系在非直视下进行，也会直接或间接损伤喉返神经，左侧喉返神经损伤的概率更大。

（2）食管癌的原发部位愈高，术中喉返神经损伤的可能性就愈大。

（3）食管癌向食管壁浸润的范围越深，或癌肿直接侵犯食管周周组织结构者，因术中分离肿瘤的范围较广，故很容易损伤喉返神经，尤其是在主动脉弓下缘附近游离肿瘤时。

（4）气管食管沟处淋巴结群、颈深部淋巴结群（均在喉返神经走行途中）、主动脉弓下淋巴结群及上纵隔淋巴结群（分别位于左、右喉返神经的起始部）等四组淋巴结群容易发生食管癌转移，而且这四组淋巴结群与喉返神经的解剖关系密切。因此，在手术治疗食管癌时清扫这些淋巴结，有可能直接损伤喉返神经。

（5）经颈、胸（右）、腹三切口行食管癌切除术及食管—胃右颈部端侧吻合术时，在游离颈段食管的过程中如技术操作不当，可能会损伤位于气管食管沟中的喉返神经。

（6）左、右喉返神经的走行解剖差异很大，右侧喉返神经的个体差异更大。但左侧喉返神经由于走行行程而变异较小，因此在术中损伤的机会比右侧喉返神经高得多。

（三）喉返神经损伤的防治

1. 预防

要降低食管癌切除术中喉返神经损伤的发病率，关键在于预防。主要的预防措施有以下几方面。

（1）熟练掌握喉返神经的解剖特点。

（2）在主动脉弓下游离肿瘤食管和在右侧胸顶部游离肿瘤食管时，要紧贴食管进行，即在食管外膜以外的疏松结缔组织中进行分离。如有可能，应显露左、右喉返神经，以避免术中损伤该神经。如肿瘤已经侵及食管外膜及其周围组织或结构，在切除受累组织的前提下，亦应靠近食管分离肿瘤。但肿瘤外侵严重，为切除肿瘤，喉返神经的损伤往往难以避免。

（3）游离颈段食管时，宜首先在胸顶及胸腔入口处用手指紧贴食管外膜或肿瘤周围间隙进行钝性分离，一直分离到食管的预定切断部位上缘约 5cm，之后再做颈部斜切口将已经游离的肿瘤食管从该切口引出，完成肿瘤食管的切除及消化道的重建。利用这种方法分离肿瘤食管，喉返神经损伤的机会便能减少。

（4）施行食管—胃颈部端侧吻合术时，要注意避免使用暴力牵拉食管而损伤位于气管食管沟中的喉返神经。

（5）如在术中彻底清扫（切除）上述四组淋巴结时，要注意颈部右侧喉返神经的变异及胸内左侧喉返神经走行长的特点，尽可能在淋巴结包膜下清扫淋巴结，这也是预防喉返神经损伤的重要措施。

2. 喉返神经损伤的治疗方法

（1）如果术中发现一侧喉返神经被切断，可采用喉返神经端端吻合术。这是最常用而有效的治疗方法。但术中发现喉返神经损伤的病例少见，大部分病例是术后因患者声音嘶哑并经间接喉镜检查后才确诊为喉返神经损伤，同时可以排除因气管内插管而造成的声带损伤。

（2）喉返神经的远侧断端与迷走神经的内侧的喉返支进行吻合。

食管癌切除术后发现喉返神经损伤的患者通常不考虑施行外科手术治疗，而是予以观察。在一般情况下，患者在术后 6 个月左右的时间内，由于健侧声带的代偿作用，喉返神经损伤而引起的临床症状会有所改善甚至恢复。

九、反流性食管炎

（一）病因

反流性食管炎的发生率不高，临床上多见于贲门癌切除术后；发生的时间早晚不一，有的在进食后不久则可出现反流症状，有的在术后晚些时候才出现。发病的原因虽然是多方面的，但吻合方法是最重要的因素。

（二）临床表现

反酸、胸骨后疼痛、烧灼感、进食时疼痛，严重时腐蚀吻合口及食管黏膜充血水肿，甚至溃疡形成，造成患者进食困难、呕吐，甚至呕血，重者可使患者极度衰竭终至死亡。

（三）诊断

食管X射线钡剂透视在反流早期可见胃内钡剂向吻合口反流入食管腔内，在反流较重的情况下由于吻合口严重水肿，钡餐通过吻合口缓慢或受阻。胃镜观察可见明显的胃食管反流现象，吻合口及食管黏膜水肿充血、糜烂甚至溃疡形成。24h食管腔内pH监测是诊断反流性食管炎最敏感和特异的方法，它可以了解食管径内pH的动态变化，阳性检出率在90%以上。其阳性指标：① pH＜4的发作次数＜50次。② pH＜4的总时间占监测总时间的百分比为立位＜6%，卧位＜2%。③ pH＜4超过5min的发作次数＜3次。④酸反流持续时间＜9min。

（四）治疗

反流性食管炎的治疗包括非药物治疗、药物治疗和手术治疗。各种治疗的目的是：减轻或消除胃食管反流的症状；预防和治疗严重并发症；防止胃食管反流复发。

1. 非药物治疗

这是反流性食管炎诊断后的首选治疗，包括生活方式的改变，避免因体位引起的反流，忌食高脂肪餐、巧克力、咖啡、糖果等，戒烟和停止过量饮酒，餐后保持直立位，睡前2～3h内勿进食。研究证实胃食管反流后，胃内容物接触食管的最长时间发生在夜间，因此患者睡眠时可用背部垫枕的方法使躯干抬高45°，主要目的是促进食管的重力廓清运动。平时不扎弹力腰带和不穿紧身衣服。少吃多餐，每天6～8次，避免胃扩张，超重者应减轻体重。

2. 药物治疗

如经第一阶段治疗后（非药物治疗）症状不缓解，应进入下一阶段治疗（药物治疗）。由于反流性食管炎的发展较慢，绝大多数患者经内科治疗后可获得满意的效果。其主要目的是：①减少胃食管反流。②降低反流液的酸度。③增强抗反流屏障的力量和食管清除能力。④保护食管黏膜，减少胃内容物接触食管黏膜。⑤增强胃排空和幽门括约肌的张力。禁用抗胆碱能药物，因为此类药物降低食管下括约肌的张力，减少食管蠕动，妨碍胃的排空。

常用的药物有抗酸剂、抗酸分泌剂、促胃动力药、黏膜覆盖药。

3. 手术治疗

术后胃食管反流绝大多数经内科治疗后缓解，少数患者症状剧烈，严重影响日常生活，需再次手术治疗，而食管癌术后的患者一般不再采取手术治疗。

十、胸胃功能性排空障碍

胸胃功能性排空障碍，系指食管癌、贲门癌切除后，胸胃运动功能失常，引起大量胃内容物潴留，但无器质性梗阻。胸胃潴留严重者无胃蠕动，称之胸胃无张力症，其发病率为1%～2%。实验观察术后近期患者，胸胃排空（150min排空不到5%）较正常人（150min排空 56.2%）明显延迟。

（一）病因

（1）迷走神经干切断。据 Keol 研究得知，由于支配胃底及上部的迷走神经切断，限制了胃的膨胀，因而使胃容纳食物量减少，加速了流体食物的排空；由于切断支配胃下部及胃体胃窦部的迷走神经，使胃蠕动减弱，研磨食物的能力降低，因此固体食物排空延迟。若是迷走神经干切断，则兼上述两者效应，因而可以延长不易消化食物在胃内的滞留时间。

（2）胃在腹腔借助脾胃韧带及胃结肠韧带等结构，与周围器官附着；而游离后的胃失去了附着，胃壁在一定程度上也失去了张力。

（3）位于膈下的胃窦部与胸腔胃的静息压没有差别，亦与正常人的胃内压无差别。这是因为胃窦部仍然承受腹部的压力。并把此压力传导到胸腔胃内，使之维持一定的正压。正压的胸胃在负压的胸腔内，两者之间的压力梯度易使胃体膨胀，产生胸闷、气短等症状。

（4）与精神因素亦有关。严重的思想顾虑，可导致已被扰乱了的胃肠道功能恢复缓慢。

（二）临床表现

一般症状出现时间在去除胃减压管 2～3d 之后，在进食流质改为半流质时。患者表现为胸闷、上腹饱胀、呃逆、嗳气，继而出现呕吐，呕吐物有酸臭味。查体可见术侧呼吸音低，叩诊为浊音。

（三）诊断与鉴别诊断

主要依据上述临床表现，结合 X 线及放射性核素（同位素）检查，即可明确诊断。但必须与胸腔积气积液相鉴别，后者胸透时胸胃轮廓不清，插入胃管无气体及液体流出。胃机械性梗阻者，胸部及上腹部疼痛较重，有时为绞痛，查体可以听到肠鸣音增强或有气过水声，症状也较胃功能性排空障碍严重。

X 线检查：可见松弛而扩张的胃，内有液平面，无蠕动波，严重者可占据整个胸腔。钡餐透视可见钡剂在胃内潴留，部分患者潴留时间可长达 72h 以上。

（四）处理

1. 禁食

由于进食后可刺激胃液分泌，增加胃内物潴留，促使胃黏膜水肿，加重饱胀、呕吐等症状，甚至压迫心脏，引起心悸、气短，所以近期胃功能性排空障碍时应禁食。

2. 胃减压

经鼻管吸引胃内减压，以利于减少胃内容物潴留，从而减轻胃黏膜水肿，恢复胃壁肌肉张力，减轻呕吐、胸闷等症状。减压吸出胃液量与排空障碍程度有关，可根据减压量多少，初步估计胃排空障碍的恢复情况。由于长期放置胃管，可给患者带来痛苦，并可产生鼻咽部及肺部并发症。因此，对长期胃减压者，应权衡利弊，考虑行空肠造瘘逆行减压术。

3. 维持水与电解质平衡

长期丢失胃液，可导致水分丢失及电解质紊乱，处理不当就会发生低钠、低钾及代谢性碱中毒，进而损害肾功能，出现氮质血症。因此，对胃排空障碍患者应经常检查血生化，以作为补液参考，同时还应结合胃液丢失量、尿量、尿比重、血浓缩程度综合分析。补液应根据电解质紊乱特点，有所侧重，力求平衡。

4. 维持营养

提高血浆蛋白浓度，防止低蛋白血症，是非常重要的。应予适量多次输血、血浆、白蛋白，以增加机体抵抗力。

5. 其他治疗

对功能性排空障碍，可应用新斯的明治疗，以增加张力，有利于胃排空。

（五）预防措施

胃功能性排空障碍主要因为迷走神经切断及胃解剖位置发生改变引起。

有人主张常规行幽门切开成形术；也有人主张采用胃管代替食管，以防止胸胃扩张引起胸闷、心悸等症状。

十一、急性胸胃扩张

急性胸胃扩张常见于食管胃弓上吻合者，其发病率为 1% 左右，死亡率因发现早晚而差异较大。如早期发现，及时治疗，症状可很快消失；若发现较晚，胃壁已经发生广泛性坏死，则救治困难。山东省省立医院报告 3 例，其中 2 例死亡，死亡率为 66%。

（一）病因病理

常见原因首先为迷走神经切断后，胃张力低下。其次为游离未超过幽门，手术操作不仔细，胃壁挫伤严重，胃血循环障碍，术后未做胃减压或胃管拔除过早，由于大量空气吞入，唾液及胃液潴留在胸胃内，使胃迅速扩张，并形成恶性循环，可引起急性胃扩张。扩张的胃几乎占据整个胸腔。胃内充满气体、咖啡样或黑色恶臭性液体，胃壁菲薄而脆，黏膜皱襞消失，有时可伴有多个小溃疡，严重时胃扩张可以发生破裂穿孔。胸胃扩张后压迫肺，可使肺膨胀受限，患者表现缺氧。压迫心脏，心率增快，严重时可导致心肺功能衰竭。

胃液每日分泌量约 2500mL，加上唾液量，胃扩张患者每日可丢失液体达数千毫升，每升中含钠 50 mmol、氯 105 mmol、钾 8 mmol，故同时可以丢失大量电解质，最后发生低氯、低钾、严重脱水、碱中毒等，甚至发生休克及代谢性酸中毒而致死。

（二）临床表现

本病的突出表现为胸部胀痛、呼吸急促、烦躁不安、心悸等。有时可伴有呕吐，呕吐后胸闷、胸痛可减轻。呕吐物常为咖啡样液体，甚至呈黑暗色，常有恶臭味。本病发展迅速，可很快出现脱水、毒血症及全身衰竭症状，如不及时抢救，可在数天内死亡。此外，在病情发展过程中，可因过度胃膨胀而发生胃破裂，产生液气胸，甚至发展成脓胸，出现中毒性休克。

检查可见患者躁动，四肢出冷汗，脉搏快而弱，血压下降，患侧胸腔叩诊呈浊音，呼吸音低，心脏向对侧移位，插入胃管即有大量液、气体自管中逸出。实验室检查，可有血红蛋白及血细胞比容升高，并有低氯、低钾及碱中毒，尿素氮升高。休克时，血容量不足，可出现代谢性酸中毒。患者尿少，尿色深而比重高。

（三）诊断

本病多发生于手术后 3 ~ 4d，但从手术时至术后 3 周均可发生，突出症状为突然心悸，气急，胸胀痛，烦躁不安，甚至血压下降而致休克。患侧胸部叩诊呈浊音，呼吸音低。X 线检查，胸胃极度扩张，可见宽的液平面、纵隔移位等。应与吻合口瘘相鉴别。如疑为急性胃扩张，插胃管后抽出大量液体及气体，症状也随之立刻缓解，诊断即可明确。

（四）处理

本病主要包括有效的胃减压，纠正水电解质紊乱及酸碱失衡。恢复有效的血容量，维持营养，纠正低蛋白血症及毒血症。有机械性梗阻时，宜手术治疗。

（五）预防措施

胃代食管术后，应经常检查胃管是否通畅，胃减压管堵塞时，可用生理盐水冲通。保证胃减压管通畅、有效，是预防本病发生的良好方法。

第十章　食管癌的外科手术治疗

我国开展食管癌外科治疗已有50余年历史。新中国成立以来，食管癌外科治疗有了很大的普及和提高。目前，一般中晚期食管癌的切除率为80%～85%，手术死亡率在5%以下。

» 第一节　手术适应证与禁忌证

一、手术适应证

食管癌诊断已成立，病变范围较局限（5～6cm），无远处转移，无手术禁忌证者应首先考虑手术治疗。包括：① UICC分期中的0期、Ⅰ期、Ⅱa期、Ⅱb期及Ⅲ期中的$T_3N_1M_0$。②放射治疗未控制病变或复发病例，尚无局部明显外侵或远处转移征象。③年龄一般不超过70岁，少数高龄接近80岁，但生理年龄较小的病例也可慎重考虑。④已知病变长度与治疗预后关系不密切，所以做患者选择时仅是一项参考指标。

二、手术禁忌证

①恶病体质。② UICC分期中的Ⅲ期晚及Ⅳ期。③身体其他系统机能明显障碍，不能耐受手术及麻醉者。重要脏器有严重并发症，如肺功能低下，心脏疾病伴心力衰竭，或半年以内的心肌梗死等。

三、切除之可能性的判断

对每个准备手术的病例，术者都应该在术前对切除之可能性有所判断，判断依据有：①病变的部位：上段切除率最低，为66.7%～89.5%；中段其次，为79.1%～94.5%；下段最高，达87.2%～98.4%。②病变段食管走行方向：如与正常段的不一致，出现扭曲和角度，则说明肿瘤体积巨大，已有外侵或受大的转移淋巴结推挤，切除可能性变小。③病变段溃疡龛影的位置和深度：如溃疡位于中段食管之左侧，或是其深度已超出食管壁的界限，意味着肿瘤已外侵及于纵隔，或是即将穿孔入肺、支气管甚或主动脉，切除（尤其是根治性切除）可能性较小。④有无软组织影：如在普通X线造影片或CT出现大的软组织肿物推挤气管、支气管、心包或包绕主动脉四周超过1/4圈时，切除可能性变小。⑤疼痛症状：如患者出现比较剧烈的胸背痛，意味着病变已外侵及于纵隔胸膜等较敏感脏器，切除可能性不大。

四、食管癌外科治疗的其他条件

外科治疗食管癌的适应证，除了病期不能晚于Ⅲ期，T 分级除最好在 T_4 以前外，还要考虑 3 个主要问题。首先是患者营养状况，食管癌患者由于长期进行性吞咽困难，一般代谢呈负平衡，表现为消瘦明显，体重下降。更由于强迫性偏食，所以不仅有低蛋白血症，其他营养成分，如维生素、电解质、微量元素等都处于缺乏状态。这些情况对患者的心血管系统有不利影响，削弱了患者抗感染能力和伤口（包括吻合口）愈合能力，必须在术前妥善纠正。其次是有关患者的心肺功能，低肺功能患者术后发生肺部并发症的可能性大增，而食管癌患者以 50 岁以上老年人居多，常伴有慢性支气管炎、肺气肿等导致机体功能低下的疾患。虽然肺功能指标名目繁多，临床最有参考价值的是第 1 秒末用力呼气量（FEV_1），理想值是超过估计的 75%，此种患者适于手术。低于 75%，高于 50% 时，手术需慎重考虑。如低于 50%，则一般属手术禁忌，但也不是绝对的。至于心脏功能问题，除了半年内无心绞痛或心力衰竭发作外，简单的提问常可猜度出大概储备，如患者能够常速步行 1000m 或不停顿地攀登三层楼，心脏储备应能承受手术的负担。放射核素血池扫描静息时左心室射出量应该高于 40%，运动后应该有所增加。如果低于 40% 或运动后不增加，则提示需进一步做冠状动脉造影或心室造影。最后一个经常遇到的问题是究竟食管癌患者手术治疗最大年龄限度是多少，过去常常规定为 70 岁。现在人的平均寿命不断延长，70 岁以上老人已普遍常见。但是随着年龄增长，手术危险性也相应增大，资料表明，75 岁以后与手术相关的死亡率曲线变陡。超过 75 岁的老年人食管癌病例，应该多考虑减状姑息手术而不是争取治愈施行根治性手术。因为姑息切除的疗效优于放疗或腔内置管。但超过 80 岁后切除手术危险太大，对这类患者改用其他姑息方法为妥。

» 第二节　手术类型

一、根治性食管癌切除及食管重建术

食管癌比较局限，可以切除瘤体及其引流淋巴结，从而获得食管癌的彻底切除，则可视为根治性手术。由于食管癌有多发原发灶及黏膜下扩散的生物学特性，上端切除长度不足致切缘有残留癌细胞，术后可发生吻合口复发。故有人建议所有食管鳞癌宜施行食管次全切除术，若有可能切除，边缘应距肿瘤 10cm。食管癌常有外侵，应尽可能切除肿瘤周围的脂肪结缔组织。根治性手术应包括区域淋巴结的清除。对早期的食管癌可不开胸，分别经颈、腹部切口行食管钝性剥离或内翻拔脱术，于颈部施行食管—胃吻合。对全身情况差、

年老体弱、心肺功能不全、不能耐受开胸手术者有利，而颈部吻合一旦发生瘘，感染易局限不污染胸腔。

二、姑息性手术

食管癌已属晚期，与周围器官黏着较紧或已有广泛淋巴结转移，虽然瘤体可以切除，但周围浸润及转移淋巴结往往不能彻底切除。不能施行根治性手术并有高度吞咽困难者，为解决进食问题，可予局部切除，为放射治疗及化学治疗提供条件。若肿瘤已不能切除，仅能做减状手术，常用的有食管分流术或食管腔内置管术，以暂时解决患者进食，然后再施行放疗或化疗。胃造瘘术对患者无多大益处，尽量少用。

（一）食管分流术

在开胸手术探查时，发现肿瘤不能切除，若患者有严重下咽困难，可用胸内食管分流术。根据原发灶部位，在癌上行主动脉弓上或弓下做食管—胃吻合术。吻合方法多在肿瘤上方2cm处纵向切开食管与胃做侧端吻合术。若食管上、中段癌估计切除可能性小，但有严重吞咽困难，则用不开胸的结肠代食管分流术。采用腹部切口，移植结肠经胸骨前皮下或胸骨后在颈部切口做结肠—食管及结肠—胃吻合术。

（二）食管腔内置管术

全身情况差，不适于开胸的患者，估计不能切除或手术探查不能切除的食管癌患者，可以将适当长度及适当粗细的塑料管或橡胶管，经扩张食管后将管留置于狭窄部，以暂时缓解吞咽困难或误吸。常用的管道上端呈漏斗形，较粗，置于狭窄上方，以防脱落，下部较细，通过狭窄部。置管方法可经口腔推入，通过食管镜置管，其主要缺点是扩张食管时可能发生食管穿孔。另一方法是通过食管镜将导引送入胃内，经胃前壁切口牵拉导引进行置管，优点是置管可靠，不易发生食管穿孔等并发症。开胸手术中经探查不能切除的食管癌可经食管切开术插入。

（三）胃造瘘术

吞咽有严重梗阻且不能耐受切除手术的晚期食管癌患者可行胃造瘘。常用的方法为Stamm胃造瘘术。在胃前壁近大弯侧做2圈荷包缝线，于缝线中央戳口，将直径＞1cm的软胶管插入胃内，结扎缝线后将胃壁与腹膜固定。通过腹壁戳口将胶管引出体外，24h后即可开始管饲。另有Beck Jianu法永久性胃造瘘术，将胃大弯切开缝制成胃管，经腹壁皮下隧道引出，手术操作较复杂，喂食时仍需插入一橡皮管，不如选用Stamm手术为好。晚期食管癌在胃造瘘术后生存期一般在3个月左右。

食管癌、贲门癌手术入路较多，合理的切口应尽可能满足原发肿瘤的根治、引流淋巴结的彻底清扫、手术安全及降低手术并发症。

» 第三节　手术方法

一、剖胸术式

（一）左侧剖胸

此术式适用于绝大多数食管胸下段、贲门及大部分胸中段病变者的手术。其优点为：①对胸中段及其以下的病变显露好，便于操作及切除病变。②便于处理与主动脉有关的紧急情况。胸段病变往往与主动脉弓及降主动脉有不同程度的粘连，此切口对主动脉显露最好，一旦不慎发生误伤易于在直视下修补、止血。③便于胸、腹两腔操作，颈、胸不同高度的吻合重建。④便于将手术向腹腔延伸成为胸腹联合切口。

（二）胸腹联合切口

此术式兼有开胸、开腹的优点，暴露好，利于解剖与吻合。贲门癌术中发现腹腔脏器局限性受累的情况更多。此时需对腹腔某个脏器部分或全部切除才能达到相对或完全根治，如全胃、脾、胰等脏器的切除。但有人认为此术式创伤大，影响患者呼吸功能，不利于患者术后恢复。更值得注意的是，该切口在摘除上纵隔肿大淋巴结时有一定困难，无法达到彻底清扫的目的。

（三）右侧剖胸

即 Ivor-Lewis 切口及其变体，常见术式是右胸、腹正中、颈三切口，适用于胸上段癌及部分胸中段癌。因无主动脉弓遮挡，病变乃至食管全长及其周围组织显露良好，利于解剖游离；能对颈、胸、腹三野淋巴结进行彻底清扫，手术根治性好，更符合肿瘤切除原则；膈肌无切口，对呼吸功能干扰较小。缺点：一个体位完成颈、胸、腹 3 处操作非常困难，多需在完成胸内操作后更换体位，进行腹腔游离和颈部吻合，有些术者在此过程中还行二次消毒铺巾，繁杂费时。有人还认为，此术式创伤较大、手术时间较长，不适用于体质较差的患者。

二、非剖胸术式

（一）颈、腹二切口

根据切除方式的不同，有食管内翻拔脱术与食管剥脱术之分。此术式对心肺干扰小、术后恢复快，使那些心肺功能差，难以耐受剖胸的患者也能接受手术；对那些早期无淋巴结转移的食管癌、贲门癌可达到既切除病变又不剖胸的目的；也可作为探查颈段食管癌的最好入路，是适时选择的良好切口。缺点：游离食管的非直视性使其存在胸内出血乃至大出血的可能，应在有开胸准备的前提下选择那些由颈、腹部切口能将病变完全游离的，或病变尚局限于食管黏膜及黏膜下层的早期患者作为拔脱对象。此外，因无法清扫纵隔淋巴结，颇存争议。

（二）正中劈开胸骨入路

以颈、腹二切口为基础，为使食管上段或下段在直视下完成解剖，将胸骨上段或下段做“T”形的部分劈开或胸骨全长劈开，避免了前者的部分缺陷。

（三）上腹正中切口

只对那些病变尚未侵犯食管下段，又不适合开胸的贲门癌患者，有一定的适应证。创伤小、心肺干扰轻、术后恢复快；术中发现病变累及食管下段时，很易改成胸腹联合切口。但上切缘切除长度不满意，吻合困难。

三、结肠移植代食管手术

结肠移植手术术前准备项目多，手术操作较繁杂，手术后并发症及死亡率皆比胃代食管高。结肠代食管在食管癌外科中有一定的适应证：①颈及胸中段病变。②下咽癌切除后需要在口底做吻合。③由于胃病变或曾经远侧胃次全切除而无法用胃代食管。④贲门癌病变广泛，做全胃切除后用结肠移植代胃。⑤晚期食管癌已无切除可能但梗阻严重时，结肠移植短路手术可以缓解症状。

结肠的血运有从肠系膜上动脉发出的回结肠动脉（供应回肠末段和盲肠）、右结肠动脉（供应降结肠）、结肠中动脉（供应结肠肝曲和横结肠），还有从肠系膜下动脉发出的结肠左动脉（供应脾曲及降结肠）。这些动脉的分支互相吻合形成完整的结肠血管弓。

由于存在结肠血运变异，准备做结肠移植前必须仔细观察各支间的吻合支是否通畅。原则上是在血运许可情况下尽可能做顺蠕动结肠移植。例如，切断结肠中动脉，保留结肠左动脉，利用横结肠与部分降结肠，或者是切断结肠右动脉及回结肠动脉，保留结肠中动脉，利用升结肠及部分横结肠。

只有在上述两种情况血运不充足，表现为临时阻断将要切断的血管后，移植段远端末梢动脉搏动消失，退而求其次，做逆蠕动移植，如切断结肠左动脉，保留结肠中动脉，利用横结肠及部分降结肠，或是切断结肠右动脉，保留结肠中动脉，利用横结肠，因为结肠中动脉位置偏右，逆蠕动移植较方便。逆蠕动移植后主要缺点为患者常有嗳气、呃逆及结肠内容物的突然上漾。

四、经纵隔镜食管癌切除术

电视辅助纵隔镜检查法（VAT）应用于切除胸内疾病，成为胸外科的热门题目。其范围已经包括各种肺切除术、纵隔肿瘤切除术及食管癌切除术。有作者报告 8 例食管癌，除 1 例失败开胸切除外，其余 7 例成功游离胸内食管，然后开腹开颈，胃上提入颈进行吻合。该组的胸内操作平均时间为 180min，失血量 400 ~ 800mL，并称达到肿瘤外科学切净的原则，根除肿瘤及受累淋巴结。由于这是一种新兴的技术，还有待积累更多的资料，才可能判断其优劣得失。目前存在的不足之处主要是手术时间长，手术费用昂贵，胸腔粘连重时无法操作，以及能否切实达到肿瘤外科学的原则要求。

» 第四节　手术径路

食管癌手术径路有左后外开胸、右后外开胸加开腹（或经食管裂孔游离胃）、左后外开胸加左颈二联切口、左颈右后外开胸加开腹三联切口、非开胸颈腹二联切口（将食管翻转拔脱）、正中切开胸骨上纵隔径路等，主要根据外科医生习惯和病情需要而选择合适径路，左后外径路主要优点有：①为中段以下食管癌及贲门癌提供良好显露。②通过左膈肌切口比较易于游离解剖胃、清扫胃贲门部、胃左血管周围及食管周围淋巴结，最后将食管癌切除并移胃入胸，进行弓下或弓上食管胃吻合，重建上消化道之连续性，换言之，左开胸一个切口足以解决食管胃部分切除及食管胃吻合术二项操作。③因为主动脉显露良好，不易发生误伤，即使发生也易于采取措施加以修补止血。④当贲门癌病变较术前估计的广泛，需要施行更为根治性的手术（如全胃切除或胃、脾及胰部分切除）时，向前下延长切口到腹部切断肋软骨弓，延长膈肌切口及切开部分腹肌，即变成左胸腹联合切口。此种切口可以满意地显露上腹部，游离全胃或结肠皆较容易。左后外切口不足之处是弓以上病变的解剖较困难。弓上切除不净时，应加左颈切口，在颈部切除重建。右后外开胸及开腹二联切口在有些医院甚少应用，主要是不如左后外开胸，其胸部腹部操作一个切口全照顾到，比较简便。左颈、右后外开胸及上腹正中三联切口，适用于胸上段病变需行颈部重建术者。患者先左侧卧，右后外开胸解剖游离病变段及正常食管，然后关胸。患者摆成仰卧位，开腹游离胃或结肠，经食管床上提达颈部进行消化道重建，右后外切口比左后外切口便于清扫纵隔淋巴结，提高切除的根治率。其缺点是反复摆位铺巾，延长了手术时间。有的医师推荐右前外加右颈及腹三联切口，摆位铺单一次完成，无须重复，但缺点是显露不及右后外，解剖食管时，相当部分需盲探钝性分离。

非开胸颈腹二联切口，适用于心肺功能低下不能耐受开胸的患者，食管分离是经颈部切口向下和经腹部切口，通过裂孔向上用手指或器械钝性分离。其优点在于术后患者恢复较快较平稳；缺点是不符合外科基本原则，根本没有显露，也不符合肿瘤外科原则，不能将病变和转移淋巴结彻底切除。因此，虽然推崇此径路的作者指出其中段病变切除后 5 年生存率为 27%，由于术中常常发生一些严重并发症，如大出血、气管撕裂等，实际上追随模仿者甚少。

正中切开胸骨经上纵隔径路适用于切除较高位的胸内食管癌，显露不如开胸敞亮。还有切开胸骨经下纵隔向上牵引心脏切除贲门癌，此径路缺点是显露不够满意，影响吻合口的缝合质量，其变通办法是使用吻合器做机械性吻合。

» 第五节 替代器官的选择及径路

原则上被移植的器官应该具备血运良好、物理强度高、黏膜上皮与食管上皮有良好的相容性及游离操作简便、长度充分 5 个优点。实践证明，胃除了相容性差外具有 4 个长处，故应列为移植器官中的首选。移植胃占去部分胸腔体积，早期因无张力扩张影响心肺功能，造成患者气短、心悸等不适，可以用纵向缝缩胃的方法预防。结肠具备长度充足，黏膜相容性好等长处，血运及物理强度中等，移植后胃仍处于腹中，保持较好的消化功能。但操作繁杂，需进行 3 个吻合，手术并发症及死亡率皆比胃代食管高，应列为第二选择。空肠与食管相容性好，但牢固度中等，血运脆弱，影响游离长度，故较少应用。

代食管的移植途径有食管床、胸内、胸骨后隧道及胸前皮下隧道等。其中，以食管床的距离最短，胸骨后隧道次之，胸前皮下隧道距离最远。但是就安全性而言，胸前皮下移植的方法最安全，如发生吻合口瘘或移植器官血运障碍坏死等严重并发症时，因为就在颈部及皮下，所以很容易进行处理，因此也易于治愈。胸骨后与胸前皮下通路一样吻合在颈部，发生瘘时容易处理。胸内途径虽然近便，万一发生瘘必然产生脓胸，影响救治效果。

» 第六节 食管—胃吻合方法

食管—胃吻合方法多种多样，但实际上分为两层缝合和单层缝合两大类，前者又可分为食管壁与移植器官壁全层缝合及肌层、黏膜下层分层缝合两类。吻合器吻合属于两层的全层缝合类。两层法的改良术式有隧道式吻合，使吻合口周围有胃壁覆盖加固，这与传统的望远镜式或胃底围脖式包埋基本相似，置入食管胃吻合法也属于用胃壁加固之类。此种吻合口具备防止胃内容物反流的单向阀门机制。

为避免最可怕的术后并发症吻合口瘘并在新建吻合口建立抗反流机制，各种改进吻合方法不胜枚举。其中，有些经过缜密的动物实验和临床功能检测证实疗效优良的，现简单介绍如下。

一、隧道式食管—胃吻合术

将食管肿瘤切除后，首先固定食管株于胃底前壁，距固定线约 2cm 处胃前壁做两个平行的间距 3cm 的横切口，其长度以适合食管残株通过为度，其深度达到黏膜下层，在此两切口间解剖出一条浆肌层与黏膜下层之间的隧道。其次引导食管残株通过上部横切口抵达下部切口，将下部切口黏膜切开，食管端与该部胃口吻合，丝线单层结节缝合。最后将浆肌层瓣（隧道之外壁）上缘与食管肌层缝合，下缘与胃壁结节缝合加强吻合口之前段。

二、置入式食管—胃吻合术

先将食管端一侧切开形成左右两片肌黏膜瓣，翻转包绕食管并缝合固定，食管残株形成一个覆有食管黏膜的圆锥体。在胃底前壁和胃造口，插入食管残株与胃口缝合固定。

三、腔内弹力环扎式食管—胃吻合术

食管残株套叠入一个内翻的胃口，由支撑管支持食管外壁与胃的浆肌层紧贴，用弹力环固定在支撑管上，环以远的食管及胃壁因缺血坏死脱落，同时食管与胃壁愈合。

四、包套式食管黏膜—胃黏膜吻合术

其主要操作：胃底做（7 ~ 8）cm × 3cm 长方式浆肌层剥除区，妥善保护黏膜下血管。于该区之中心切开黏膜长约 3cm，食管残端切除肌层保留长约 3.5cm 的黏膜袖套。食管之后［左侧开胸（右）壁］壁与胃黏膜裸区上缘浆肌层缝合。然后行食管黏膜—胃黏膜吻合（丝细线结节），检查无漏气液处。将胃黏膜裸区之两侧浆肌层相互缝合包套覆盖于吻合口前壁（左壁），吻合完毕后，互相贴附的食管与胃黏膜“管”，凸入胃腔呈中空乳头。

» 第七节　手术操作要点

为了降低手术后并发症的发生率，胸外科医师必须牢记食管癌的外科治疗从术前准备阶段起即正式开始，各项准备如口腔护理、呼吸道护理、心血管系统的监测、营养的补充等都必须妥善完成，对于切口的选择，需要切除食管的长度、切除时可能遇到的困难、切除后吻合部位等问题经治医师都应做到心中有数。在手术过程中还需要注意以下一些操作要点。

一是充分探查了解病变的长度、外侵度、淋巴结转移情况等，以决定其切除可能性及根治可能性。如病变尚未侵及重要纵隔器官如主动脉、支气管等，同时淋巴结转移无明显或仅有几个少数局部转移仍可清除时，则可先开膈肌入腹（左后外开胸切口），探查腹腔有无转移然后游离移植的胃，在贲门部与食管离断后关闭贲门端，再解剖切除病变段食管。这样先了解情况，再进行主要操作，可以防止胃游离好后发觉食管病变无法切除，不但徒劳而且使患者受到不应有的损伤。

二是无论解剖食管还是胃，都应尽量使用锐性操作，以尽可能将肿瘤切净。手术过程中对食管的固有动脉支、支气管动脉及胃左动脉等都必须妥善结扎处理，避免误伤引起大出血。中段病变外侵较多及于主动脉或奇静脉时必须细致解剖切忌误伤，有时宁可牺牲根治性，残留一些癌组织在血管壁上。万一主动脉损伤时应首先用手指压迫止血，主动脉壁因承受高压不宜用无损伤鼠齿钳钳夹破口，否则易于夹裂使破口越裂越大，处理办法之一是用无损伤血管革临时阻断主动脉，快速将破口缝合，在常温下如阻断时间不超过 6min，不致造成肝肾等脏器损害。更为简便稳妥的止血法是把主动脉游离用剪开之涤纶血管片包绕固定于破口段动脉上，或是用患者自身的肌肉块缝堵于破损处。游离中段食管之后侧右侧组织时，应尽可能在直视下解剖，以避免损伤奇静脉。奇静脉内压力低，破损时可用鼠齿钳钳夹破口予以缝合，或者将破口近远心端游离结扎。在游离胃过程中，主要避免损伤脾动脉，老年人有时脾动脉屈曲延长在胃后形成大袢，离断胃短血管时很容易将延长弯曲的脾动脉误扎，脾颜色变深紫时应引起外科医师注意，此时除了将脾切除无其他补救方法。另一关键操作是结扎切断胃左动静脉，要求术野充分显露，近心端双重钳夹，或缝扎结扎，或双重结扎，术毕还应仔细检查，以免松脱出血。不幸发生出血应立即压迫止血显露术野，吸尽术野积血后看清血管端予以钳夹，并妥善缝扎结扎，最忌慌乱中盲目钳夹，造成大量失血危及患者生命。

三是避免损伤胸导管，当病变在中段或上段而外侵严重时，解剖主动脉弓上下的食管时尤其要小心。在弓下胸导管在食管左后方奇静脉与降主动脉之间行走，到弓水平离开椎体而越过食管左侧进入上纵隔。这个部位是胸导管最易被误伤处，所以解剖应在直视下进行，术毕还应检查纵隔内有无渗漏清亮之淋巴液处，如有则意味着胸导管已有破损，应该在其腹腔侧下纵隔内（胸导管来的方向）解剖出导管予以结扎切断，如解剖无误，渗漏应即刻停止。

四是避免损伤气管左支气管膜状部。胸上中段病变累及前壁时很容易与气管或支气管膜部粘连或浸润，解剖时如偏在气管支气管侧很容易造成膜部破损，临床表现术野大量漏气，麻醉医师无法保持恰当的正压通气。一旦发生应及时缝合修复，最好用胸膜瓣或是肌肉组织覆盖加固。

五是吻合口瘘的预防。移植器官的长度视移植部位而定，原则上应该充足，不能存在张力。而张力常因作用于移植器官的系膜血管影响及于移植器官的血运。已知血运不良是产生吻合口瘘的重要原因之一。

无论采取一层还是双层法，吻合要求是全层对合贴切，缝针距离疏密合度，缝线结扎松紧合度。如此则吻合口的愈合可以保证。吻合口瘘的发生率可以控制在很低水平。在吻合过程中由于种种原因如肉眼可见局部血运不良，或食管腔与胃造口不太匹配，而担心愈合不良的可能时，应该用胸膜瓣或大网膜覆盖加固。临床上早已证明，对防止瘘的发生是有效的。

第八节　术后并发症及处理

食管癌切除术操作复杂，手术时间长，创伤大，故手术并发症较多，有些可能直接威胁患者生命。根据国内外近年来的文献报道，这种手术死亡率仍然较高，因此应重视并发症的防治。

一、吻合口并发症

（一）吻合口瘘

食管癌切除，食管与胃或肠吻合后，消化道内容物自吻合口外溢即为吻合口瘘。国内报道发生率在3%～5%，其死亡率为30%～50%。近年来吻合口瘘死亡率有所下降，但仍有20%～30%。吻合口瘘发生的原因包括游离时挤压过重损伤食管和胃的营养血管，或缝线切割食管壁，或胃壁或食管壁的坏死穿孔，缝合不当，术后处理不当等。早期和中晚期瘘常呈现弛张热，晚期为持续性低热。有全身中毒症状、胸闷、呼吸困难及循环衰竭等，胸部检查有液气胸体征。遇有上述病症，1周内X线摄片有液气胸表现，经胸穿抽出带有臭味或酸臭味浑浊液体及气体，甚至有食物残渣等可确定诊断。早期瘘较为少见。治疗中晚期瘘如果胸腔已有粘连，可先做有效的胸腔闭式引流、支持疗法、禁食、静脉高营养，需要时还可做空肠造瘘。保守疗法有半数以上可以保存生命和瘘口愈合。瘘发生时间短、胸内感染轻、胸胃长度允许再做切除吻合、瘘口大、食管或胃局部坏死穿孔等，可行二次手术。

吻合口瘘一旦确诊，应该针对患者的具体情况，及时采取积极的再次开胸重建吻合口手术或是充分引流脓气胸加强营养、抗生素支持的保守治疗。二次开胸术的适应证有：①患者的吻合口瘘发现及时，胸腔感染较轻，患者尚无中毒症状。②第一次手术时，吻合口部位在弓下，残胃尚有足够长度，可以游离上提到弓上，或是吻合口在低位弓下，弓下的食管段长度仍允许做弓下再吻合。③患者的一般情况、心肺功能好，尚能耐受二次开胸手术。④吻合口瘘孔较大甚或显示半圈脱开，估计自行愈合有困难。

再次开胸重建吻合口之手术要点：①原吻合部位之食管残端及胃造口应充分清创。②缝合原胃造口，在远离感染区部位，如粘贴于后胸壁之胃底部另开新口。③充分游离胸胃，必要时开腹进一步游离腹胃上提，务使第2次吻合部无张力。④由于食管、胃存在不同程度的炎症反应，组织水肿充血变脆，缝线易撕脱，故再次吻合时操作必须轻柔，对合严密，并覆盖大网膜。

当吻合口在弓上，而瘘口又较大时，再次开胸行吻合口切除，食管颈部造口，胃还纳入腹，空肠造口维持营养，胸腔引流治疗脓胸是唯一可行的过渡措施。等脓胸腔消失，患者一般情况好转，再行结肠代食管术恢复患者从口进食能力。当患者情况危重，无法承受上述二种再次开胸手术时，应当转而采取比较保守的积极治疗：①充分引流脓胸腔，必要时顺原切口部分开胸，直视下把包裹脓胸间隔除去，以达到充分引流，使部分萎陷的肺复张。②静脉或胃肠道高营养。③大剂量有效抗生素控制感染。④强化呼吸道护理，预防痰液堵塞导致肺炎及肺不张等并发症。

（二）吻合口主动脉瘘

吻合口主动脉瘘是一个十分凶险的并发症,发生率0.1%～0.3%。多数发生在术后2～3周，患者自我感觉良好，无任何先兆，突发大呕血，并迅速死亡，还有继发于弓上吻合口瘘的主动脉瘘，发生时期较迟，也是局部感染使吻合口与主动脉弓连通。预防的措施是术中尽量使吻合口不要贴近主动脉，或用大网膜将二者隔开。

（三）吻合口狭窄

吻合口狭窄原因多种多样：①技术性，如胃开口太小，吻合口缝合过密，胃第四层包裹或套叠过紧，吻合器型号选用偏小等。②组织修复反应过强，瘢痕形成过多。③吻合口张力过大。④反流性食管炎导致瘢痕性狭窄。⑤肿瘤复发。针对原因采取相应措施可以减少其发生率。如果系瘢痕性，早期反复经食管镜扩张可以缓解。如扩张无效，可考虑再次手术可成型切除重吻合。如系肿瘤复发，根据具体情况可再次手术或请放射科协助施行体外或腔内治疗。

二、肺部并发症

肺部并发症也是术后常见的并发症之一，较为常见的有支气管炎、肺不张、肺化脓症及肺栓塞等，表现为咳嗽咳痰、痰量增多、体温升高、呼吸急促、肺部出现啰音，严重者有发绀。治疗主要是鼓励和协助患者排痰、超声雾化吸入、口服祛痰剂和鼻导管吸痰。①纠正低氧血症，40%O_2 加压通气用 IPPB 或 PEEP，呼气终末压调控到 0.49～0.79kPa（5～8cmH_2O）。②消除肺间质水肿，需要严格控制输液量，静脉滴注不超过 2000mL，同时应用呋塞米（20～40mg），利尿酸钠（25～50mg）4～6 次 / 天，还可给少盐浓缩白蛋白 10%～25%，10～20g / d，2～3 次 / 天。③加强剂量的皮质激素，如地塞米松 40～60mg，每 6～8h 一次，作用于Ⅱ型细胞以增加表面活性物，促使肺泡复张，减轻肺泡膜水肿，增强心功能，改善周围循环，稳定溶酶体膜，阻滞 α 受体以减轻血管痉挛。④ α 受体阻滞剂如酚苄明 20～40mg，第一剂量后 2h 可重复一次，或是苄胺唑啉 2～4mg。⑤洋地黄类如毛花苷丙 0.4～0.8mg，8～12h 再给半量。⑥低分子右旋糖酐及肝素，适用于血小板＜ 100×10^9/L，凝血时间试管法少于 7min，也即存在高凝状态时。⑦足量抗生素。

三、心血管并发症

心血管并发症发生率约 1%，国外则高达 2.2% ~ 18.9%。严重者为术后心肌梗死引起心搏骤停，主要表现为心悸、气短、端坐呼吸、脉搏细弱、血压低、心律失常、充血性心力衰竭或急性肺水肿等症状。诊断主要依靠心脏 X 线及心电图检查，有时还可进行静脉压测定。

治疗应与心内科医师共同商定合理治疗方案进行救治。①洋地黄类如毛花苷丙 0.4mg 静注，每 6h 一次，二次后剂量减半为 0.2mg 静脉注射，总量达 1mg 后，每日维持量 0.2mg。②新斯的明 0.5 ~ 1mg 肌内注射或皮下注射，有支气管哮喘史者慎用。③甲氧明 20mg 加入 5% 葡萄糖液静脉滴注。④奎尼丁 0.2g，每 2h 一次，日总量不超过 2g。⑤普鲁卡因酰胺 1g 加入 5% 葡萄糖液 100 ~ 200mL 静脉滴注，适用于室性异位心律。与奎尼丁比较，对心肌收缩力降低较少。⑥普萘洛尔日量 30 ~ 120mg，分 3 ~ 4 次给药，如有严重心力衰竭、心动过缓、房室传导阻滞、低血压、肺动脉高压或阻塞性肺气肿，以及不稳定的糖尿病则为相对禁忌。

至于室性心律失常系一个严重的预兆。如系室性期前收缩，应给予利多卡因 50 ~ 100mg 30s 内静脉注射，而后以 1 ~ 4mg/min 的速度静脉滴注维持。如发生心肌梗死，常因发作急骤，抢救不及时而致患者猝死。对于术前有心绞痛、冠心病史的患者术后应该进行心脏监护，并给予血管扩张药物。

四、创伤性休克

此种并发症已少见。多发生于年老体弱，一般情况较差者。应用抗休克治疗，措施得当可以取得转危为安的疗效。

五、膈疝

术后膈疝发生率在 1% 以下。主要因术中在重建膈裂孔时通道过大，或膈肌、膈胃固定缝线撕脱，使腹内脏器进入胸腔，发生压迫，或肠胃梗阻，最常见的疝入脏器为结肠和脾脏。X 线检查可见胸腔有单个或多个大小不等之液平面，随体位的改变而变化，钡灌肠或消化道造影可明确诊断。

由于梗阻时间延长可能造成绞窄肠管血运受阻坏死，故一经确诊应即刻处理。如系术后早期尚未超过 10d，此时粘连尚未形成，可以开腹将疝入胸腔的网膜肠管等还纳并修补疝口。如系晚期发生，术后已超过 2 周，则还是再次开左胸，在直视下分离已发生不同程度粘连的疝入肠管及其系膜，还纳并修补疝孔。

要注意避免误伤肠壁并发肠瘘。少数病例由于疝孔大，疝入之肠管网膜等可以自由进退形成滑动疝，不造成肠梗阻，仅有偶发轻微左肩痛、上腹胀等症状。治疗应及时行手术修补裂孔。

六、胃扭转

发生胃扭转必须手术纠正。用胃重建上消化道时，特别是做弓上或颈部吻合，胃已大部游离上提，仅幽门窦部尚有胃右及胃网膜右血管相连，胃底胃体之游动度大增，稍不小心会发生沿长轴 360° 的扭转，而从弓上或颈部观察，胃底的解剖关系好像无异常。为预防其发生，在开始吻合前应先检查胃的方位是否正常，方法很简单，即以手顺底胃体向幽门探查，如能顺利触摸到幽门，则可肯定没有胃扭转。不幸有扭转，在吻合完毕后放置十二指肠糖球时，也会因糖球无法顺利下推而被发现。此时应拆除吻合口，将胃顺好，再次吻合。如系术后早期发现，或者再次开胸处理如上。当扭转部位低时，也可开腹做空肠与扭转部上方胃短路吻合术。

七、远期并发症

（一）吻合口狭窄

吻合口狭窄发生率约在 1%，狭窄程度可分为轻度（0.5~0.8cm，能进半流食）、中度（0.3 ~ 0.5cm，仅能进流食）及重度（0.3cm 以下，进流食亦困难或滴水不入）。治疗可采用狭窄扩张术，经反复扩张失败又不能维持营养者可采用外科治疗。一般从胃侧切开，切除狭窄再行吻合。

（二）反流性食管炎

由于胃酸从胃内向食管反流所致，引起吻合口水肿、炎症，甚至发生吻合口溃疡，是食管癌术后常见的并发症，主要表现为每于餐后躺体前屈或夜间卧床睡觉时有酸性液体或食物从胃食管反流至咽部或口腔，伴有胸骨后烧灼感或疼痛感、咽下困难等症状。一般采用保守治疗多可治愈。处理措施：食管癌术后患者饮食应取半卧位或坐位，可选用流食、半流食，宜少量多餐，吞咽动作要慢，更要忌烟酒及辛辣等刺激性较强的食物；避免餐后即平卧，卧时床头抬高 20 ~ 30cm，裤带不宜束得过紧，避免引起腹压过高。

（三）功能性胸胃排空障碍

食管癌切除术后，常易出现胃运动失常，引起胸胃功能排空障碍而导致大量胃内容物潴留，这也是食管癌术后的并发症之一。处理措施：根据具体情况积极予以倒置胃管引流、胃管胃肠减压、空肠造瘘或胃液回输等治疗，并给予肠内、肠外营养支持和药物调理胃肠道功能等处理，改善恶心、呕吐症状，促进患者胸胃功能的恢复，提高生活质量。

（四）食管癌术后呼吸道感染

其表现为咳嗽、胸闷、呼吸困难等症状，为食管癌术后最常见的并发症之一。

（五）严重腹泻

食管癌切除术后胃肠功能紊乱导致腹泻，目前临床多认为与迷走神经切断、胃泌素浓度增高有关。处理措施：应积极给予止泻药物，同时给予补液，以免患者发生脱水。

第九节　影响外科治疗效果的因素

影响食管癌术后转归的因素很多，根据文献报道及中国医学科学院肿瘤医院胸外科 3603 例组的分析，比较肯定的有关因素是 TNM 分期、淋巴结转移、食管癌外侵程度、切除性质、切缘有无残余癌等。影响远期生存主要有以下因素。

一、国际 TNM 分期

TNM 分期可较全面地反映癌的浸润深度和广度，以及淋巴结转移的级别，是决定预后的主要依据。国内报道的 9107 例外科治疗结果，Ⅰ期、Ⅱ期、Ⅲ期、Ⅳ期的 5 年生存率分别为 90%、50%、35.8% 和 16.9%。

二、淋巴结转移

局部淋巴结转移阴性者 5 年生存率为 39.3%，阳性者为 10%。贲门癌有无淋巴结转移阴性者和阳性者 5 年生存率各为 8.3% 和 26.8%。

三、浸润深度

细胞学普查发现的上皮内癌术后 5 年生存率达 100%，早期浸润癌可达 95% 以上。浸润癌（中晚期癌），分侵透肌层与未侵透肌层两组比较，前者 5 年生存率为 24.4%，后者为 40.4%。

四、恶性度分级

按三级分类法，5 年生存率Ⅰ级为 38%，Ⅱ级为 24%，Ⅲ级为 33%。大切片法分析癌前缘分级，按四级分类，5 年生存率Ⅰ级为 55.2%，Ⅱ级为 43.3%，Ⅲ级为 11.1%，Ⅳ级为 5.9%，差异非常显著。

五、切缘残余癌

中国医学科学院肿瘤医院资料显示，仅浸润癌病例有影响，其 5 年生存率为 10.3%，如系原位癌其 5 年生存率可达 28.6%，接近全组的水平。其他一些因素文献报道结果好坏不一，未能达成定论。其一是肿瘤长度，中国医学科学院肿瘤医院外科 3603 例组中发现与预后有关。病变长度＜ 3cm 时，5 年生存率为 56.6%，3 ~ 5cm 时为 31.0%，超过 5cm 时，5 年生存率仅有 27.5%。其二，3603 例组资料还发现肿瘤的分化程度与预后有关，各类 5 年生存率高分化者为 37.9%，中分化的下降到 20.3%，低分化的仅为 15.8%。同一资料来源并未发现肿瘤的部位与预后有关。此点与文献中某些文章的发现相似。

六、宿主抵抗性因素

癌的生长受宿主间质抵抗，甚至有人提出间质淋巴细胞浸润是免疫现象。从癌与宿主相关观点分析癌周淋巴样细胞反应（LCR）、癌的纤维性间质反应，尤其食管纤维膜有无增厚等发现，5 年生存率与 LCR 的强弱、有无纤维间质的胶原化“包围”、有无食管纤维膜增厚及有无癌侵犯显著相关，癌旁淋巴结的滤泡生发中心增生（GH）反应的有无及强度也与 5 年、10 年生存率有关。已有大量研究证实，癌的间质反应是宿主抗癌免疫的形态学表现，应予以充分重视。

七、远期疗效的影响因素

关于早期食管癌和贲门癌切除后食管复发癌占首位，其次是第二器官癌，二者占死亡总数一半以上，说明早期浸润癌也可发生转移。

早期食管癌手术切除率 100%，5 年存活率达 90% 左右，而中晚期各家报道不一，5 年存活率均在 30% 以下。影响食管癌切除术后远期生存的重要因素为淋巴结有无转移、浸润深度、分期及切缘有无癌残留。

第十一章　早期食管癌筛查及内镜治疗新技术

目前，超过 90% 的食管癌患者确诊时已进展至中晚期，生活质量低，总体 5 年生存率不足 20%。

而仅累及黏膜层和黏膜下浅层的早期食管癌通常经内镜下微创治疗即可根治，取得与外科手术相当的疗效，且具有创伤小、痛苦少、恢复快的优势，患者 5 年生存率可超过 95%。《中国癌症预防与控制规划纲要》明确指出，癌症的早期发现、早期诊断和早期治疗是降低死亡率并提高生存率的主要策略。在提高早期病变检出率和诊断率的基础上进行内镜下早期治疗，是改善食管癌患者预后、节约国家医疗资源、减轻家庭和社会负担的有效途径。

» 第一节　早期食管癌相关概念和术语

一、食管癌前疾病和癌前病变

食管癌前疾病是指与食管癌相关，并有一定癌变率的良性疾病，包括慢性食管炎、Barrett 食管、食管白斑症、食管憩室、贲门失弛症、反流性食管炎、各种原因导致的食管良性狭窄等。食管癌前病变是指已证实与食管癌发生密切相关的病理变化，食管鳞状上皮异型增生与鳞癌的发生密切相关，属癌前病变，Barrett 食管相关异型增生则是腺癌的癌前病变。

二、上皮内瘤变和异型增生

WHO 肿瘤组织学分类将上皮内瘤变的概念引入胃肠道癌前病变和早期癌的诊断，拟代替异型增生（dysplasia）等名称。

低级别上皮内瘤变（low-grade intraepithelial neoplasia，LGIN）相当于轻、中度异型增生，高级别上皮内瘤变（high-grade intraepithelial neoplasia，HGIN）则相当于重度异型增生及原位癌。

一项随访 13.5 年的队列研究提示食管鳞状上皮轻、中度异型增生癌变率分别为 25% 和 50% 左右，重度异型增生癌变率约为 75%，所以我国部分病理学家仍主张使用三级分类方法，将食管鳞癌的癌前病变分为轻、中、重度异型增生，建议病理报告中同时列出两种分级标准的诊断结论。异型增生与既往使用的术语不典型增生为同义词，处理原则相同。

三、Barrett 食管

Barrett 食管是指食管下段的复层鳞状上皮被化生的单层柱状上皮所替代的一种病理现象，可伴有肠上皮化生。

四、表浅型食管癌

表浅型食管癌是指局限于黏膜层和黏膜下层，有或无淋巴结转移的食管癌（T_{1a} 和 T_{1b} 期食管癌）。

五、早期食管癌

目前国内较为公认的定义是指病灶局限于黏膜层和黏膜下层，不伴有淋巴结转移的食管癌。

六、食管癌病理组织学分型

食管癌常见病理组织学类型为鳞状细胞癌和腺癌，鳞状细胞癌亚型包括基底细胞样鳞癌、疣状癌、梭形细胞鳞癌（肉瘤样癌）等；其他少见类型包括神经内分泌癌（小细胞癌、大细胞癌）、腺鳞癌、涎腺型癌（腺样囊性癌、黏液表皮样癌等来源于食管腺体）。鳞癌和腺癌根据其分化程度分为高分化、中分化和低分化。

七、整块切除

病灶在内镜下被整块切除并获得单块标本。

八、水平 / 垂直切缘阳性

内镜下切除的标本固定后每隔 2 ~ 3mm 垂直切片，若标本侧切缘有肿瘤细胞浸润为水平切缘阳性，基底切缘见肿瘤细胞浸润则称为垂直切缘阳性。

九、完全切除

整块切除标本水平和垂直切缘均为阴性称为完全切除。

十、治愈性切除

切除标本的水平和垂直切缘均为阴性且无淋巴结转移风险，称为治愈性切除。

十一、残留

残留是指术后 6 个月以内原切除部位及周围 1cm 内发现肿瘤病灶。

十二、局部复发

局部复发是指术后 6 个月以上原切除部位及周围 1cm 内发现肿瘤病灶。

十三、同时性多原发食管癌

同时性多原发食管癌是指内镜治疗后 12 个月以内在原切除部位 1cm 以外发现的新食管癌病灶，可能源自治疗时遗漏的微小癌灶。

十四、异时性多原发食管癌

异时性多原发食管癌是指内镜治疗后超过 12 个月在原切除部位 1cm 以外发现的新食管癌病灶。

» 第二节　食管癌的报警症状

食管癌可能的报警症状包括胸骨后疼痛不适、进食通过缓慢并有滞留感或哽噎感、进行性吞咽困难、上腹部隐痛不适、消瘦、消化道出血（呕血、黑便等）等。我国台湾一项研究发现，体重减轻、消化道出血、吞咽困难和年龄＞45 岁与消化不良人群上消化道癌的发生密切相关。国内有学者对超过 10 万例的上消化道内镜数据进行分析，结果显示报警症状对该人群上消化道肿瘤的预测价值有限，仅吞咽困难症状有重要的提示作用。但出现吞咽困难症状时绝大多数肿瘤已进展至中晚期，因此，在我国，报警症状并不能作为上消化道内镜检查必要性的决定因素。考虑我国内镜检查费用较为低廉、普及率较高的国情，对有上消化道症状的患者建议及时行内镜检查以降低肿瘤漏诊率。

» 第三节　早期食管癌筛查

我国食管癌发病和死亡人数均居世界首位，食管癌筛查和早诊早治一直受到国家卫生部门的重视。在食管癌高发区，食管癌筛查和早诊早治工作已初见成效。在非高发区，开展大规模人群普查并不符合我国国情，提高各级医疗机构肿瘤机会性筛查的检出率是现阶段较为可行的策略。

一、筛查对象

根据我国国情、食管癌危险因素及流行病学特征，建议作为筛查对象的有：①年龄超过40岁。②来自食管癌高发区。③有上消化道症状。④有食管癌家族史。⑤患有食管癌前疾病或癌前病变者。⑥具有食管癌的其他高危因素（吸烟、重度饮酒、头颈部或呼吸道鳞癌等）。

二、筛查方法

内镜及病理活检是目前诊断早期食管癌的金标准。内镜下可直观地观察食管黏膜改变，评估癌肿状态，拍摄或录制病变影像资料，并可通过染色、放大等方法评估病灶性质、部位、边界和范围，一步到位地完成筛查和早期诊断。内镜下食管黏膜碘染色加指示性活检的组合操作技术已成为我国现阶段最实用有效的筛查方法。电子染色内镜等内镜新技术在早期食管癌筛查中的应用价值尚处评估阶段，既往使用的食管拉网细胞学检查和上消化道钡餐等筛查方法因诊断效能及接受度等问题，已基本被淘汰，不做推荐。

» 第四节　内镜精查技术

一、检查前准备

（1）检查前患者应禁食≥ 6h，禁水＞ 2h，有梗阻或者不全梗阻症状的患者应延长禁食、禁水时间。

（2）检查前应取得知情同意，并向患者做好解释工作，消除患者的恐惧感，嘱其平静呼吸、不要吞咽唾液，避免不必要的恶心反应。

（3）检查前 10 ~ 20min 可给予患者黏液祛除剂（如链酶蛋白酶）及祛泡剂（如西甲硅油）口服，以清除上消化道内黏液与气泡，改善视野，提高微小病变的检出率。

（4）检查前 5min 给予 1% 盐酸达克罗宁胶浆或 1% 利多卡因胶浆 5 ~ 10mL 含服，或咽部喷雾麻醉。有条件的单位可在麻醉师配合下使用静脉镇静或麻醉，可提高受检者内镜检查的接受度。

二、内镜检查过程

（1）患者取左侧卧位，头部略向前倾，双腿屈曲。医生应注意安抚和鼓励受检者，以期配合检查。经口插镜后，内镜直视下从距门齿 16cm 开始缓慢循腔进镜，仔细观察每 1cm

的食管黏膜状态，注意黏膜色泽、光滑度、蠕动及内腔的形状等，并完成后续对胃及十二指肠的检查。尽量在进镜时观察未被内镜摩擦的正常黏膜和黏膜病灶的原始状态。检查过程中，如腔内附有黏液、唾液或气泡，应用清水或祛泡剂和黏液祛除剂及时冲洗吸引后再继续观察。如发现病变则需确定病变的具体部位、范围及形态，并详细描述，同时拍照记录。

（2）如进镜时受检者咽反射强烈，观察颈段食管内腔较为困难，在退镜至此处时，嘱受检者屏气数秒，可使颈段食管良好扩张，便于观察。进入距门齿约 40cm 胃食管交界区时可嘱受检者深吸气后屏气数秒，胃食管交界区向食管侧移动，较易观察并可在直视下摄片。

（3）保证内镜图片数量和质量。为保证完全观察整个上消化道，国内学者较为推荐的摄影法认为应留图 40 张。观察食管时每隔 5cm 至少拍摄 1 幅图片。如发现病灶，另需额外留图。同时，需保证每张图片的清晰度。

三、内镜检查技术

（一）普通白光内镜

食管黏膜病灶有以下几种状态：①红区，即边界清楚的红色灶区，底部平坦。②糜烂灶，多为边界清楚、稍凹陷的红色糜烂状病灶。③斑块，多为类白色、边界清楚、稍隆起的斑块状病灶。④结节，直径在 1cm 以内，隆起的表面黏膜粗糙或糜烂状的结节病灶。⑤黏膜粗糙，指局部黏膜粗糙不规则、无明确边界的状态。⑥局部黏膜上皮增厚的病灶，常常遮盖其下的血管纹理，显示黏膜血管网紊乱、缺失或截断等特点。内镜医生应提高对上述特征的认识，在检查时注意观察黏膜的细微变化，锁定可疑区域是开展后续精查的基础。

（二）色素内镜

将各种染料散布或喷洒在食管黏膜表面后，使病灶与正常黏膜在颜色上形成鲜明对比，更清晰地显示病灶范围，并指导指示性活检。色素内镜常用染料有碘液、甲苯胺蓝等，可单一染色，也可联合使用。

1. 碘染色

正常鳞状上皮细胞内富含糖原，遇碘可变成深棕色，而早期食管癌及异型增生组织内糖原含量减少甚至消失，呈现不同程度的淡染或不染区。根据病变着色深浅、范围及边缘形态，进行指示性活检，可提高高危人群早期鳞癌及异型增生的检出率。该法不适用于碘过敏、甲亢患者。

2. 甲苯胺蓝染色

因肿瘤细胞增生活跃，富含核酸类物质，易被碱性染料甲苯胺蓝染色，而正常细胞核内遗传物质相对较少，遇甲苯胺蓝着色不明显。与碘染色相比，甲苯胺蓝染色对操作技术要求更高，耗时长，假阳性率较高，在国内并不常用。

3. **联合染色**

单一染色对早期食管癌及癌前病变的检出率受到染色原理、染色剂浓度等因素影响，而联合染色法可使各染色方法之间取长补短，如碘液—甲苯胺蓝染色法和碘液—亚甲蓝染色法对早期食管鳞癌及癌前病变检出的准确率高于单一碘染色，且对病变浸润程度评估也有一定价值。

（三）电子染色内镜

通过特殊的光学处理实现对食管黏膜的电子染色，比白光内镜更能清楚显示黏膜表面结构、微血管的形态及病变范围，又可弥补色素内镜的染色剂不良反应及染色耗时长等不足。电子染色内镜和普通白光内镜之间可实现反复切换对比观察，操作更为简便。

窄带成像技术（narrow band imaging，NBI）已广泛应用于临床，其对早期食管癌的诊断价值已得到公认。NBI 在食管鳞癌筛查方面较普通白光内镜有明显优势，另有研究报道，其对食管鳞癌诊断的准确率和特异度优于碘染色，尚需更多研究进一步证实。利用 NBI 结合放大内镜观察食管上皮乳头内毛细血管袢（intrapapillary capillary loops，IPCL）和黏膜微细结构有助于更好地区分病变与正常黏膜及评估病变浸润深度，已成为早期食管癌内镜精查的重要手段。

智能电子分光技术（flexible spectral imaging color enhancement，FICE）将白光分解成不同波段，可进行多达 50 种光谱组合，从而获得不同黏膜病变的最佳图像，能较清晰地显示 IPCL，可作为碘染色的重要补充。智能电子染色内镜技术（I−Scan）增强了不同性质黏膜间颜色的对比，在表面增强、对比度、色调处理方面有了很大提升。蓝激光成像技术（blue laser imaging，BLI）联合使用 410nm、450nm 两种波长激光可获得黏膜表浅和深部血管及黏膜结构的高清图像，得到更大的景深并保证明亮度，改善早期食管鳞癌与周围正常黏膜的对比度，并可结合放大技术精细观察。上述技术在食管癌筛查和精查中的应用有待深入研究。

（四）放大内镜

放大内镜是在普通内镜的前端配置了 1 个可调焦距的放大系统，可将食管黏膜放大几十甚至上百倍，有利于观察组织表面显微结构和黏膜微血管网形态特征的细微变化，尤其在与电子染色内镜相结合时，其对黏膜特征显示更为清楚，可提高早期食管癌诊断的准确性，指导治疗方式的选择。

（五）共聚焦激光显微内镜

共聚焦激光显微内镜（confocal laser endomicroscopy，CLE）可将组织放大至 1000 倍，从微观角度显示细胞及亚细胞结构，在无须活检的情况下即可从组织学层面区分病变与非病变区域，实现“光学活检”的效果。CLE 可实时提供早期食管癌的组织学成像且精确度较高，省去了病理活检步骤，大大缩短了诊断时间。利用 CLE 三维重建技术对食管鳞状上皮表面成熟度进行评分，可有效区分鳞状上皮内瘤变和非肿瘤上皮。

（六）自发荧光内镜

自发荧光内镜（autofluorescence imaging，AFI）可将正常组织与病变组织自发荧光光谱的不同转换为成像颜色的差异，从而加以区分。但其对设备要求较高，检出食管鳞状上皮异型增生的敏感度和阳性预测值较低，目前临床应用较少。

早期食管癌的内镜精查应以普通白光内镜检查为基础，全面细致地观察食管的各个部分，根据各医院的设备状况和内镜医生经验，综合使用染色内镜、放大内镜、共聚焦显微内镜等特殊技术，可进一步凸显早期食管癌的内镜下表现，并有助于了解病变范围、浸润深度及病理类型，指导治疗方案的选择。

四、早期食管癌及癌前病变的内镜下分型及病变层次

（一）早期食管癌及癌前病变的内镜下分型

依照巴黎分型标准和巴黎分型标准更新版，表浅型食管癌及癌前病变（Type O）分为隆起型病变（0～Ⅰ）、平坦型病变（0～Ⅱ）和凹陷型病变（0～Ⅲ）。0～Ⅰ型又分为有蒂型（0～ⅠP）和无蒂型（0～Ⅰs）。0～Ⅱ型根据病灶轻微隆起、平坦、轻微凹陷分为0～Ⅱa、0～Ⅱb和0～Ⅱc三个亚型。0～Ⅰ型与0～Ⅱa型病变的界限为隆起高度达到1.0mm（与张开活检钳单个钳片的厚度1.2mm比较），0～Ⅲ型与0～Ⅱc型界限为凹陷深度达0.5mm（与活检钳单个钳厚度的一半0.6mm比较）。同时具有轻微隆起和轻微凹陷的病灶根据隆起/凹陷比例分为0～Ⅱc+Ⅱa和0～Ⅱa+Ⅱc型；凹陷和轻微凹陷结合的病灶则根据凹陷/轻微凹陷比例分为0～Ⅲ+Ⅱc和0～Ⅱc+Ⅲ型。

（二）病变层次分类

病变仅局限于上皮内（EP），未突破基底膜者，为M_1（原位癌/重度异型增生；T_{is}）。早期食管癌分为黏膜内癌和黏膜下癌：黏膜内癌分为M_2和M_3，M_2指病变突破基底膜，浸润黏膜固有层（LPM），M_3指病变浸润黏膜肌层（MM）；黏膜下癌根据其浸润深度可分为SM_1、SM_2、SM_3，SM_1指病变浸润黏膜下层上1/3，SM2指病变浸润黏膜下层中1/3，SM_3指病变浸润黏膜下层下1/3。对于内镜下切除的食管鳞癌标本，以200μm作为区分黏膜下浅层和深层浸润的临界值。

（三）病变内镜下形态与病变层次的关系

黏膜内癌通常表现为0～Ⅱb型、0～Ⅱa型及0～Ⅱc型，病灶表面光滑或呈规则的小颗粒状；而黏膜下癌通常为0～Ⅰ型及0～Ⅲ型，病灶表面呈不规则粗颗粒状或凹凸不平小结节状。应用上述标准，可初步预测病变所达层次。我国学者将早期食管癌病理形态分为

隐伏型（充血型）、糜烂型、斑块型和乳头型。隐伏型多为原位癌；糜烂型大部分为原位癌，部分为早期浸润癌，癌细胞分化较差；斑块型最多见，大部分为早期浸润癌，癌细胞分化较好；乳头型主要为早期浸润癌，癌细胞分化一般较好。

五、活组织病理检查

内镜下发现可疑病变应行活检，活检的块数根据病变的范围和大小确定。提倡应用色素内镜、新型内镜技术进行指示性活检。黏膜活检取材要求标本应足够大，深度尽可能达到黏膜肌层。与术后病理诊断相比较，活检病理诊断存在一定比例的诊断误差（绝大部分为诊断不足），经仔细评估必要时可进行内镜下诊断性切除。

» 第五节　早期食管癌术前评估

术前准确判断肿瘤浸润深度、范围及有无淋巴结转移是选择合理的治疗方式和评估预后的先决条件。目前，判断肿瘤范围主要借助色素内镜和电子染色内镜，对病变层次的评估则主要依靠超声内镜、IPCL 分型、病变内镜下形态等信息，但目前缺乏统一的标准，操作者的经验水平易对诊断结果产生影响，准确的评估仍依靠切除标本的病理诊断。

（一）超声内镜

超声内镜下早期食管癌的典型表现为局限于黏膜层且不超过黏膜下层的低回声病灶。超声内镜可清楚显示食管壁层次结构的改变、食管癌的浸润深度及病变与邻近脏器的关系，T 分期的准确率可达 74% ~ 86%，但对病变浸润深度诊断的准确性易受病变大小及部位的影响。超声内镜诊断局部淋巴结转移的敏感度为 80%，明显高于 CT（50%）及 PET（57%），但特异度（70%）略低于后二者（依次为 83% 和 85%）；对食管癌腹腔淋巴结转移的诊断敏感度和特异度均高于 CT。内镜超声引导下细针抽吸术（EUS-FNA）可进一步提高对可疑淋巴结转移的诊断效能。由于超声波穿透力有限，超声内镜难以用于远处转移的评估，应结合 CT、MRI 或 PET-CT 等影像学检查。

（二）电子染色内镜联合放大内镜观察食管病变微血管等结构

NBI 联合放大内镜可清楚显示食管上皮 IPCL 的形态变化。最常用的 IPCL 分型为井上晴洋分型：IPCL Ⅰ型，形态规则，代表正常鳞状上皮黏膜；IPCL Ⅱ型，出现扩张和（或）延长表现，多为炎症性改变和非肿瘤组织；IPCL Ⅲ型，血管形态有轻微改变；IPCL Ⅳ型，出现扩张、迂曲、管径粗细不均或形态不规则改变中的 2 种或 3 种改变；IPCL Ⅴ 1 同时出现扩张、迂曲、管径粗细不均和形态不规则 4 种改变；IPCL Ⅴ 2 型：在Ⅴ 1 型病变的基础上出现血管的延长，原血管袢结构尚完整；IPCL Ⅴ 3 型，IPCL 不规则并伴有血管袢结构的部分破坏；IPCL Ⅴ N 型，出现增粗明显的新生肿瘤血管，原血管袢结构完全破坏。中度、重度异型增生多表现为 IPCL Ⅲ型、Ⅳ型，IPCL Ⅴ型则提示癌变，Ⅴ 1、Ⅴ 2 型病变一般未浸润黏膜肌层，是内镜下切除的良好适应证；Ⅴ 3 型多浸润至 M_3 和 SM_1，是内镜下切除的相对适应证；而Ⅴ N 型病变不适合内镜下切除，推荐行外科手术治疗。其他分型如表浅型食管病变微细血管分型（MVP），除观察微血管形态还考虑了乏血管区域（AVA）的范围。日本食道学会（JES）结合上述两种分型的优点提出了更为简洁的新分型，初步验证发现其评估表浅食管鳞癌浸润深度的平均准确率可达 90%。

（三）CT

CT 是目前国内在进行食管癌临床分期时应用最为普遍的影像学手段。

CT 扫描对食管癌术前 T 分期和 N 分期诊断的准确率超过 70%，对局部淋巴结及腹腔淋巴结转移诊断的敏感度均不如超声内镜，CT 诊断远处转移的敏感度和特异度分别为 52% 和 91%，因此，临床上常用于明确有无远处转移及转移部位，也可辅助超声内镜评估淋巴结转移状态。

（四）MRI

MRI 对食管癌 T 分期和 N 分期的诊断效能与 CT 相当，但扫描时间长，易受心脏、大血管搏动及呼吸运动影响产生伪影，可能影响肿瘤的 T 分期，而且价格较 CT 昂贵，故一般不作为首选检查。

（五）PET-CT

PET-CT 是 PET 和 CT 的同机融合，可同时评价病变的解剖结构异常和代谢功能异常。其在检测食管癌远处转移方面具有明显优势，但对早期食管癌的诊断价值有限，且检查费用高，国内不将其作为术前评估的常规手段。考虑到成本效益，一般推荐应用超声内镜等内镜技术联合增强 CT 获得病变层次、淋巴结转移及远处转移的信息，完善食管癌的术前分期。

电子染色内镜联合放大内镜的精细观察是较有前景的术前评估方式，建议有条件的医疗单位开展进一步研究。

» 第六节　早期食管癌内镜下切除治疗术

一、治疗原则

与传统外科手术相比，早期食管癌及癌前病变的内镜下切除具有创伤小、并发症少、恢复快、费用低等优点，且二者疗效相当，5 年生存率可达 95% 以上。原则上，无淋巴结转移或淋巴结转移风险极低、残留和复发风险低的病变均适合进行内镜下切除。

二、内镜下切除术

早期食管癌常用的内镜切除技术主要包括内镜黏膜切除术（EMR）、内镜黏膜下剥离术（ESD）等。EMR 技术从 1989 年开始在日本应用于早期食管癌的治疗，Oyama 等从 2000 年开始将 ESD 引入早期食管癌的治疗。经过多年的发展，早期食管癌的内镜下切除治疗已日趋成熟。

（一）内镜黏膜切除术

1. 定义

内镜黏膜切除术（EMR）是指内镜下将黏膜病灶整块或分块切除，用于胃肠道表浅肿瘤诊断和治疗的方法。

2. 方法

常用的食管 EMR 技术包括传统的黏膜下注射—抬举—切除法及在其基础上演变而来的透明帽法（EMRC）、套扎法（EMRL）、分片黏膜切除术（EPMR）等。各种 EMR 技术的基本原理相同，多是先通过黏膜下注射将黏膜下层与固有肌层分离，然后利用不同的方法切除局部隆起的黏膜病灶。

EMRC 是利用内镜前端安置的透明帽对病变进行吸引，再行圈套切除，对操作技术要求不高，并发症少，目前较为常用，但可切除的病变大小受透明帽的限制。EMRL 是先对病变进行套扎以阻断血流并形成亚蒂，再行切除，视野清晰。EPMR 用于传统 EMR 不能一次完整切除的较大病灶，将病灶分块切除，适用于＞ 2cm 的巨大平坦病变，但标本体外拼接困难，难以评估根治效果，且易导致病变局部残留或复发。

3. 疗效

国外文献报道，EMR 可根除 57.9% ~ 78.3% 的 T_{1a} 期食管癌和癌前病变，整块切除率可达 46.0% ~ 78.6%。国内报道，EMR 治疗早期食管癌及癌前病变，整块切除率为 44.1% ~ 84.5%，完全切除率为 44.8% ~ 100%。

（二）多环套扎黏膜切除术

多环套扎黏膜切除术（MBM）是使用改良食管曲张静脉套扎器进行多块黏膜切除的新技术，主要包括标记、套扎、圈套切除、处理创面等步骤。

MBM 无须行黏膜下注射，可显著缩短操作时间。与 EMR 相比，MBM 具有操作简单、成本低、治疗时间短、安全高效的优点，便于在基层推广，但应注意规范化操作，避免病变残留。

（三）内镜黏膜下剥离术

1. 定义

内镜黏膜下剥离术（ESD）是指在进行黏膜下注射后使用特殊电刀逐渐分离黏膜层与固有肌层之间的组织，将病变黏膜及黏膜下层完整剥离的方法。

2. 操作步骤

①病灶周围标记。②黏膜下注射，使病灶充分抬举。③环周切开黏膜。④黏膜下剥离，使黏膜与固有肌层完全分离开，一次性完整切除病灶。⑤创面处理，包括创面血管处理与病灶边缘检查。国内学者对经典 ESD 技术进行改进，发明了隧道式黏膜剥离技术（标记—注射—远端开口—近端切开—建立隧道—两边切开），是治疗大面积食管病变的理想方法，有效简化了操作步骤，使内镜手术更加安全快捷。

3. 疗效

早期食管癌 ESD 治疗在美国应用较少，欧洲近几年逐步开始使用。日本开展较多，ESD 治疗食管鳞癌的整块切除率可达 93% ~ 100%，完全切除率达 88% 以上。国内 ESD 整块切除率为 80% ~ 100%，完全切除率为 74% ~ 100%，平均操作时间为 40 ~ 95min。

三、适应证和禁忌证

内镜下切除治疗主要用于淋巴结转移风险低且可能完整切除的食管癌病变。目前国内尚无统一规范的内镜下切除适应证，由于欧美食管癌发病率及鳞癌比例较低，加之内镜下切除技术的应用现状与我国差别较大，国内早期食管癌内镜下切除治疗多以参考日本指南为主。日本食道学会（JES）颁布的食管癌诊治指南推荐早期食管癌内镜下切除的绝对适应证：病变局限在上皮层或黏膜固有层的 T_{1a} 期食管癌，淋巴结转移风险极低，内镜下切除可获得根治。内镜下切除的相对适应证：病变浸润黏膜肌层（M_3）或黏膜下浅层（$T_{1b}SM_1$，黏膜下浸润深度＜ 200μm）。黏膜下浸润深度超过 200pn 的病变发生淋巴结转移的风险高，建议采取与进展期肿瘤相同的处理方式。

目前，国内较为公认的早期食管癌和癌前病变内镜下切除的绝对适应证：病变局限在上皮层或黏膜固有层（M_1、M_2）；食管黏膜重度异型增生。内镜下切除的相对适应证：病变浸润黏膜肌层或黏膜下浅层（M_3、SM_1），未发现淋巴结转移的临床证据；范围大于 3/4 环周、切除后狭窄风险大的病变可视为内镜下切除的相对适应证，但应向患者充分告知术后狭窄等风险。内镜下切除的禁忌证：明确发生淋巴结转移的病变；若术前判断病变浸润至黏膜下深层，有相当比例患者内镜下切除无法根治，原则上应行外科手术治疗；一般情况差、无法耐受内镜手术者。内镜下切除的相对禁忌证：非抬举征阳性；伴发凝血功能障碍及服用抗凝剂的患者，在凝血功能纠正前不宜手术；术前判断病变浸润至黏膜下深层，患者拒绝或不适合外科手术者。

四、围手术期处理

（一）术前准备

评估患者全身状况，排除麻醉及内镜下治疗禁忌证。术前必须行凝血功能检查，如有异常，应予以纠正后再行治疗。对服用抗凝药的患者，需根据患者原发病情况，酌情停药5～7d，必要时请相关学科协助处理。向患者及家属详细讲述内镜下切除治疗的操作过程、预期结果、并发症、可能存在复发或转移的风险及需追加外科手术或其他治疗的指征等，签署知情同意书。所有患者行心电监护，术前15min给予肌内注射地西泮和解痉药。如需要可应用静脉镇静或麻醉。

（二）术后处理

术后第1天禁食；监测血压、脉搏、呼吸等生命体征；观察头颈胸部有无皮下气肿；进行必要的实验室和影像学检查，如临床表现及相关检查无异常，术后第2d可进全流食，然后连续3d进软食，再逐渐恢复正常饮食。

1. 术后用药

（1）抗生素使用：对于术前评估切除范围大、操作时间长、反复黏膜下注射、穿孔风险高者，可以考虑预防性使用抗生素。药物的选择参考卫生部抗生素使用原则，早期食管癌内镜下切除术后可选用第一代或第二代头孢菌素，可加用硝基咪唑类药物。术后用药总时间一般不超过72h，但可酌情延长。

（2）创面保护及止血：食管内镜下切除术后溃疡通常在4周左右愈合，可予质子泵抑制剂（PPI）或H_2受体拮抗剂（H_2RA）4～6周抑酸治疗，有反酸病史或有胃食管反流病样症状的患者需足量、持续PPI治疗。如有必要，可加用黏膜保护剂。评估认为出血风险较大者，可酌情使用止血药物。

2. 术后标本处理

术后将整块切除的标本展平，黏膜面朝上，用不锈钢细针固定于平板上，区分远端和近端，观察、测量并记录新鲜标本的大小、形状、黏膜病变的肉眼所见（大小、形状、颜色、硬度等），拍照后将标本浸没于4%中性甲醛溶液中固定并送检。分切标本前推荐进行碘染色以明确碘不染区，一般以垂直于病变长轴方向分切，若留取的水平切缘不足，应先确定距碘不染区最近的切缘，以此处切缘的切线为基准垂直分切。分切标本应尽量按病灶原貌拼接。

3. 术后追加治疗（外科手术／放疗／化疗）的指征

黏膜下浸润深度＞200μm；淋巴管血管浸润阳性；低分化或未分化癌；垂直切缘阳性。医生应结合患者一般情况和意愿综合考虑。

五、操作相关并发症及处理

内镜下切除虽属微创治疗，但受设备器械、内镜技术方法、操作者经验、患者及病变情况等因素的影响，仍存在一定的并发症发生率，主要包括出血、穿孔、术后食管狭窄、感染等。

（一）出血

术中出血是指术中需要止血治疗的局部创面出血；术后迟发性出血是指术后 30d 内出现呕血、黑便等征象，血红蛋白下降 20g/L 以上。

出血发生率及危险因素：国外文献报道，食管 EMR 相关出血率可达 2%，ESD 术中出血常见，术后迟发性出血率不足 1%。国内文献报道，EMR 术中出血发生率为 1.52%～11.70%，迟发性出血率为 0～7.04%；ESD 术中出血率为 22.9%～59.6%，迟发性出血率为 0～4.88%。EMR 出血与切除病变的大小有一定的关系，病灶＞ 2.0cm 者出血概率增加，混合电流切除者易发生术中出血，凝固电流切除者易发生延迟性出血。食管 ESD 出血可能与病变部位、大小及类型、剥离层次、病变的粘连程度、血管分布、操作者的熟练程度等相关。

出血治疗原则及处理方法：术中少量渗血，内镜喷洒肾上腺素生理盐水即可有效，而大量渗血则可酌情选用黏膜下注射肾上腺素生理盐水、热活检钳钳夹止血、氩离子凝固术(argon plasma coagulation，APC）止血或止血夹夹闭止血，手术中出血多因操作中损伤黏膜下血管所致，因此，操作中可采取必要的预防措施，包括黏膜下注射液中加入肾上腺素生理盐水以收缩血管，术中应用热活检钳对可疑血管进行钳夹电凝处理等。病变切除后仔细处理创面，对可见血管进行预凝，有助于预防术后出血。术后出血相对少见，若患者血流动力学稳定，经保守治疗一般可恢复；而支持治疗后仍存在血流动力学不稳定，则需急诊内镜下确切止血，极少需要外科手术。术后酌情应用止血药和抗酸剂也可达到预防出血的效果。

（二）穿孔

术中穿孔可及时发现。术后患者出现前胸和颈部皮下气肿，胸部平片或 CT 发现纵隔气体或查体见穿孔征象等，应考虑术后穿孔。

穿孔发生率及危险因素：国外文献报道，EMR 穿孔率不超过 2%，ESD 穿孔率 2%～10%。国内文献报道，EMR 穿孔率小于 6.3%，ESD 穿孔率 0～11.5%。ESD 穿孔与操作者经验、病变部位及大小、病变处有无溃疡形成等相关。创面处肌层暴露也是穿孔的危险因素，操作过程中使用 CO_2 气体及预防性夹闭肌层破损处有助于预防穿孔。消化道内积聚大量气体，容易使小的肌层裂伤形成穿孔，因此，操作过程中应及时抽吸消化道内的气体。严格掌握内镜切除适应证、充分的黏膜下注射及选用合适的器械也有利于预防穿孔发生。

穿孔治疗原则及处理方法：术中发现穿孔，后续操作应减少注气注水，切除结束后行内镜下夹闭，术后予以禁食、胃肠减压、静脉使用广谱抗生素及支持治疗等保守治疗多可恢复。

内镜下夹闭失败或穿孔较大内镜无法夹闭时，可能需要外科手术，以防病情进展。穿孔并发气胸时，应及时进行负压引流。隐性穿孔保守治疗多可痊愈。

（三）食管狭窄

食管狭窄是指内镜切除术后需要内镜下治疗的食管管腔狭窄，常伴有不同程度的吞咽困难，多在术后 1 个月出现。

狭窄发生率及危险因素：病变大小、浸润深度及创面的环周比例和纵向长度对食管内镜切除术后狭窄率影响较大，其中，切除范围大于 3/4 环周及浸润深度超过 M_2 是发生术后狭窄的独立危险因素。大于 3/4 环周的病变内镜切除术后狭窄发生率可达 88%～100%。

狭窄治疗原则及处理方法：内镜下食管扩张术是最常规的治疗方法，多数狭窄经数次内镜下扩张可缓解，存在高危因素的病例术后行预防性食管扩张可降低狭窄发生率。支架置入可作为难治性病例的选择，但存在疼痛、肉芽组织长入支架、食管溃疡形成及部分支架不能取出等问题。近来研究报道，预防性覆膜支架置入可安全有效降低近环周食管 ESD 术后狭窄发生率。生物可降解支架因降解所致支架支撑力下降及移位等问题导致长期疗效不理想。口服及局部注射糖皮质激素可有效预防术后狭窄发生，降低扩张需求，但最佳方案尚未达成共识。细胞补片等再生医学技术尚处研究阶段。

六、内镜切除术后随访

（一）术后残留与复发

有研究报道，表浅型食管鳞癌 ESD 术后切缘阳性率为 11.4%，肿瘤越大、浸润越深，切缘阳性风险越大，术前精细评估病灶大小和预测浸润深度对预防术后残留非常重要。Meta 分析发现，ESD 术后（随访时间超过 1 年）局部复发率（0.55%）明显低于 EMR 组（13.76%）。国内文献报道，EMR 术后局部复发率为 0～15.3%，ESD 术后局部复发率为 0～9.4%。肿瘤局部复发可能与 EMR 方式、EPMR 分片块数、肿瘤浸润深度、操作是否规范、病变位于食管上段及食管癌家族史有关。

（二）残留与复发的预防和处理

病变切除后应仔细检查创面，必要时使用染色或电子染色内镜进行观察，发现病变残留时应及时行再次处理，有利于降低复发率。局部残留和复发的病变多可通过内镜下治疗清除，内镜下治疗失败者可追加手术或放化疗。

（三）随访

内镜切除后 3 个月、6 个月和 12 个月各复查 1 次内镜，若无残留复发，此后每年复查 1 次内镜。随访时应结合染色和（或）放大内镜检查，发现阳性或可疑病灶行指示性活检及病理诊断。另外，肿瘤标志物和相关影像学检查亦不可忽视。同时，应警惕异时多原发食管鳞癌和第二原发癌（如头颈部鳞癌、胃癌等）。

» 第七节　早期食管癌内镜下非切除治疗

射频消融术（radiofrequency ablation，RFA）利用电磁波的热效应发挥治疗作用，使组织脱水、干燥和凝固坏死从而达到治疗目的，在多发、病变较长或累及食管全周的早期食管癌及癌前病变的治疗中具有明显优势，作用均匀且其治疗的深度控制在 1000μm 左右，降低了穿孔和术后狭窄的发生率。初步研究结果显示，RFA 可用于Ⅱb 型病变，及治疗前活检证实为食管鳞状上皮细胞中度异型增生和（或）重度异型增生及局限于虬层的中—高分化鳞癌。符合条件的早期食管鳞癌及癌前病变，RFA 术后 12 个月完全缓解率可达 97%。但 RFA 对早期平坦食管鳞癌疗效的大样本量研究尚缺乏，长期疗效需进一步验证。环周型消融系统多应用于多发、延伸较长或环周病变的治疗，治疗过程包括记录消融位置、测量食管内径、置入消融导管进行消融等步骤，依据病变及第一次消融情况，可在清除已消融病变黏膜后行第二次消融，局灶型消融系统则多应用于局灶性病变及术后残余灶的处理，无须经过测量步骤。

窄内镜下非切除治疗方法还包括光动力疗法（photodynamic therapy，PDT）、氩离子凝固术、激光疗法、热探头治疗和冷冻疗法等。这些技术既可单独使用，也可与内镜切除术联合应用。PDT 是利用特定激光激发选择性聚集于肿瘤组织的光敏剂产生单态氧，通过物理、化学和免疫等复杂机制导致肿瘤坏死的疗法，可用于处理大面积早期多灶病变，应注意光敏反应、术后穿孔狭窄等不良事件。氩离子凝固术是一种非接触性热凝固方法，可有效处理食管癌前病变，但应用于早期食管癌则需严格掌握适应证。非切除治疗方法致肿瘤毁损，不能获得组织标本进行精确的病理学评估，无法明确肿瘤是否完整切除，更无法判定肿瘤的转移风险，因此治疗后需密切随访，长期疗效还有待进一步研究证实。

» 第八节　早期食管腺癌

食管腺癌在我国食管癌中所占比例小，占 1.2%～6.5%。吸烟是食管腺癌的重要危险因素，但重度饮酒并非食管腺癌的危险因素。另外，有症状的胃食管反流病、Barrett 食管、肥胖等也与食管腺癌的发生密切相关。而口服抗氧化剂、食用新鲜水果蔬菜可能降低 Barrett 食管发病率，进而减少食管腺癌发生风险。幽门螺杆菌感染与食管腺癌发生呈负相关。内镜检查联合病理活检是早期食管腺癌的重要诊断方法。色素内镜、电子染色内镜、共聚焦内镜及 AFI 等在提高 Barrett 食管和早期食管腺癌的检出率方面亦各有优势。早期食管腺癌内镜下分型同鳞癌，但其 0～Ⅰ型与 0～Ⅱ a 型病变的界限为隆起高度达 2.5mm（闭合活检钳厚度），0～Ⅲ型与 0～Ⅱ c 型病变的界限为凹陷深度达 1.2mm（张开活检钳单个钳片的厚度）。

早期食管腺癌的治疗可参考鳞癌，表浅型食管腺癌内镜切除可获良好预后。与鳞癌相比，RFA 技术在早期食管腺癌及 Barrett 食管伴异型增生的治疗中应用更为成熟，效果更加确切。在伴有异型增生的 Barrett 食管治疗中，RFA 疗效与 EMR 相当，且具有更低的术后狭窄率。另外，EMR 术后辅助 RFA 治疗可以在切除 Barrett 病灶后对周围可疑区域进行预防性处理，从而显著降低复发率和癌变率，长期完全缓解率可达 95%。

» 第九节　早期食管癌内镜治疗意义

对于早期食管癌的治疗，既往主要采取开放性手术切除病变及消化道重建解决进食、改善症状，部分患者尚能达到长期生存。《中国肿瘤登记年报》显示，食管切除治疗早期食管癌的 5 年生存率在 86%～92%。但是开放性食管癌手术存在创伤大、术后并发症发生率及死亡率较高等缺陷。

对于局限于黏膜层（T_{is} 和 T_{la}）和黏膜下层（T_{lb}）的食管癌，采用内镜下微创治疗逐渐成为主流。内镜下微创治疗能够力求在完整切除肿瘤的同时，最大限度保留食管下段括约肌的功能，避免了胸腔胃的发生。目前，内镜下微创治疗技术主要包括 EMR、MBM、ESD、APC 等，前 3 种统称内镜下切除术（endoscopic resection）。APC 治疗实为高频电流经电离的氩离子流进入组织内产生热能的一种电热治疗效应，尽管 APC 治疗不会撕脱黏膜而致出血，有利于愈合，但术后易复发。有文献报道，早期食管癌 APC 术后 5 年内复发率和 5 年生存率分别为 54.5% 和 27.3%。内镜下切除术属于精细的微创外科手术，具有创伤小、术后恢复快和并发症少等优点，已越来越多地应用于临床。总之，早期食管癌内镜治疗技术在很大程度上避免了传统开胸手术，真正实现了有效、微创的治疗理念，既节约了医疗资源，又减轻了医疗负担。对于早期食管癌患者，在内镜设备完善及患者知情同意的情况下，可采用内镜下治疗，从而代替传统的外科手术治疗。

参考文献

[1] 方念. 消化系统疾病临床诊断与治疗 [M]. 北京：科学技术文献出版社，2014.

[2] 朱晓玲，董齐. 消化病血管介入治疗学 [M]. 沈阳：辽宁科学技术出版社，2015.

[3] 张运忠，崔克信，李海荣. 临床消化道肿瘤综合诊疗 [M]. 北京：中国科学技术出版社，2007.

[4] 赵忠印，孙颖立. 内科诊断治疗学 [M]. 北京：中国医药科技出版社，2000.

[5] 姜文奇，张晓实. 肿瘤生物治疗学 [M]. 广州：广东科技出版社，2006.

[6] 吕永慧，宋卫兵. 消化系统疾病临床治疗与合理用药 [M]. 北京：科学技术文献出版社，2010.

[7] （日）野中康一，（日）滨本英刚. 上消化道内镜诊断秘籍 [M]. 沈阳：辽宁科学技术出版社，2019.

[8] 朱曙光. 现代消化系统疾病诊断与治疗 [M]. 上海：上海交通大学出版社，2018.

[9] 胡兵. 消化道上皮下肿瘤胡兵 2018 观点 [M]. 北京：科学技术文献出版社，2018.

[10] 严雪敏. 消化肿瘤看了就明白 [M]. 北京：中国协和医科大学出版社，2016.

[11] 周长宏，池肇春. 消化道出血的鉴别诊断与治疗 [M]. 北京：中国医药科技出版社，2011.

[12] 白利军. 消化疾病诊断与治疗（上）[M]. 长春：吉林科学技术出版社，2016.

[13] 盛剑秋，金木兰，金鹏. 消化道早期癌内镜诊断技巧图谱 [M]. 北京：人民军医出版社，2016.

[14] 池肇春，毛伟征，孙方利，等. 消化系统疾病鉴别诊断与治疗学 [M]. 2 版. 济南：山东科学技术出版社，2017.

[15] 张霄岳. 消化系统肿瘤新治 [M]. 北京：中医古籍出版社，2015.

[16] 李恕军. 消化道肿瘤预防 200 问 [M]. 北京：人民军医出版社，2013.

[17] 陈进忠，刘明，姚礼庆. 消化道肿瘤早诊早治 [M]. 厦门：厦门大学出版社，2014.

[18] 赵晓宁. 现代临床肿瘤疾病诊断治疗学 [M]. 北京：科学技术文献出版社，2013.

[19] 花宝金. 消化系统肿瘤的诊断与治疗 [M]. 北京：中国医药科技出版社，2001.

[20] 潘勤聪. 消化道出血咨询 [M]. 上海：上海交通大学出版社，2012.

[21] 赵平. 肿瘤外科学高级教程 [M]. 北京：中国协和医科大学出版社，2019.

［22］石远凯．中国肿瘤内科进展中国肿瘤医师教育（2018 年）［M］．北京：中国协和医科大学出版社，2018.

［23］刘素丽，张月寒，符雪松．上消化道疾病的内镜诊断［M］．北京：军事医学科学出版社，2007.

［24］陈美月．实用消化内科学［M］．天津：天津科学技术出版社，2018.